全国高等中医药院校教材配套用书

伤寒论选读
核心考点与习题

主编　张沁园

中国健康传媒集团
中国医药科技出版社
·北京

内容提要

本书以全国高等中医药院校教材和教学大纲为基础，由长年从事一线中医教学工作且具有丰富教学及命题经验的教师编写而成。书中将本学科考试中的重点、难点进行归纳总结，并附大量精选习题，每题均附有正确答案、易错答案提示及答案分析，将本学科知识点及易错之处加以解析，对学生重点掌握理论知识及应试技巧具有较强的指导作用。书末附有 3 套模拟试卷及解析，方便读者自测。本书适合中医学专业或相关专业学生在校学习、备考使用，也可作为执业医师资格考试的复习用书。

图书在版编目（CIP）数据

伤寒论选读核心考点与习题 / 张沁园主编 . — 北京：中国医药科技出版社，2022.12（2025. 9 重印）.
全国高等中医药院校教材配套用书
ISBN 978-7-5214-2998-5

Ⅰ. ①伤… Ⅱ. ①张… Ⅲ. ①《伤寒论》– 中医学院 – 教学参考资料 Ⅳ. ① R222.2

中国版本图书馆 CIP 数据核字（2022）第 023690 号

美术编辑 陈君杞
版式设计 友全图文

出版 **中国健康传媒集团** | 中国医药科技出版社
地址 北京市海淀区文慧园北路甲 22 号
邮编 100082
电话 发行：010–62227427 邮购：010–62236938
网址 www.cmstp.com
规格 889×1194mm $^{1}/_{16}$
印张 12 $^{1}/_{4}$
字数 302 千字
版次 2022 年 12 月第 1 版
印次 2025 年 9 月第 3 次印刷
印刷 北京印刷集团有限责任公司
经销 全国各地新华书店
书号 ISBN 978-7-5214-2998-5
定价 43.00 元

获取新书信息、投稿、为图书纠错，请扫码联系我们。

编写说明

《伤寒论选读核心考点与习题》以全国高等中医药院校教材和教学大纲《伤寒论选读》为基础，将教材中的重点、难点内容进行精简提炼，帮助学生系统掌握课程的重点内容。其中，重点、难点及习题的覆盖范围与教学大纲及教材内容一致。全书编写顺序与教材章节顺序基本一致，方便学生同步学习。

本书的主要特点在于总结教材中需重点掌握的知识点和难点，并附大量习题，使学生在短时间内既能对已学知识进行复习回顾，又能熟悉题目、掌握考点，同时还可以对自己学习中的薄弱环节进行强化记忆和练习。书中覆盖了教材的全部重要知识点，题型多样，题量丰富，对需要掌握、熟悉的内容予以强化。重点、难点部分力求全面而精炼，并有所侧重；答案分析部分力求简单明了地概括知识点的学习方法和相关解题技巧，帮助学生在复习、练习的过程中及时发现自身知识的不足之处，并厘清学习和解题的思路，提示学生针对易错点进行分析、辨别，尽可能减少在考试中的失分，从而提高对知识的应用能力，增强应试能力。书后附有 3 套模拟试卷及详细的答案解析，均依据新版教材要求，将重点、难点结合经典题型编写而成，可用于备考前查缺补漏。

本书适合中医学专业或相关专业学生在校学习、备考使用，也可作为执业医师资格考试的复习用书。

编者

2022 年 3 月

目录

总　论

◎ **重点** ◎

1. 掌握《伤寒论》的概念及学科确立的基本要素、伤寒的含义、六经辨证的基本概念及六经传变规律。

（1）《伤寒论》是一部以外感病为契机论述疾病辨证论治的医书，是我国现存的第一部理、法、方、药一线相贯，理论与实际紧密相连，成就与影响极大的重要医学著作，是中医四大经典著作之一。

（2）学科确立的基本要素：其他学科不能替代的研究领域与研究内容；长期的学术发展史与不同的学术流派；大量的研究文献与一定数量与水平的研究队伍；在中医学的学术领域中具有重要的学术地位。

（3）伤寒的含义：伤寒，言伤于寒邪也。广义伤寒是一切外感热病的总称；狭义伤寒是指外感风寒，感而即发的疾病。

（4）六经辨证的基本概念：六经，是指太阳、阳明、少阳、太阴、少阴、厥阴，也就是三阴三阳，概括了脏腑、经络、气血的生理功能和病理变化。六经辨证既是辨证的纲领，又是论治的准则。

（5）六经传变规律：六经传变不完全按照六经次序循经相传，还有一些特殊的传变形式。①越经传：越经传是不按六经次序而传变。②表里传：表里传是表里两经相传。③直中：凡病邪不经三阳经传入，而直接出现三阴经证候者，称直中。④合病：两经或三经同时发病，无先后次第之分者，称为合病。⑤并病：一经病证未罢，而另一经病证又起，有先后次第之分者，称为并病。

2. 熟悉伤寒的辨证方法与治则治法。

（1）辨证方法：六经辨证。

（2）治则治法：扶正祛邪、调整阴阳、标本缓急、表里先后、病差防复。

3. 了解《伤寒论》的形成与发展概况，《伤寒论》的学术成就，《伤寒论》与《黄帝内经》《金匮要略》、温病学的关系。

（1）《伤寒论》的形成与发展状况：《伤寒论》本来是《伤寒杂病论》的一部分。《伤寒杂病论》为东汉末年著名医家张仲景所撰，约成书于公元 200 ~ 219 年，内容包括伤寒与杂病两部分。由于当时印刷术尚未发明，又值战乱纷起，社会不安定，所以《伤寒杂病论》流传并不广泛，而且逐渐散佚不全。经西晋太医令王叔和“搜采仲景旧论”，进行整理编次，其伤寒部分，复又成书，名为《伤寒论》。此可视为现存《伤寒论》的最早版本。

经王叔和整理的《伤寒论》，亦属抄本，在流传中时隐时现，若存若亡。据唐代名医孙思邈的"江南诸师秘仲景方不传"之语，推知《伤寒论》之所以得不到广泛流传的另一原因，是凡获此书者，皆奉为至宝，每每秘而不传。所以孙氏撰《备急千金要方》时，极少引述仲景言，至晚年撰《千金翼方》时，穷一生搜集，始得全貌，分载于卷九、卷十之中，计有条文392条，方剂109首，成为《伤寒论》现存较早的版本之一。又唐代王焘著《外台秘要》40卷，其中18卷载引《伤寒论》条文，前10卷内容与今本《伤寒论》略同，后8卷基本为杂病内容。

宋代治平年间国家成立校正医书局，广征书籍，得一版本，经高保衡、孙奇、林亿等医家的校勘整理，并雕版印行。至此，《伤寒论》才得以广泛流传。此本后世称为"宋本"。但宋刊原本已不复见，今所见乃是明代赵开美的复刻宋体，又称"赵刻本"。目前所见的《伤寒论》版本，除宋版本外，还有成注本、桂林本及日本传本康治本、康平本等。比较通行的有宋本与成注本（金代成无己注解本）两种。

（2）《伤寒论》的学术成就：总结了前人的成就，形成了我国第一部理、法、方、药俱备的医学典籍；创立了六经辨证的理论体系，为后世临床医学的发展奠定了基础；系统揭示了外感热病的诊治规律，并为后世温病学说的形成与发展创造了条件；制定了若干基本治则；保存了许多功效卓著的方剂；记载了汤剂、丸剂、散剂、含咽剂、灌肠剂、肛门栓剂等不同的剂型，并为中药制剂学的发展奠定了基础。

（3）《伤寒论》与《黄帝内经》《金匮要略》、温病学的关系：《伤寒论》与《金匮要略》皆为东汉末年著名医家张仲景所撰，这两部分内容合而成为《伤寒杂病论》。《伤寒论》与温病学的理论来源皆为《黄帝内经》，二者均为研究外感热病的学科。其中，《伤寒论》是温病学发展的基础，温病学的发展补充了其不足，二者在辨证论治精神上是一脉相承、不可分割的。

◎ 难点 ◎

1. 伤寒的含义。

伤寒，言伤于寒邪也。《黄帝内经》的伤寒一词，只具有病因学的概念。《难经》及《伤寒论》将其含义延伸，逐渐演变为疾病学的概念，有广义与狭义之分。广义伤寒是一切外感热病的总称。狭义伤寒是指外感风寒，感而即发的疾病。

2. 伤寒的病因、发病与传变。

3. 伤寒的辨证方法。

4. 伤寒的治则治法。

精选习题

扫码获取
同步习题

（一）单选题

1. 被后世誉为"方书之祖"的医书是（　　）

A.《伤寒杂病论》　　B.《黄帝内经》　　C.《太平圣惠方》

D.《五十二病方》　　E.《三因极一病证方论》

【正确答案】A

【易错答案】D

【答案分析】《五十二病方》是现知我国最古的医学方书；与“方书之祖”易混淆，故经常错误地选择D项。《黄帝内经》是我国现存最早的医学著作；《伤寒杂病论》是理、法、方、药一线相贯，理论与实践结合的医学著作，被后世誉为“方书之祖”。

2.《伤寒杂病论》成书的年代是（　　）

A. 春秋时代　　B. 西汉末年　　C. 战国时代

D. 晋代　　E. 东汉末年

【正确答案】E

【易错答案】B

【答案分析】《伤寒杂病论》为东汉末年著名医家张仲景所撰，若对《伤寒杂病论》的成书年代记忆不深刻，东、西汉易混淆，错选成B项。

3.《伤寒论》中广义伤寒概念的正确论述是（　　）

A. 以发热为主要症状的疾病

B. 一切外感热病的总称

C. 感受寒邪，感而即发的疾病

D. 以恶寒、发热、头痛、无汗为主要临床表现的证候

E. 由伤寒杆菌引起的疾病

【正确答案】B

【易错答案】C

【答案分析】伤寒概念分为广义和狭义。首先辨清广义伤寒与狭义伤寒的概念。广义伤寒，是一切外感热病的总称。狭义伤寒，是单纯指感受六淫邪气中的“寒邪”而发的外感热病。若概念不清易将C项误认为广义伤寒而错选。因此，正确答案应选择B项。

4.《注解伤寒论》的作者是（　　）

A. 成无己　　B. 张仲景　　C. 张景岳

D. 王叔和　　E. 柯韵伯

【正确答案】A

【易错答案】E

【答案分析】张景岳编著《景岳全书》；晋代王叔和编写《脉经》；柯韵伯编写《伤寒来苏集》。由于注解《伤寒论》的医家众多，本题易误选成E项。《注解伤寒论》为金代成无己著，所以选择A项。

（二）多选题

1. 关于《伤寒论》一书，正确的说法是（　　）

A. 是一部以外感病为主论述疾病辨证论治的医书

B. 是现存最早的一部理、法、方、药一线相贯的医学著作

C. 作者为张机

D. 约成书于东汉末年

E. 创立了六经辨证体系

【正确答案】ABCDE

【易错答案】漏选。

【答案分析】《伤寒论》为东汉末年张仲景所撰，是一部以外感病为契机论述疾病辨证论治的医书。又是我国现存第一部理、法、方、药一线相贯，理论与实际紧密联系的医学著作，其最大贡献之一便是创立了六经辨证体系，所以选择 ABCDE。此题知识点较多，易漏选答案。

2. 据《难经》原文，广义伤寒包括（　　）。

A. 中风　　B. 伤寒　　C. 湿温

D. 热病　　E. 温病

【正确答案】ABCDE

【易错答案】漏选一项或多项。

【答案分析】广义伤寒是指一切外感热病的总称，《难经》明确指出："伤寒有五，有中风，有伤寒，有湿温，有热病，有温病。"故答案选择 ABCDE。对《难经》所述的广义伤寒记忆不深刻，易漏选一项或多项。

3.《伤寒论》条文的排列，从整体上看具有哪几个特点（　　）

A. 先概论，后分述

B. 先论病因病机，后论脉症方治

C. 先重点论述主症、主治、主方、主药，后分别列述此方证具体的某一问题

D. 先论本病本证，确立中心内容，后列述兼证、变证、类似证

E. 先列举方证的具体用法，后进行归纳总结

【正确答案】ABCD

【易错答案】漏选一项或多项。

【答案分析】《伤寒论》的条文描述，先概论，后分述。先讨论病因病机，后论脉症方治。先重点论述主症、主治、主方、主药，后分别列述此方证具体的某一问题；C、E 选项相参，不难排除 E 选项。先论本病本证，确立中心内容，后列述兼证、变证、类似证，正确答案选择 ABCD 。

4. 关于《伤寒论》的六经辨证，下列说法恰当的是（　　）

A. 概括了脏腑、经络、气血的生理功能和病理变化

B. 既是辨证的纲领，又是论治的准则

C. 讨论了病变部位、证候特点、邪正消长及立法处方等问题

D. 将外感疾病及杂病的各种证候抽象化

E. 可作为一切疾病的分证纲领

【正确答案】ABCDE

【易错答案】漏选一项或多项。

【答案分析】《伤寒论》的六经辨证概括了脏腑经络以及相关的气血津液的气化功能，并由此概括其病理变化。仲景将中医学辨证思想与中医的脏象理论、病因学说、发病学说、诊断方法、遣方原则、用药规律紧密结合，创立了既是辨证纲领，又是论治准则的“六经辨证”体系，可以作为一切疾病的分证纲领。讨论了病变部位、证候特点、邪正消长及立法处方等问题，并将外感疾病及杂病的各种证候抽象化，所以正确答案选择 ABCDE 项。

5. 关于《伤寒论》六经的含义，下列说法正确的是（　　）

A. 是指太阳、阳明、少阳、太阴、少阴、厥阴，也就是三阴三阳

B. 专指经络

C. 概括了脏腑、经络、气血的生理功能和病理变化

D. 既是辨证的纲领，又是论治的准则

E. 只论述了热证、实证的证治

【正确答案】ACD

【易错答案】漏选或多选。

【答案分析】如对六经的含义不清，做此题时易漏选或者多选。六经是指太阳、阳明、少阳、太阴、少阴、厥阴，也就是三阴三阳。阴阳由一而为二，是以阴阳气之多少为分类依据。六经在人体脏腑经络上具体又各有所主。所以排除 B 项。三阴三阳，分为手足二经，统领手足阴阳及所属脏腑，构成六经为纲领的辨证论治体系。它用三阴三阳所涵示的阴阳、表里、虚实、寒热与感受邪气时机体所产生的病理变化、脉象特点结合起来。所以应排除 E 选项。正确答案为 ACD。

6. 下列属于六经病证基本治则的是（　　）

A. 扶正祛邪　　B. 调整阴阳　　C. 标本缓急

D. 表里先后　　E. 病差防复

【正确答案】ABCDE

【易错答案】漏选一项或多项。

【答案分析】中医的总治则为“治病求本”，具体言之，其治疗原则有扶正祛邪、调整阴阳、标本缓急、表里先后、病差防复等。《伤寒论》以外感邪气为契机论疾病之辨治，外感热病邪实是主要病理因素，但具体施治中必须兼顾扶正，如护阳气、保胃气、存阴液等。故扶正祛邪为基本治则之一。六经，即以“三阴三阳”为辨证论治的基本纲领，体现了调和阴阳的治疗原则。标本缓急与表里先后亦是外感热病辨证论治的基本原则。《伤寒论》除六经病篇，还设有“辨阴阳易差后劳复病脉证并治”提示病差防复也为重要的治疗原则。故正确答案选择 ABCDE 项。

（三）简答题

1.《伤寒论》是如何成书与沿革的？

【正确答案】《伤寒论》为《伤寒杂病论》的一部分，为东汉末年著名医家张仲景所撰。约成书于公元200~219年。内容包括伤寒与杂病两部分。《伤寒杂病论》成书后，由于当时印刷术尚未发明，又值战乱纷起，社会不安定，所以此书流传并不广泛，而且逐渐散佚不全。经西晋太医令王叔和"搜采仲景旧论"，进行整理编次，其伤寒部分，复又成书，名为《伤寒论》。此可视为现存《伤寒论》的最早版本。

经王叔和整理的《伤寒论》，亦属抄本，在流传中，时隐时现，若存若亡。据唐代孙思邈的"江南诸师秘仲景要方不传"之语，推知《伤寒论》之所以不得广泛流传的另一原因，是凡获此书者，皆奉为至宝，每每秘而不传。所以孙氏撰《备急千金要方》时，极少引述仲景言，至晚年撰《千金翼方》时，穷一生搜集，始得全貌，分载于卷九、卷十之中，计有条文392条，方剂109首，成为《伤寒论》现存较早的版本之一。又唐代王焘著《外台秘要》40卷，其中18卷载引《伤寒论》条文，前10卷内容与今本《伤寒论》略同，后8卷基本为杂病内容。

宋代治平年间国家成立校正医书局，广征书籍，得一版本，经高保衡、孙奇、林亿等医家的校勘整理，并雕版印行。至此，《伤寒论》才得以广泛流传。此本后世称为"宋本"。但宋刊原本已不复见，今所见乃是明代赵开美的复刻宋体，又称"赵刻本"。目前所见的《伤寒论》版本，除宋本外，还有成注本、桂林本及日本传本康治本、康平本等。比较通行的有宋本与成注本（金代成无己注解本）两种。

【易错答案】对《伤寒论》成书的沿革书写不全面。

【答案分析】首先叙述《伤寒论》的作者，成书年代，包含的内容。然后加上时代背景作以简要叙述。其次对《伤寒论》的版本按照年代顺序详细叙述。

2. 伤寒与温病之争的焦点是什么？应如何认识寒温之争？

【正确答案】

争论的焦点是：《伤寒论》所阐述的外感疾病究竟是广义伤寒还是狭义伤寒？《伤寒论》的六经病究竟包括不包括温病？持广义伤寒论者认为，《伤寒论》的六经病，包括了所有的外感病，温病乃外感病之一，当然未出其范围。持狭义伤寒论者认为，《伤寒论》的六经病，只论述了寒邪引起的外感病，是详于寒而略于温，故不能包括温热邪气引起的温病。两种观点，尖锐对峙，久争不下。对于这个问题，应该用唯物史观进行分析，从学术发展的规律及因果关系，去看待《伤寒论》与温病学这两大学派之间的联系与区别。

首先，应该肯定，《伤寒论》所阐述的外感疾病确实属广义伤寒，是包括温病在内的多种急性热病（并包括内伤杂病）。从以下四个方面可以得到证明。其一，《伤寒论》第6条指出："太阳病，发热而渴，不恶寒者，为温病。"在此不但明确了"温病"的病名，而且还与太阳中风证、太阳伤寒证类比，以揭示温病与中风、伤寒迥异的证候特点。其二，《伤寒论》不只专门论述寒邪伤阳的寒化证，也论述了大量的温热证。如肺热咳喘证、热郁胸膈证、肠热下利证、阳明实热证、湿热发黄证、厥阴热利证及少阴热化证等。以上诸多热证，并非全是寒邪化热，亦有直接感受温热邪气而为病的，而且也均见于后世的温病之中。其三，《伤寒论》的治法，不单为寒邪立法，亦适用于温病。如清泄热邪、通下实热、育阴清热、急下存阴及清热生津等。尤其“存津液”的治疗思想，更是温病治疗的主要法则。其四，《伤寒论》的方药，更为温病广泛运用。如白虎汤、承气汤、陷胸汤、黄芩汤、白头翁汤、麻杏甘石汤、黄连阿胶汤等。而且温病后期肝肾阴虚的主治方三甲复脉汤，亦是《伤寒论》炙甘草汤（复脉汤）的化裁方。除以上四方面，更为重要的是，尽管温病学的辨证方法另辟蹊径，但其辨证的思想、原则，深受《伤寒论》的影响，与之有千丝万缕的联系。

同时，还应该承认，尽管《伤寒论》是广义伤寒，但对于温病的发病机制、证候特点、演变规律、辨证方法、治疗原则、方药运用等一系列问题，尚缺乏完整、系统的论述，用六经辨证来指导温病的治疗是远远不够的。温病学家通过临床实践，发现了这个问题，“脱却伤寒，另立新说”，并提出卫气营血辨证与三焦辨证为主体的、全新的温病辨证体系，发展完善了温病的理论、辨证及治则。使之源于《伤寒论》，又超越《伤寒论》，创立了一个新的独立学科。并使中医对外感热病的辨证论治，上了一个新的台阶。

【易错答案】只将《伤寒论》所论述的外感疾病视为广义的伤寒，而忽视所论广义伤寒用六经辨证来指导温病的不足性。

【答案分析】首先，明确争论的焦点是：《伤寒论》所阐述的外感疾病究竟是广义伤寒还是狭义伤寒，《伤寒论》的六经病究竟包不包括温病。分别论述广义伤寒与狭义伤寒各自持有的观点。其次，认识到《伤寒论》所论述的广义伤寒所存在的不足。温病学源于《伤寒论》而超越《伤寒论》，对中医外感热病的辨证论治起到巨大的补充。

3. 六经辨证与八纲辨证有何关系？

【正确答案】

六经辨证与八纲辨证的关系：《伤寒论》未明确提出八纲辨证，八纲辨证是后世医家在《黄帝内经》的辨证理论，尤其是《伤寒论》的辨证体系的基础上，逐步发展并完善的一种辨证方法。它是一切疾病辨证的总纲，也是一切辨证方法的总概括。但《伤寒论》六经辨证的具体运用，无不贯穿着阴阳表里虚实寒热等八纲辨证的内容，因此，六经辨证与八纲辨证有着密切的关系。

六经辨证实质就是三阴三阳辨证，也就是阴阳辨证。阴阳是辨识疾病与证候的总纲。就三阴三阳而言，三阳病，一般阳气亢盛，正邪交争较为激烈，因此病情多表现为亢奋状态，临床以热证、实证为主。三阴病，一般正气不足，抗病力弱，因此病情多表现为虚衰状态，临床以寒证、虚证为主。这是阴阳对六经病的基本概括。

表里辨证主在辨析病位之浅深。就六经的表里而言，邪在三阳者为表，邪入三阴者为里。就三阳病而言，邪中太阳者为表，邪入阳明者为里，邪在少阳者为半表半里。进一步讲，太阳与少阳相较，太阳为表，少阳为里；少阳与阳明相较，则少阳为表，阳明为里。就经腑而言，病在经络者为表，病入脏腑者为里。就脏腑相关而言，太阳为表，少阴为里；阳明为表，太阴为里；少阳为表，厥阴为里。《伤寒论》的表里辨证除有确定病位的意义外，还可推测疾病传变与预后及确定治疗原则。如疾病由表入里为逆，由里出表为顺，并以之辨析病气进退。如表里同病，治法上可先表后里、先里后表及表里同治等等。

虚实辨证主要辨别正邪之盛衰。外感发病的过程，始终贯穿着正邪交争，并由此决定着疾病的虚实。一般认为，虚多指正气不足，实多指邪气亢盛。就六经病而言，三阳病多属实证，三阴病多属虚证。但具体说来，三阳病也有虚证，三阴病也有实证。《伤寒论》的虚实论述，还有相对而言的含义。诸如"表虚里实""虚表里实"等描述，均非指"邪气盛"与"精气夺"而言。

寒热辨证主要辨别疾病的性质。作为外感热病来说，寒热的辨证尤为重要，所以《伤寒论》对寒热的论述及辨析极其详尽。三阳病以阳盛发热为主，三阴病以阴盛恶寒为主。

【易错答案】孤立六经辨证和八纲辨证之间的联系。

【答案分析】八纲辨证是逐步总结和完善起来的一种辨证纲领。它源于《黄帝内经》与《伤寒论》，尤其是《伤寒论》的六经辨证，为八纲辨证奠定了基础。一般来说，八纲辨证是对一切疾病的病位、病性、邪正盛衰、趋势的总概括，即阴、阳、表、里、寒、热、虚、实。在运用上适应面很广，但须与其他辨证纲领相互渗透，才能对某一具体证候做出准确而具体的判断。如八纲辨证中的热证，是对病性寒热的高度概括。其中仍需分出是表热还是里热，才能与具体证候的性质接近。其中里热的概念亦十分含混，是阳明实热，还是少阴虚热，需结合六经辨证方可明确。再从六经辨证来看，它辨别六经所属的脏腑经络，气血阴阳，在受到病邪侵袭时，正邪双方的种种状况，如侵犯何脏何腑，邪正胜负等，故在具体运用时，无不渗透八纲辨证的内容。由此可知六经辨证与八纲辨证是相辅相成的，有互补之妙，而无对峙之处。

4. 六经辨证与脏腑辨证有何关系？

【正确答案】

六经辨证不同于脏腑辨证，但与脏腑辨证又有着极为密切的关系。脏腑是人体功能活动及病理演变的核心，所以六经病的发生、发展及传变，不能脱离脏腑而孤立存在。

但六经病又非脏腑病，它是脏腑、经络、气血、津液及其气化功能发生病变的一种综合性反应。因此，六经辨证就其脏腑病变而言有其特殊性。如太阳病只论及膀胱，未涉及小肠。而论膀胱又不主在膀胱腑的司小便功能，而重点论述膀胱阳气的气化及经络的连表，并由此展开太阳主肤表、统营卫的功能及病变。所以，太阳病不是小肠与膀胱腑的病变，而是以发热恶寒、头身疼痛、自汗或无汗、脉浮为临床表现的肤表证候。少阳病只论及胆腑，未涉及三焦。有胆失疏泄，风火上炎的"口苦、咽干、目眩"证，还有少阳半表半里枢机不利的"往来寒热、胸胁苦满、嘿嘿不欲饮食、心烦喜呕"证。太阴病只论及脾脏，未涉及肺脏。重点论述了脾阳虚衰，运化失职，寒湿内盛，升降失常所导致的"腹满而吐，食不下，自利益甚，时腹自痛"等证候。厥阴病只论及肝脏，未涉及心包。有肝火横逆，热灼肝阴的寒热错杂证；有肝火下注大肠的厥阴热利证；有肝寒犯胃，寒浊上逆的厥阴寒呕证等。以上是以六经病本证为纲列述的，若扩及兼证、变证、类证，则六经病全篇涉及了人体所有脏腑的病变。如麻杏甘石汤证病在手太阴肺，五苓散证病在手少阳三焦等。总之，六经辨证应与脏腑辨证相互参校，区别对待。

【易错答案】对六经辨证与脏腑辨证的区别与联系没有全面表述。

【答案分析】脏腑是人体功能活动的核心，又与经络、气血关系密切。而六经证候的产生及其发展变化，是脏腑经络病变的反映，因此六经辨证必须与脏腑辨证关系密切。以太阳病为例，其病虽属表证，然有循经入里之时，当邪入膀胱影响气化功能，使水蓄不行，为太阳蓄水证，它既是六经证候，又是膀胱证候。阳明乃胃与大肠相通，如白虎汤证，既是六经之阳明热证，又是胃热证候。故六经辨证与脏腑辨证密不可分，但是脏腑辨证不等于六经辨证，因为有些证候难以用六经辨证做出完整而准确的归纳。例如血虚寒厥（当归四逆汤证），固然与肝相关，但此病涉及血脉，故称厥阴血虚寒凝证较为妥当。由上所述我们对两种纲领，应知其异同，相互补充。

小 结

《伤寒论》是一部以外感病为契机论述疾病辨证论治的医书。完整的辨证论治体系与丰富的辨证论治思想是其特征。《伤寒论》又是我国现存的第一部理、法、方、药一线相贯，理论与实际紧密相连，成就与影响极大的重要医学著作。《伤寒论》为《伤寒杂病论》的一部分，为东汉末年著名医家张仲景所撰。

《伤寒杂病论》成书后，经西晋王叔和的搜集整理。传至宋代，经高保衡、孙奇、林亿等医家的校勘整理，并雕版印行。至此，《伤寒论》才得以广泛流传。此本后世称为“宋本”。明代赵开美的复刻宋本，又称“赵刻本”。仲景撰《伤寒杂病论》，原为十六卷本。经林亿校正的《伤寒论》，全书分为十卷，总二十二篇。自明代以后，简为辨太阳病脉证并治上中下三篇，辨阳明、少阳、太阴、少阴、厥阴病脉证并治五篇，以及辨霍乱病脉证并治、辨阴阳易差后劳复病脉证并治二篇，共十篇，三百九十八段条文，计一百一十三方。

《伤寒论》的“伤寒”，当属广义伤寒。因为它论述了多种外感热病。其中当然包括狭义伤寒病，如太阳伤寒证，即狭义伤寒。

《伤寒论》的巨大贡献包括创立六经辨证、揭示组方大法、创立并保存了大量的古方名方等。所以，《伤寒论》又被尊称为“方书之祖”。

第一章　辨太阳病脉证并治

◎ **重点** ◎

1. 太阳的生理功能特点、太阳与其他脏腑的关系。

太阳的生理功能特点：①阳气较多，正气旺盛；②职司卫外，统摄营卫；③六经藩篱，受邪首当；④藏蓄津液，主司气化；⑤内应少阴，表里互通。

太阳与其他脏腑的关系：太阳，包括足太阳膀胱和手太阳小肠。小肠主分清别浊，膀胱是主持人体水液代谢的重要器官之一。《素问·灵兰秘典论》曰："膀胱者，州都之官，津液藏焉，气化则能出矣。"膀胱位于下焦，内藏津液，依赖于肾中阳气的资助，蒸化膀胱所藏之津液，形成一种雾露之气，达于其表，行于其经，称为太阳之气。

2. 太阳病的概念、证型、诊断、治则。

太阳病的概念：太阳主肤表，统营卫，当外邪侵袭人体时，先中于皮毛，太阳首当其冲，出现一系列表气不和，营卫失调的脉证，谓之太阳病。

太阳病的证型：分为太阳经证和太阳腑证两类。太阳经证包括太阳中风、太阳伤寒、太阳温病；太阳腑证分为太阳蓄水证和太阳蓄血证两类。

太阳病的诊断：以"脉浮，头项强痛而恶寒"为辨证提纲。

太阳病的治则：解表祛邪。

3. 太阳病的提纲与分类。

太阳病提纲：太阳之为病，脉浮，头项强痛而恶寒。（1）

太阳病分类：太阳中风（2），太阳伤寒（3），太阳温病（6）。

4. 辨病发于阳与病发于阴（7）。

5. 中风表虚证：桂枝汤证（12、13、15、24、42、44、45、53、54、57、95），桂枝汤证兼证（14、18、43、20、21、22、62）。

6. 伤寒表实证：麻黄汤证（35、36、37、46、47、51、52、55），麻黄汤兼证（31、32、33、38、39、40、41）。

7. 表郁轻证（23、25、27）。

8. 太阳蓄水证：五苓散证（71、72、74）。

9. 太阳蓄血证：桃核承气汤证（106），抵当汤证（124、125），抵当丸证（126）。

10. 变证治则（16 上）。

11. 辨汗下先后及标本缓急（90、56、91、92）。

12. 热证：栀子豉汤类证（76～81），麻黄杏仁甘草石膏汤证（63、162），葛根黄芩黄连汤证（34）。

13. 虚证：心阳虚证（64、118、112、117），阴虚兼水气证（65、67、28），脾虚证（66、102、163），肾阳虚证（61、69、82），阴阳两虚证（29、68、177）。

14. 结胸证：结胸辨证（128、131 上），热实结胸证（134~137、131 下、138），寒实结胸证（141 下）。

15. 痞证：痞证的成因及证候特点（151），热痞证（154、164、155），寒热错杂痞证（149、157、158），痞证类似证（161、156）。

16. 上热下寒证：黄连汤证（173）。

17. 太阳病类似证：十枣汤证（152），瓜蒂散证（166）。

◎ **难点** ◎

1. 太阳病转归：痊愈、传经、变证。

2. 太阳病传变与否及预后（4、5、8、10）。

3. 桂枝汤的灵活运用（95、24、42、44、45、15、57、53、54）。

4. 桂枝汤禁例（16 下、17、19），麻黄汤禁例（49、50、83~89）。

5. 寒热真假、虚证实证辨证要点：寒热真假（11、120、122），辨虚证实证（70、60、75）。

6. 结胸证与痞证的鉴别：二者皆由误下所致，邪陷于里，以心下为主要病变部位，结胸证成因是“病发于阳而反下之”，“病发于阳”是指病发于表，其性属阳，以心下硬满疼痛为特点，治宜攻下破结之法；而痞证则是“病发于阴而反下之”，“病发于阴”是指病发于里，其性属阴，以心下痞、按之濡、不硬不痛为特点，治以理气消痞为主。

7. 蓄水证与蓄血证的鉴别：太阳表邪不解，随经入腑而成太阳腑证，分为两类即蓄水证、蓄血证。邪与水结，膀胱气化不利者，为蓄水证，以小便不利、渴欲饮水、少腹里急为主要临床表现；若邪热与瘀血结于下焦，则为蓄血证，以其人如狂或发狂、少腹急结或硬满、小便自利为主要临床表现。

8. 泻心汤类方的鉴别：半夏泻心汤、生姜泻心汤、甘草泻心汤在证候、病机、治法、方药组成等方面同中有异。三者皆有脾胃不和，升降失司，寒热错杂，气机痞塞，而导致心下痞、呕而肠鸣、下利之证、症。半夏泻心汤以胃气上逆为主，故心下痞，呕逆较著；生姜泻心汤证因兼有水饮食滞，故以心下痞硬、干噫食臭为主；甘草泻心汤证，脾胃虚弱较甚，以下利日数十行、谷不化、干呕、心烦不安为主。三者治法均以寒温并用、辛开苦降、和胃消痞为主，但半夏泻心汤为其代表方剂，生姜泻心汤则重在宣散水气，甘草泻心汤则重在补中和胃。

9. 对桂枝去桂加茯苓白术汤证的病机认识：本证虽经误汗误下，而前述诸证仍在，故病机仍属水饮内停。水饮内停，变证甚多，太阳腑气不利，气化失司，故见小便不利；水饮内停，凝结心下，壅阻气机，故见心下满，微痛，此似里实而非里实证；水饮内停，阻遏太阳经气不利，营卫郁遏，故见发热，无汗，头项强痛，此似表而非表证。水饮为患，法当通利，水饮一利，里气和畅，则经脉自通，诸证悉除。治以健脾利水通阳之法，方以桂枝去桂加茯苓白术汤。

精选习题

扫码获取同步习题

（一）单选题

1. 太阳病的性质是（　　）

A. 表证　　B. 表寒证　　C. 表热证

D. 寒热夹杂证　　E. 里证

【正确答案】A

【易错答案】BCD

【答案分析】太阳主一身之表，故其性质为表证，应选A。表证有寒、热、虚、实之分，结合寒邪侵袭肌表和是否化热的情况，太阳病中既有表热证，又有表寒证，还有寒热夹杂证。故B、C、D均不全面。

2. 下列哪一项是太阳病提纲（　　）

A. 脉浮，头项强痛而恶寒　　B. 脉浮，发热恶寒，头痛

C. 脉浮数，头身疼痛，恶寒　　D. 脉浮紧，发热恶寒，无汗而喘

E. 脉浮缓，发热恶寒，汗出

【正确答案】A

【易错答案】BCDE

【答案分析】此题考查对太阳病提纲的掌握，应注意提纲挈领。太阳病主脉是脉浮，脉紧或缓分属伤寒或中风。无汗或有汗分属伤寒表实证或中风表虚证。所以排除C、D、E。头项部是太阳经脉循行之处，头项强痛体现太阳经气受风寒之邪侵扰而运行受阻。恶寒是诊断太阳病的重要依据之一，可贯穿于太阳病的全过程，且起病即见。发热有时较恶寒延迟出现。故选A项。

3. 下列哪一项不属于桂枝汤证可见之脉症（　　）

A. 脉浮弱　　B. 脉浮数　　C. 身体疼痛

D. 项背强　　E. 鼻鸣干呕

【正确答案】C

【易错答案】ABDE

【答案分析】此题考查对太阳中风证和伤寒证主要脉症及其区别的掌握。桂枝汤证即太阳中风证，其病理是阳浮而阴弱。阳浮，指卫阳浮盛；阴弱，指营阴不足。阳浮阴弱表现在脉象上是脉浮缓或浮弱，故排除A。若汗后半日许，又见心烦，脉象浮数，此乃或因余邪未尽，病情复发，或因病证初愈，复感外邪，二者皆为表证未解，可更发汗，但已发峻汗，肌腠疏松，脉虽浮但必弱，故不宜峻剂，只宜用桂枝汤。故使用桂枝汤时亦可见脉浮数，排除B。肺合皮毛，开窍于鼻，皮毛受邪，肺窍不利，则见鼻鸣。胃为卫之源，表气失和，卫病干胃，胃气上逆，

则见干呕。故排除E。项背强乃病在太阳经络，故太阳中风亦可见项背强，排除D。寒凝经脉，经气不利，则身体疼痛，此乃太阳伤寒证寒邪外束，卫阳郁遏，荣阴滞涩的太阳表实证，故选C。答题过程中要注意脉浮数易与感受温热之邪所致的太阳温病混淆，易出现错误，故可采用排除法答题。

4. 太阳中风证汗出的机制是（　　）

A. 阳虚不能固摄于外　　B. 卫气不共营气谐和

C. 卫虚失固，腠理疏松　　D. 外邪化热，热迫津出

E. 风寒外袭，卫阳不固，营不内守

【正确答案】E

【易错答案】ABCD

【答案分析】太阳中风证的病理是阳浮而阴弱。阳浮，指卫阳浮盛；阴弱，指营阴不足。阳浮阴弱表现在症状上是发热、汗出。发热是风邪犯表，卫阳浮盛，抗邪于外。汗出，乃卫阳不固，营阴失护，弱而不守，故汗出的机制应选E。

5. 太阳伤寒证的主要脉症是（　　）

A. 发热，微恶寒，咳嗽，口渴，脉浮略数

B. 发热，恶寒，无汗，烦躁，身痛，脉浮紧

C. 发热，恶寒，无汗，项强，脉浮紧

D. 发热，恶寒，无汗，头痛，身疼痛，脉浮紧

E. 发热，恶寒，咳嗽，喘息，脉浮紧

【正确答案】D

【易错答案】BCE

【答案分析】首先排除A，乃温病初起之脉症。太阳伤寒证的病机是寒邪外束，卫阳郁遏，荣阴滞涩，证属太阳表实证。寒邪伤于肌表，故头痛、发热、恶风。寒凝经脉，经气不利，则身疼腰痛，骨节疼痛。寒性收引，卫气合而不开，汗孔闭塞，则无汗。肺合皮毛，表闭则肺气不宣而见喘。以上诸症反映了太阳伤寒证的主要病机，故发热、恶寒、无汗、头痛、身疼痛、脉浮紧是太阳伤寒证的主要脉症，应选D。

6. 太阳伤寒证的病机是（　　）

A. 风寒袭表，营卫失调，营阴外泄

B. 风寒袭表，经气不利

C. 风寒袭表，卫气被遏，营阴郁滞

D. 风寒袭表，卫气被遏，阳郁内热

E. 以上都不是

【正确答案】C

【易错答案】ABD

【答案分析】太阳伤寒证的病机是寒邪外束，卫阳郁遏，荣阴滞涩，证属太阳表实证，应选C。A选项风寒袭表，营卫失调，营阴外泄是太阳中风证的主要病机。B选项风寒袭表，经气不利是太阳中风证或太阳伤寒证均可见到的，不足以全面概括太阳伤寒表实证的病机。D选项风寒袭表，卫气被遏，阳郁内热可见烦躁，这是太阳伤寒兼证外寒内热的病机。

7. 下列麻黄汤的煎服法中，哪项是错误的（　　）

A. 温覆取微汗

B. 啜热稀粥一升余，以助药力

C. 先煮麻黄，去上沫

D. 若一服汗出病差，停后服，不必尽剂

E. 禁生冷、黏滑、肉面、五辛、酒酪、臭恶等物

【正确答案】B

【易错答案】ACDE

【答案分析】A、D、E选项是使用解表类方药的共同服用和调护方法，故均应排除。C是麻黄汤的特殊煎服法，麻黄先煮则挥发以减悍烈之性，使发汗而不致太过。B是服用桂枝汤后鼓舞胃气以助药力的特殊调护方法，因其证属表虚，故需喝热粥。而麻黄汤证属表实，不需喝粥以示对比。故B是错误的。

8. 桂枝加葛根汤方的组成是（　　）

A. 桂枝汤加葛根　　B. 桂枝汤加葛根、麻黄　　C. 麻黄汤加葛根

D. 葛根汤加桂枝　　E. 葛根汤加桂枝、麻黄

【正确答案】A

【易错答案】BDE

【答案分析】本题易与葛根汤的组成混淆，且主要考查桂枝加葛根汤中是否有麻黄。桂枝加葛根汤原书的组成有葛根四两，麻黄三两，芍药二两，生姜三两，甘草二两，大枣十二枚，桂枝二两。因其症有汗出，故原方中的麻黄不宜使用，应非仲景本意。故去掉麻黄，其组成“恐是桂枝中但加葛根耳”，即桂枝汤加葛根而成，应选A。

9. 大青龙汤证的病机主要是（　　）

A. 寒邪束表，内郁化热　　B. 风邪袭表，营卫不和

C. 寒邪袭表，营阴郁滞　　D. 风寒外袭，少阴阳虚

E. 外感寒邪，内伤饮食

【正确答案】A

【易错答案】BC

【答案分析】大青龙汤证的主要见症有脉浮紧，身疼痛，不汗出，又见烦躁，是太阳伤寒兼内热烦躁，其病机属外寒内热，故A选项寒邪束表、内郁化热可概括之。B、C答案易混淆，B选项是桂枝汤证病机；C选项是麻黄汤证病机。

10. 桂枝去芍药汤证的主要病机是（　　）

A. 胸阳受损，表证陷里　　B. 表邪入里，郁而化热　　C. 里热炽盛，鼓动脉促

D. 表邪未解，胸阳受损　　E. 脾肾阳虚，虚阳外浮

【正确答案】D

【易错答案】AE

【答案分析】B、C选项证情属热，不难排除。桂枝去芍药汤的主症是脉促胸满，乃太阳病误下后出现，所以其病机应是因下药挫伤胸阳，胸阳不振，郁而难伸所致。然胸阳虽受挫，但邪未全陷，正气仍有外趋抗邪之势，只是极为勉强，故脉促，也说明表未解。故其病机是胸阳被遏，郁而求伸，表证未解，应选D。

11. 下列除哪个方证外，均为太阳中风表虚证的兼证（　　）

A. 桂枝去芍药汤证　　B. 葛根汤证　　C. 桂枝加葛根汤证

D. 桂枝新加汤证　　E. 桂枝加附子汤证

【正确答案】B

【易错答案】ACDE

【答案分析】此题应注意太阳中风表虚证与太阳伤寒表实证的兼证鉴别。兼证一般是在太阳病的基础上兼有其他病理变化，太阳中风表虚证的兼证应是在阳浮而阴弱的基础上兼有如经输不利、肺气上逆、阳虚不固、胸阳不振或营阴亏虚的证候变化。太阳中风表虚证应用桂枝汤解肌祛风，调和营卫。故针对以上兼证分别有桂枝加葛根汤证、桂枝加厚朴杏子汤证、桂枝加附子汤证、桂枝去芍药汤证和桂枝新加汤证。故A、C、D、E选项均是太阳中风表虚证的兼证。正确答案B是太阳伤寒兼证，兼有经输不利者。

12. 营气不足，筋脉失养引起的身疼痛，治用（　　）

A. 附子汤　　B. 真武汤　　C. 甘草附子汤

D. 桂枝新加汤　　E. 桂枝附子汤

【正确答案】D

【易错答案】ABCE

【答案分析】此题应注意在身疼痛的基础上分析答案。身疼痛，是太阳病的常见症状之一，每随汗后表解而愈。此处营虚身痛是在汗后，汗后荣血虚，筋脉失养，故用桂枝加芍药生姜各一两人参三两新加汤养荣益血。这里亦提示，身痛既有寒凝经脉的实证，又有荣血不足的虚证，临证时当详辨之。A选项附子汤主治阳气虚衰，水寒不化，寒湿留着于筋脉骨节肌肉，经脉受阻，经气不利的身体骨节疼痛；B选项真武汤主治肾阳虚，水气浸渍肌肉的四肢水肿，沉重疼痛；C选项甘草附子汤主治风湿相搏之骨节疼烦；E选项桂枝附子汤主治汗后阳失温煦，阴失濡养的四肢微急，难以屈伸。

13. 下列方剂可解肌祛风、升津舒筋的是（　　）

A. 桂枝汤　　B. 麻黄汤　　C. 桂枝加葛根汤

D. 葛根汤　　E. 桂枝新加汤

【正确答案】C

【易错答案】D

【答案分析】本题除了逆向考查功用外，对易混淆的桂枝加葛根汤与葛根汤亦应注意鉴别。桂枝加葛根汤即桂枝汤加葛根而成。原文 14 条：“太阳病，项背强几几，反汗出恶风者，桂枝加葛根汤主之。”汗出恶风之太阳中风证，故用桂枝汤解肌祛风，又因太阳经输不利之项背强几几，故加葛根生津舒筋。故选 C。需与 D 选项鉴别，原文 31 条与 14 条桂枝加葛根汤证均有项背强几几，不同点在于彼证有汗，此证无汗，作为中风证与伤寒证的鉴别。葛根汤可发汗解表，升津舒经。

14. 针对“伤寒表不解，心下有水气”，选方应用（　　）

A. 小青龙汤　　B. 大青龙汤　　C. 麻黄汤

D. 桂枝汤　　E. 葛根汤

【正确答案】A

【易错答案】BE

【答案分析】“伤寒表不解”是有发热恶寒、无汗身痛、脉浮紧等太阳伤寒证的表现，“心下有水气”是水饮内停，“伤寒表不解，心下有水气”反映了外有表寒，里有寒饮的病理机制，证属太阳伤寒表实而兼水饮内停，治当辛温解表，温化水饮。故选麻桂合方去杏仁、生姜、大枣加干姜、细辛、半夏、五味子的小青龙汤，应选 A。与同属太阳伤寒兼证的 B、E 注意鉴别。

15. 小青龙汤证中“服汤已，渴者”的病机是（　　）

A. 水饮初化，津液一时不布　　B. 服药辛燥，伤及津液　　C. 水饮阻遏，津液不达

D. 里热伤津　　E. 引水自救

【正确答案】A

【易错答案】BCDE

【答案分析】原文 41 条：“伤寒，心下有水气，咳而微喘，发热不渴，服汤已，渴者，此寒去欲解也，小青龙汤主之。”本条原证口不渴，服小青龙汤后口渴者，属水饮初化，津液一时不足，可有短暂的口渴，这种口渴是水饮得温化，病即向愈之征，并非伤津，无需治疗，待津液恢复便会自愈。故选 A。

16. 太阳与阳明合病，自下利者，治疗当选用（　　）

A. 小柴胡汤　　B. 葛根汤　　C. 葛根黄芩汤

D. 柴胡桂枝汤　　E. 黄芩汤

【正确答案】B

【易错答案】E

【答案分析】对于同样主治合病下利者的 B、E 选项应注意区别。原文 32 条：“太阳与阳明合病者，必自下利，葛根汤主之。”太阳与阳明合病，但言下利，是突出本证的主要临床表现。病机是太阳表邪郁闭过重，使胃中津液不能由脾输肺，外散皮毛，而被迫下趋大肠，则作下利。

邪入肠胃，病及阳明，故曰“太阳与阳明合病”，其病机重点在太阳，故此下利，既非寒利，又非热利，而是轻度的水泻。要注意与黄芩汤鉴别，原文172条：“太阳与少阳合病，自下利者，与黄芩汤。”本条虽云太阳与少阳合病，但太阳证罢，而独少火内郁，故病机以少阳为重点。少阳郁火，内迫阳明，下趋大肠，自利乃发。此属热利，当见大便黏秽，腹痛后重，肛门灼热，发热口苦，烦渴尿赤，舌红苔黄，脉象弦数等脉症。

17. 患者产后感冒，多日用中西药无效，已延及三十余日。一直发热不解，头痛恶风，厌油纳呆，精神倦怠，四肢乏力，每热退之前出微汗，汗后热退身适，二便正常，夜寐较差。舌质淡，苔薄白，脉弱而缓。治宜（　　）

A. 桂枝二麻黄一汤　　B. 桂枝麻黄各半汤　　C. 桂枝汤

D. 桂枝二越婢一汤　　E. 柴胡桂枝汤

【正确答案】B

【易错答案】AD

【答案分析】本题需要抓主症，且应鉴别病情轻重，B选项与A、D选项易混淆。患者经过多日汗法治疗，说明表邪已驱除大半，表郁程度较轻。但因其乃产后感冒，有体虚之虑，故迁延难愈，且有脉弱而缓的营弱之征，虽有发热、头痛、恶风，也不宜大力发汗解表。故证属表郁轻证，其治仍当解表，以辛温轻剂，小发其汗之法，用桂枝麻黄各半汤，调和营卫而不滞邪，解表发汗又不伤正。桂枝二麻黄一汤剂量轻微，发汗之力更微，属微汗法，仅适用于寒热一日再发者，故比较而言A选项不适于本患者。D选项桂枝二越婢一汤证虽是表郁轻证，但属兼内热者。故三者中应选B。

18. 下列方剂中具有清热除烦、宽中消满功效的是（　　）

A. 栀子豉汤　　B. 栀子厚朴汤　　C. 大承气汤

D. 栀子干姜汤　　E. 厚朴生姜半夏人参汤

【正确答案】B

【易错答案】AD

【答案分析】本题应注意鉴别栀子豉汤类方的方证病机及功用。其中栀子厚朴汤乃栀子豉汤去豆豉加厚朴、枳实，方中栀子清热除烦，厚朴、枳实行气除满。故具有清热除烦、宽中消满功效，应选B。而栀子豉汤可清热除烦；栀子干姜汤具有清热除烦，温中散寒之功。其他选项如大承气汤可峻下热结；厚朴生姜半夏人参汤具有补脾行滞功效。故A、C、D、E均是错误答案。

19. 葛根芩连汤证中“下利”的机制是（　　）

A. 太阳中风误下，损伤中阳

B. 太阳病误下，表邪未解，内有饮邪下注

C. 太阳病表邪传里，邪迫阳明

D. 太阳中风误下，里热夹表邪内陷肠道

E. 太阳邪郁，化热下迫大肠

【正确答案】D

【易错答案】ABCE

【答案分析】本题应注意结合条文整理太阳病篇治疗“下利”的方剂，并掌握其方证病机。原文提到“太阳病，桂枝证”，即太阳中风证，而“医反下之”，是本证之因。故误用下法，引热入里，使邪热内陷大肠，湿热相搏，暴注下迫，形成肠热下利。故选D。

20. 栀子豉汤证中“虚烦”一词是指（　　）

A. 气虚而肺气不足心胸烦闷

B. 血虚而血不养神的心烦

C. 阳虚而虚热内扰的心烦

D. 阴阳两虚，心神失养而烦

E. 邪陷而无痰水之实邪所致的心烦

【正确答案】E

【易错答案】ABCD

【答案分析】栀子豉汤主治“发汗吐下后，虚烦不得眠”，虚烦指无形热邪扰于胸膈而导致的烦躁。虚，非正气虚，乃与有形实热相对而言，意指热邪之无形。故选E。

21. 栀子干姜汤证的病机是（　　）

A. 脾胃不和，寒热错杂　B. 热扰胸膈，下焦有寒　C. 热扰胸膈，中焦虚寒

D. 上热下寒，寒热格拒　E. 上焦有热，下焦水停

【正确答案】C

【易错答案】ABDE

【答案分析】栀子干姜汤证乃属上热下寒证，热在上，寒在下。伤寒大下之后，致身热不去而微烦，是热陷胸膈，外连于表，属栀子豉汤证。但从本方用干姜来分析，知本证病机还有中焦虚寒，故选C，另推测当有腹痛、便溏等症。

22. 下列症状中不属于栀子豉汤证的是（　　）

A. 心下痞硬　B. 胸中窒　C. 虚烦不得眠

D. 身热不去，心中结痛　E. 反复颠倒，心中懊侬

【正确答案】A

【易错答案】BCDE

【答案分析】本题需全面记忆涉及栀子豉汤的条文，并注意区别不同的主症。原文76、77、78条阐述了栀子豉汤证的症状表现，其中76条有“虚烦不得眠，反复颠倒，心中懊侬”；77条有“烦热，胸中窒”；78条有“身热不去，心中结痛”。故A选项不属于栀子豉汤证的症状表现。

23. 太阳病发汗或下后，汗出而喘，身无大热，不可更行桂枝汤，应给予（　　）

A. 桂枝去芍药汤　B. 白虎汤　C. 麻黄杏仁甘草石膏汤

D. 桂枝加厚朴杏子汤　E. 以上都不是

【正确答案】C

【易错答案】ABDE

【答案分析】原文63与162条分别提到发汗后或下后，不可更行桂枝汤，汗出而喘，无大热者，可与麻黄杏仁甘草石膏汤。故选C。从“不可更行桂枝汤”推知，汗下之前，病属太阳。汗之不当，下本误治，加之肺合皮毛，因而导致表热入里，内陷于肺。或肺素蕴热，外邪郁闭，辛温作汗，益更助热，导致肺热壅盛。热邪迫肺，肺气不利，逆而作喘。肺热蒸腾，外迫皮毛，故而汗出。肺热外蒸，应身热较重，甚至壮热不退，但本证却称“无大热”。大热之证反“无大热”，必是大热内结，闭阻于里，是热证之重者。

24. 下列诸症属于麻黄杏仁甘草石膏汤证和桂枝加厚朴杏子汤证共有的是（　　）

A. 口渴　　B. 脉数，无汗　　C. 苔黄

D. 喘，汗出　　E. 头项强痛

【正确答案】D

【易错答案】ABCE

【答案分析】本题应结合两个方证病机及原文分别掌握，并注意鉴别。麻黄杏仁甘草石膏汤主治肺热壅盛的汗出而喘。桂枝加厚朴杏子汤主治素有喘疾之人，外感风寒而患太阳中风证兼有气逆作喘，是外感引动宿疾发作，故主症喘乃风寒迫肺、肺气上逆所致。方用桂枝汤加宣肺利气的杏仁、厚朴，而桂枝汤主治太阳中风证，可有汗出。故喘而汗出是二者共有的症状，选D。

25. 黄芩加半夏生姜汤证的治法是（　　）

A. 燥湿止利，兼降逆止呕　　B. 清热止利，兼降逆止呕　　C. 凉血止利，兼降逆止呕

D. 和中止利，兼降逆止呕　　E. 解表止利，兼降逆止呕

【正确答案】B

【易错答案】ACDE

【答案分析】太阳与少阳合病，自下利者，与黄芩汤清热止利。若兼呕吐，乃胆火犯胃，胆胃不和，胃气上逆，当再加半夏、生姜降逆止呕。故选B。

26. 患太阳中风，医师初诊误予攻下，药后症见发热、不恶寒、喘而汗出、利下不止，治疗宜用（　　）

A. 理中汤　　B. 桂枝加厚朴杏子汤　　C. 麻黄杏仁甘草石膏汤

D. 桂枝加人参汤　　E. 葛根黄芩黄连汤

【正确答案】E

【易错答案】ABCD

【答案分析】本题是在原条文的基础上稍做变化，应注意识别。本患者是太阳病误用下法，表邪未解，仍发热，又出现下利，喘而汗出。符合原文第34条“太阳病，桂枝证，医反下之，利遂不止，脉促者，表未解也。喘而汗出者，葛根黄芩黄连汤主之”。误下引热入里，内陷大肠，形成肠热下利。肺与大肠相表里，肠热上迫于肺，肺气不利而作喘。外蒸于表，迫津外泄而汗出。

此属里热下利兼表热未解，故应用葛根黄芩黄连汤两解表里，选E。

27. 下列药物不属于桂枝去芍药加蜀漆牡蛎龙骨救逆汤方的是（　　）

A. 桂枝、甘草　　B. 大枣、生姜　　C. 蜀漆、甘草

D. 龙骨、牡蛎　　E. 蜀漆、白芍

【正确答案】E

【易错答案】ABCD

【答案分析】桂枝去芍药加蜀漆牡蛎龙骨救逆汤的组成包括桂枝三两，甘草二两，生姜三两，大枣十二枚，牡蛎五两，蜀漆三两，龙骨四两。本方由桂枝汤去芍药加蜀漆、龙骨、牡蛎而成。方中没有白芍，故选E。结合方名中“去芍药”来看，也可马上选出正确答案。

28. 茯苓桂枝甘草大枣汤证的主症是（　　）

A. 脐下悸，欲作奔豚　　B. 脐周痛，欲大便

C. 脐中痛，月经不利　　D. 脐下痛，小便不利

E. 脐上悸，腹部胀满

【正确答案】A

【易错答案】BCDE

【答案分析】答题的关键在于记忆原文。原文65条：“发汗后，其人脐下悸者，欲作奔豚，茯苓桂枝甘草大枣汤主之。”选项A脐下悸，欲作奔豚是其主症。发汗后伤心阳，心阳虚不能制水，肾水乘虚上凌阳位，则脐下悸动。脐下悸是将要发作奔豚的先兆，速服茯苓桂枝甘草大枣汤可壮心阳，健脾土，制水邪。

29. 临证用小建中汤时，必用何药才不失仲景组方原意（　　）

A. 桂枝　　B. 芍药　　C. 甘草

D. 饴糖　　E. 大枣、生姜

【正确答案】D

【易错答案】ABC

【答案分析】小建中汤具有建补中焦、补益气血之效，其组成即桂枝汤倍芍药加饴糖而成。饴糖重用为君，其味甘，可建补中焦、调养脾胃。而《黄帝内经》认为阴阳形气俱不足者应调以甘药，用甘药建立中气。故临证时用小建中汤，必当用饴糖，则不失仲景组方之精髓。

30. 桂枝甘草龙骨牡蛎汤证“烦躁”的病机是（　　）

A. 心阳虚　　B. 心阴虚　　C. 心火重

D. 心血虚　　E. 心气虚

【正确答案】A

【易错答案】BCDE

【答案分析】本证先行下法，继用烧针，更伤心阳。心阳虚，心神失养而浮躁，不能潜敛，故生烦躁。治以桂枝甘草龙骨牡蛎汤，壮心阳，镇心神。故选A。

31. 原文“伤寒，脉结代，心动悸，炙甘草汤主之”的病机为（　　）

A. 心阳虚，心神失其温养　　B. 心血不足，神气浮越

C. 汗伤心阳，心神不宁　　D. 气血不足，脉道不充，心神失养

E. 心阴心阳两虚，复被邪扰

【正确答案】E

【易错答案】ABCD

【答案分析】本题应注意对病机的总结要全面。“脉结代，心动悸”病位涉及心，心主血脉，脉为血之府，血行脉中，随气而动。本证是阳气不足，鼓动无力，心振振而动；阴血不足，心失所养，脉道不充，脉行滞涩，故见心动悸，脉结代。证属阴阳两虚，治以益气养血，通阳复脉，方用炙甘草汤。故 A、B、C、D 不全面。

32. 桂枝甘草汤证的病机是（　　）

A. 发汗过多，损伤心阳　　B. 发汗过多，损伤卫阳　　C. 发汗过多，伤及营血

D. 发汗不彻，邪不外达　　E. 以上都不是

【正确答案】A

【易错答案】BCDE

【答案分析】首先汗不得法是发汗太过，不是不及。原文 64 条：“发汗过多，其人叉手自冒心，心下悸，欲得按者，桂枝甘草汤主之。”发汗过多可导致心阳虚。心阳虚，心无所主，则中空无倚惕惕然不能自主，病人心中悸动不安。虚证喜按，故叉手自冒心，以资庇护，望之而知其虚。故证属心阳虚，A 是正确答案。

33. 桂枝加桂汤中桂枝的作用是（　　）

A. 通阳化气，兼以解表　　B. 温通心阳　　C. 助心阳而平冲降逆

D. 解肌祛风　　E. 温阳化气

【正确答案】C

【易错答案】ABDE

【答案分析】桂枝加桂汤即桂枝汤重用桂枝五两而成。桂枝汤用桂枝，其意重在解肌祛风，与芍药配伍而调和营卫。本方重用桂枝，意在温通心阳，以制肾水，共奏温通心阳、平冲降逆之功。故选 C。

34. 据《伤寒论》原文“发汗后，腹胀满者……”，可用（　　）

A. 理中汤　　B. 栀子厚朴汤　　C. 厚朴生姜半夏甘草人参汤

D. 小承气汤　　E. 调胃承气汤

【正确答案】C

【易错答案】ABDE

【答案分析】原文 66 条：“发汗后，腹胀满者，厚朴生姜半夏甘草人参汤主之。”脾主运化，今汗后出现腹胀满，乃发汗太过，阳气外泄，脾气内虚，运化失职，气机壅滞，此属虚性腹满。治以厚朴生姜半夏甘草人参汤补脾行滞，应选 C。

35. 下列诸症不属于真武汤证的是（　　）

A. 发热，心下悸　　B. 头眩，身瞤动　　C. 小便不利

D. 四肢沉重，疼痛　　E. 汗出而喘

【正确答案】E

【易错答案】ABCD

【答案分析】对真武汤相关条文正确理解才会避免出错。结合原文 82 条与 316 条来看，真武汤主治发汗太过，损伤肾阳，制水无权，而导致的阳虚水泛证。肾阳虚衰，失于封藏，不能制水，水气泛滥为患。汗不得法，汗出不解，仍发热；水气上凌心，则心下悸，排除 A。上干清阳，则见头眩；阳虚不能温养肢体，而水气浸渍肌肉，则身瞤动，排除 B。阳虚失于气化，水气内停则小便不利，排除 C。水气浸渍肌肉，则四肢水肿，沉重疼痛，排除 D。故正确答案选 E。

36.《伤寒论》原文 74 条："中风发热，六七日不解而烦，有表里证……名曰水逆，五苓散主之。"中间省略的内容是（　　）

A. 小便不利，饮水多者　　B. 消渴烦渴，饮水多者　　C. 渴欲饮水，水入则吐者

D. 小便不利，饮水则吐者　　E. 小便不利，苦里急者

【正确答案】C

【易错答案】ABDE

【答案分析】以上选项均围绕口渴与小便不利，易出现混淆现象。原文 74 条："中风发热，六七日不解而烦，有表里证，渴欲饮水，水入则吐者，名曰水逆，五苓散主之。"应选 C。五苓散主治太阳蓄水证，口渴与小便不利是其主症。口渴的特点是消渴或烦渴欲饮，程度严重者会出现特征性"水入则吐"的"水逆"现象。

37."五苓散证之消渴"的病机是（　　）

A. 发汗太过，耗伤津液，胃中干燥

B. 外邪入里化热，伤津耗液

C. 阳虚不化，津不上承

D. 水热互结，热伤阴津

E. 水停下焦，气不化津，津不上承

【正确答案】E

【易错答案】ABCD

【答案分析】消渴是形容口渴太甚，急欲饮水，饮不解渴之状。大汗伤及三焦及膀胱阳气，二腑气化失职，水饮内停，水津难以上承口舌则消渴。故选 E。此消渴非随饮随消之消渴病，因主症有小便不利，无处可"消"；亦非火热灼津之"消渴"。

38. 桃核承气汤证的主要脉症是（　　）

A. 如狂，少腹急结　　B. 发狂，少腹硬满　　C. 惊狂，卧起不安

D. 惊痫，时瘛疭　　E. 身黄，脉沉结

【正确答案】A

【易错答案】BCDE

【答案分析】桃核承气汤是治疗蓄血轻证的主方。蓄血证即瘀血证，大多是素体下焦血行不畅，内有瘀滞，当太阳病不解，表热内陷，则热邪与瘀滞相搏，从而形成“热结膀胱”的下焦蓄血证。如狂与少腹急结，是蓄血证的主症。血热搏结，瘀热循经上冲，扰乱心神，故神乱而狂。血热搏结，下焦经脉瘀肿，故少腹拘急板结。故选 A。

39. 关于结胸证的病机，最正确的是（　　）

A. 热邪与痰瘀搏结于胸膈　　B. 热邪与水饮搏结于胸膈　　C. 热邪与痰水搏结于胸膈

D. 寒邪与痰水搏结于胸膈　　E. 热或寒邪与痰水搏结于胸膈

【正确答案】E

【易错答案】ABCD

【答案分析】结胸证是有形之邪结于胸膈胃脘，以胸膈胃脘硬痛为主症的一种病证。有热实结胸与寒实结胸之分。有形之邪多是胸脘痰水，故正确答案是 E，热或寒邪与痰水搏结于胸膈。

40. 附子泻心汤的煎服法是（　　）

A. 以麻沸汤二升渍之，须臾，绞去渣，分温再服

B. 以水五升，煎取三升，分温再服

C. 以水五升，先煎附子一时许，纳诸药，煎取二升，分温再服

D. 附子单煮取汁，切三味，以麻沸汤二升渍其他三味，须臾，绞去渣，纳附子汁，分温再服

E. 大黄、附子同煎取汁，以麻沸汤二升渍黄芩、黄连，须臾，绞去渣，纳大黄、附子汁，分温再服

【正确答案】D

【易错答案】ABCE

【答案分析】附子泻心汤的组成包括附子与大黄、黄连、黄芩。其煎服法有两个要点，一是渍三黄，取气之轻清以泻心消痞。二是附子另煮取汁，取其辛热厚味以扶助阳气。清代伤寒注家尤在泾对本方之用作了精辟论述：“方以麻沸汤渍寒药，别煮附子取汁，合和与服，则寒热异其气，生熟异其性，药虽同行，而功则各奏，乃先圣之妙用也。”故选项 D 的描述正确。

41. 半夏泻心汤证的治法是（　　）

A. 和中降逆消痞　　B. 和中泄热消痞　　C. 和胃补中消痞

D. 扶阳补中消痞　　E. 益气和中消痞

【正确答案】A

【易错答案】BCDE

【答案分析】半夏泻心汤以半夏燥湿化痰，开结降逆，和胃消痞，为方中主药。干姜与黄芩、黄连相伍，干姜气味辛散，黄芩、黄连气味苦降，合则辛开苦降，宣达结气，以泻心消痞，体现舍性取用的配伍特点。干姜尚能化痰降逆，黄芩、黄连尚能清热燥湿。人参、大枣、甘草补

脾和中，复其升降之职。故全方辛开苦降，共奏消痞散结、降逆和中之功。

42. 心下痞硬，下利次数甚多，食不化，干呕心烦不得安，治宜选用（　　）

A. 半夏泻心汤　　B. 黄连汤　　C. 甘草泻心汤

D. 旋覆代赭汤　　E. 生姜泻心汤

【正确答案】C

【易错答案】ABDE

【答案分析】应注意鉴别以上5个方证病机及主症。病人患痞硬证，其主症与原文158条的“下利日数十行，谷不化”一致，这是本证的辨证要点。说明胃气内虚，脾失健运，升降失常，泄利急迫。故治应以甘草为主药，一者补中益气，二者缓急止利。故选C。本方即半夏泻心汤加重甘草用量而成。甘草为君药，以补中缓急，使胃虚得补，急利得缓。余药仍和胃消痞。

43. 伤寒发汗，或吐、下后，表证虽解，但出现心下痞硬，噫气不除，治宜选用（　　）

A. 生姜泻心汤　　B. 竹叶石膏汤　　C. 旋覆代赭汤

D. 黄连汤　　E. 大陷胸汤

【正确答案】C

【易错答案】ABDE

【答案分析】原文161条：“伤寒发汗，若吐若下，解后，心下痞鞕，噫气不除者，旋覆代赭汤主之。”汗吐下后，表证虽解，中阳必伤，脾胃虚弱，运化失职，痰阻气郁。痰浊壅滞，则心下痞鞕；胃气上逆，则噫气不除。本证气逆为重点，噫气为主症。痰阻气逆，治当和胃消痰降逆，与旋覆代赭汤，应选C。切不可以“心下痞硬”误辨为痞证，故应与泻心汤证鉴别，排除选项A。选项B竹叶石膏汤治疗胃脘余热不清，气失和降，气逆欲吐者，有热伤气阴之虚羸少气；选项D黄连汤主治上热下寒的腹痛、呕吐者；选项E大陷胸汤主治心下硬痛为主的水热互结之热实结胸证。以上3个选项也均应排除。

44. 旋覆代赭汤证的病机是（　　）

A. 脾胃虚弱，痰湿内聚，胃气上逆

B. 脾胃阳虚，寒痰中阻，升降失常

C. 脾运失职，聚湿成痰，胃气上逆

D. 胃虚痰阻，虚气上逆

E. 肝脾不调，胆热乘胃，升降失司

【正确答案】D

【易错答案】ABCE

【答案分析】旋覆代赭汤主治汗、吐、下后，表证已解，中阳损伤。由于脾胃虚弱，运化失职，蕴生痰湿，痰阻气逆则见心下痞硬，噫气不除。故其病机是选项D。

45. 患者，男，初患外感，发热，头痛，微咳，服解表药后，上证已除，但大便稀溏，日五六次，胸闷欲呕，腹胀不痛，投以藿香正气散三剂未效，来诊时，症见胸中烦闷、腹不胀而觉脘部痞塞不舒，嗳气有食臭味，肠鸣即欲大便，便色淡黄，水样便中夹有不化的食物残渣，无异臭，日五六次，量不多。脉濡数，苔薄白，治宜选用（　　）

A. 葛根汤　　B. 黄芩汤　　C. 桂枝人参汤

D. 黄连汤　　E. 生姜泻心汤

【正确答案】E

【易错答案】ABCD

【答案分析】本患者服解表药后表证已除，现以胃脘痞闷，干噫食臭，腹中雷鸣，下利，水谷不化为主症。原文 157 条："伤寒汗出，解之后，胃中不和，心下痞硬，干噫食臭，胁下有水气，腹中雷鸣，下利者，生姜泻心汤主之。"由于汗伤中阳，胃气呆滞，脾不运化，水湿停积，形成痞硬。干噫食臭，是脾胃失和，水谷不化；肠鸣下利，是胁下有水，下趋大肠。由于水气过重，故治当加生姜温散水气，正确答案应选 E。

46. 十枣汤证的病机是（　　）

A. 三焦气化失常，水邪内结

B. 脾胃虚弱，运化失职，水邪内聚

C. 水饮内结，走窜上下，充斥内外，泛滥周身

D. 邪热内陷，湿热壅滞脾胃

E. 水邪内聚，阻碍脾胃，升降失司

【正确答案】C

【易错答案】ABE

【答案分析】通过原文 152 条可见"心下痞硬满，引胁下痛"为本条主症，由于水结于此，气滞不通，故有痞满引痛。水饮流动不居，泛滥周身上下内外者治宜攻逐水饮，方用十枣汤。故 C 选项正确。

47. 十枣汤为峻剂，如果有下列哪项症状，即当禁用（　　）

A. 恶寒　　B. 头痛　　C. 下利　　D. 干呕　　E. 短气

【正确答案】A

【易错答案】BCDE

【答案分析】本题考查十枣汤证的临床表现。十枣汤主治证为悬饮，水邪上攻，清阳不升，则头痛；水饮下迫，急趋大肠，则下利；水饮冲逆，胃气不和，则呕逆；饮停胁下，肺气不利，则短气。故 B、C、D、E 选项均可见于十枣汤证中。原文 152 条提到"汗出不恶寒者"可用十枣汤，故正确答案选 A。

48. 瓜蒂散主治的是（　　）

A. 心下痞硬满，引胁下痛　　B. 胸中痞硬，气上冲喉咽不得息

C. 心下痞硬满，日下利数十行　　D. 心下痞硬，噫气不除

E. 心下逆满，气上冲胸

【正确答案】B

【易错答案】ACDE

【答案分析】瓜蒂散主治证乃痰阻胸膈，原文 166 条中“胸中痞硬”，为痰阻高位。“气上冲喉咽不得息”，为痰气冲逆。“寸脉微浮”，为阳郁上焦。病在上，因而越之，可用瓜蒂散涌吐痰实。故正确答案为 B。

（二）多选题

1. 太阳病分类包括（　　）

A. 太阳病本证　　B. 太阳中风证　　C. 太阳温病证

D. 太阳伤寒证　　E. 太阳病变证

【正确答案】BCD

【易错答案】AE

【答案分析】太阳表证因体质强弱不同，感邪性质差异，有中风、伤寒、温病之分，故正确答案选 BCD。以上三证属太阳病本证。太阳病本证、变证、兼证、疑似证不属太阳病分类，故 A、E 选项是错误答案。

2. 太阳病中风证和伤寒证的区别有（　　）

A. 中风证是感受风邪，伤寒证是感受寒邪

B. 中风证恶风，伤寒证恶寒

C. 中风证是卫气受邪，伤寒证是营气受邪

D. 中风证有汗，伤寒证无汗

E. 中风证脉浮缓，伤寒证脉浮紧

【正确答案】DE

【易错答案】ABC

【答案分析】太阳中风证与太阳伤寒证相较，同是风寒表证，但有虚实之异。太阳中风证为表虚证，太阳伤寒证为表实证，二者在脉症上以有汗与无汗、脉缓与脉紧为鉴别要点，故正确答案选 DE。另外中风证是卫强营弱，伤寒证是营卫郁滞，二者均有累及，故不选 C。中风与伤寒的命名因二者的脉症，分别反映了风性疏泄和寒性凝滞的致病特点，并不能从仅从字面上理解为中风证是感受风邪而恶风，伤寒证是感受寒邪而恶寒，故 A、B 是错误选项。

3. 大青龙汤证的脉症是（　　）

A. 脉浮紧　　B. 脉浮缓　　C. 无汗

D. 烦躁　　E. 发热

【正确答案】ABCDE

【易错答案】漏选一项或多项。

【答案分析】原文 38 条：“太阳中风，脉浮紧，发热恶寒，身疼痛，不汗出而烦躁者，大青龙汤主之。”原文 39 条：“伤寒脉浮缓，身不疼，但重，乍有轻时，无少阴证者，大青龙汤

发之。”故脉浮紧、脉浮缓、无汗、烦躁、发热之症均可见到。本题易与小青龙汤证的脉症混淆。

4. 小青龙汤证的或然证包括（　　）

A. 下利　　B. 口渴　　C. 小便不利

D. 喘　　E. 噎

【正确答案】ABCDE

【易错答案】漏选一项或多项。

【答案分析】小青龙汤证属外有表寒，里有寒饮。水饮内停可出现一系列或然证，因水饮为患，流动不居，可随气机升降无处不到，各随其所至而为病。如水饮下趋大肠则下利；正津不布则口渴；水停膀胱，失于气化则小便不利，少腹满；水饮凌肺，肺失宣降则见咳喘；水气上逆咽喉则噎；水饮阻中，胃气上逆亦可见有干呕。故A、B、C、D、E选项不能漏选。

5. 桂枝加附子汤与桂枝去芍药加附子汤比较，下列说法合理的有（　　）

A. 前方主治重在恶汗伤卫阳，耗阴液；后方主治重在误下损伤胸阳

B. 前方主治汗漏不止为主症；后方主治脉微恶寒为主症

C. 前方不去芍药在于敛阴和营；后方去芍药在于其有碍阳气宣通

D. 两方中的附子均用制附子

E. 前方附子应炮制取其温经扶阳；后方附子生用取其迅速宣通胸阳

【正确答案】ABCD

【易错答案】E

【答案分析】汗不得法，汗漏不止，不仅伤阳，又耗阴津，故见恶风，小便难，四肢拘急，治疗重点应扶阳固表，使阳复则表固，表固则汗止液复。因若下后胸阳被遏，郁而求伸，表证未解者，仍以桂枝汤解外，而因芍药抑阳助阴，非胸阳被遏所宜，故去之，更利于桂枝汤通阳。如果在胸满、脉促的同时，病人微恶寒，提示阳虚失温，误下伤阳已重，不仅要去抑阳助阴的芍药，还要加温经扶阳的炮附子。故ABCD是正确答案。两方均以炮附子温经复阳，故未用生附子，E是错误答案。

6. 桂枝加附子汤证的病机是（　　）

A. 阳虚汗漏证，肌表疏松，邪犯经脉

B. 阳虚汗漏证，湿邪留滞，经络不通

C. 表阳虚弱，卫外不固

D. 阴津亏损，兼有表证

E. 阳虚漏汗，寒湿阻滞

【正确答案】CD

【易错答案】ABE

【答案分析】太阳病发汗，当取微汗，不可令如水流漓。而桂枝加附子汤证则是汗不如法，不仅伤阳，又耗阴津。由于汗漏不止，致卫阳伤，卫外失固，则恶风。阳失气化，阴津不足，

则小便难。阳失温煦，阴失濡养，则四肢微急，难以屈伸。总之本证有表阳虚弱，卫外不固之恶风，阴津亏损之小便难，同时汗不得法则表邪未完全驱除，还兼有表证，故选 CD。

7.“伤寒脉浮自汗出，小便数，心烦，微恶寒，脚挛急”，误用桂枝汤救误方法是（　　）

A. 先与甘草干姜汤　　B. 再与芍药甘草汤　　C. 芍药甘草附子汤

D. 桂枝新加汤　　E. 桂枝加附子汤

【正确答案】AB

【易错答案】CDE

【答案分析】原文 29 条：“伤寒脉浮，自汗出，小便数，心烦，微恶寒，脚挛急，反与桂枝欲攻其表，此误也。得之便厥，咽中干，烦躁吐逆者，作甘草干姜汤与之，以复其阳。若厥愈足温者，更作芍药甘草汤与之，其脚即伸。”故误用桂枝欲攻其表后，根据情况可先“作甘草干姜汤与之，以复其阳”，则厥愈足温，然后“更作芍药甘草汤与之”。正确答案选 AB。

8. 葛根黄芩黄连汤下利与葛根汤下利的区别有（　　）

A. 表证突出，里无热邪

B. 里证突出，表热有汗

C. 排泄物臭秽，肛门灼热，小便短赤

D. 排泄物臭秽不堪，亦无肛门灼热之症

E. 可兼喘而汗出

【正确答案】BCE

【易错答案】AD

【答案分析】原文 32 条中，葛根汤治疗的下利乃是由于太阳表邪郁闭过重，使胃中津液不能由脾输肺，外散皮毛，而被迫下趋大肠，故见下利。此下利病机重点在太阳，既非寒利，又非热利，而是轻度的水泻。而原文 34 条中，葛根黄芩黄连汤主治里热下利兼表热不罢，误用下法，引热入里，内陷大肠，湿热相搏，暴注下迫，形成肠热下利。肠热上迫于肺，肺气不利而作喘。肠热外蒸于表，迫津外泄而汗出。故 B、E 选项正确。此下利属热利，必有排泄物臭秽，肛门灼热，小便短赤，故 C 选项正确。综上，正确答案选 BCE。

9. 炙甘草汤的药物组成为（　　）

A. 炙甘草、生姜、大枣　　B. 人参、麦冬、阿胶　　C. 白芍、白术、茯苓

D. 麻仁、生地黄、桂枝　　E. 生地黄、当归、麻仁

【正确答案】ABD

【易错答案】CE

【答案分析】炙甘草汤的药物组成有甘草四两，生姜三两，人参二两，生地黄一斤，桂枝三两，阿胶二两，麦门冬半升，麻仁半升，大枣三十枚。没有白术、茯苓、当归，故 C、E 选项错误。

10. 干姜附子汤证与茯苓四逆汤证比较，下列选项表述正确的有（　　）

A. 前者昼日烦躁不得眠，夜而安静；后者昼夜均烦躁

B. 前者兼有表证；后者则无

C. 前者可见呕，渴；后者可见恶寒，下利

D. 前者是肾阳虚之烦躁；后者是阴阳俱虚之烦躁

E. 前者病情轻而病势重；后者病情重而势缓

【正确答案】ADE

【易错答案】BC

【答案分析】原文61条："下之后，复发汗，昼日烦躁不得眠，夜而安静，不呕，不渴，无表证，脉沉微，身无大热者，干姜附子汤主之。"原文69条："发汗，若下之，病仍不解，烦躁者，茯苓四逆汤主之。"干姜附子汤证证属阳虚烦躁，是昼日烦躁不得眠，夜而安静；茯苓四逆汤证则是发汗则外伤阳气，误下则内伤阴液，导致阴阳两伤而生烦躁。昼日卫阳无力外出，夜间阴虚不耐邪扰，所以昼夜俱烦躁，故A选项"前者昼日烦躁不得眠，夜而安静；后者昼夜均烦躁"正确；D选项"前者是肾阳虚之烦躁；后者是阴阳俱虚之烦躁"正确。前者病情轻而病势重，阳虚烦躁，病情发展迅速，若不急回其阳，则有亡阳之险，故用干姜附子汤急救回阳；后者病情重而势缓，用茯苓四逆汤回阳益阴，宁心安神即可，故E选项亦正确。另据原文可知B、C选项错误。

11. 太阳蓄水证与太阳蓄血证相互鉴别的要点是（　　）

A. 有无少腹胀满　　B. 小便利与不利　　C. 大便色黑与否

D. 有无神志症状　　E. 有无表证

【正确答案】BD

【易错答案】AC

【答案分析】蓄水证乃气化不利，水气内停。口渴与小便不利二症并见，是水气为病的临床特征。蓄血证即瘀血证，当太阳病表热内陷，若素体下焦血行不畅，则热邪与瘀滞相搏，从而形成下焦蓄血证。如狂、少腹急结，是蓄血证的主症。二者辨别的要点主要看病在气分还是血分。病在气分则小便不利，病在血分则小便自利；病在气分，未扰及心神，病在血分，扰及心神则有神志症状，故正确答案选BD。少腹满，有水结与血结的不同，故不选A。蓄水证与小便通利与否密切相关，若蓄血证有血自下，则必从大便而出，故不选C。二者均可伴有表不解，故不选E。

12. 结胸证与痞证的鉴别要点是（　　）

A. 前者为"病发于阳而反下之，热入因作结胸"；后者为"病发于阴而反下之，因作痞"

B. 前者为邪与水饮痰浊互结，属邪实；后者为脾胃虚弱，升降失和，属正虚无邪

C. 前者表现为胸、胁、心下硬满而痛，甚至从心下至少腹皆硬满疼痛；后者表现为心下痞满，按之柔软

D. 前者痛而拒按；后者痛而喜按

E. 前者为痰水互结；后者为痰热互结

【正确答案】AC

【易错答案】BDE

【答案分析】结胸证与痞证在临床表现上有易混淆之处，这也是易出错的知识点。所以搞清楚病因病机及主症特点很有必要。结胸证是热或寒邪与痰水搏结于胸膈胃脘，以胸膈胃脘硬痛为主症的一种病证，痞证有气痞证与痞硬证之分，气痞的特点是患者自觉心下痞塞满闷，然按之柔软无物，不硬不痛，属无形之气热壅滞心下；痞硬是因胃气呆滞，湿浊壅聚，以心下满而不疼，按之较硬为特点。原文 131 条提出“病发于阳，而反下之，热入因作结胸；病发于阴，而反下之，因作痞也”，故 A 选项正确。据原文 149 条“若心下满而鞕痛者，此为结胸也……但满而不痛者，此为痞”，故 C 选项正确。

13. 下列方剂的药物组成表述正确的有（　　）

A. 旋覆代赭汤是生姜泻心汤去干姜、黄芩、黄连加旋覆花、代赭石

B. 生姜泻心汤是半夏泻心汤加生姜

C. 甘草泻心汤是半夏泻心汤加甘草

D. 黄连汤是半夏泻心汤去黄芩加桂枝

E. 附子泻心汤是半夏泻心汤加附子

【正确答案】ABD

【易错答案】CE

【答案分析】上述 6 个方剂的药物组成容易混淆，所以应分别记忆并根据病机和用药特点加以鉴别。首先要记住：半夏泻心汤的组成药物有半夏、干姜、黄芩、黄连、人参、大枣、炙甘草，未配伍生姜。生姜泻心汤的组成药物包括生姜、半夏、干姜、黄芩、黄连、人参、大枣、炙甘草，因水气重，故加用生姜温散水气，是由半夏泻心汤加生姜四两、减干姜二两组成。选项 B 正确。旋覆代赭汤的组成药物包括旋覆花、代赭石、生姜、半夏、人参、大枣、炙甘草，因证属胃虚痰阻气逆，故与生姜泻心汤的区别在于去苦寒的黄芩、黄连及温中散寒的干姜，加消痰降逆的旋覆花、代赭石。选项 A 正确。甘草泻心汤证因胃气内虚，脾失健运，升降失常，泻下急迫，故在半夏泻心汤基础上加重甘草用量，以加强补益中气、缓急止利之用。故 C 选项错误。黄连汤组成有黄连、干姜、桂枝、半夏、人参、大枣、甘草，是半夏泻心汤去黄芩加桂枝，因其主治上热下寒证，故以黄连、干姜为主药寒热并用，贵在用桂枝宣通上下阳气，以清除寒热格拒。选项 D 正确。附子泻心汤易从字面理解成半夏泻心汤加附子，要注意附子泻心汤是治疗气痞而恶寒汗出者，故以大黄、黄连、黄芩泄热消痞，附子扶阳固表。故 E 选项错误。

（三）简答题

1. 太阳中风证与太阳伤寒证的主要脉症、病机和治法。

【正确答案】太阳中风证主症：发热，风邪袭表，卫阳外浮，与邪相争。汗出，风性疏泄，卫外不固，营阴外泄。恶风寒，邪扰卫阳，卫阳失其温煦之职。鼻鸣，风邪束表，肺气不利，鼻窍发塞。干呕，外邪干胃，胃气上逆。病机：营卫不和，卫强营弱。治法：解肌祛风，调和营卫。太阳伤寒证主症：发热，恶风寒，无汗，体现寒邪致病收敛闭固的特点，腠理郁闭，营

卫郁滞。头身腰骨节疼痛，经气不利，疼痛程度重，范围广，体现了寒邪凝敛之性。喘，卫闭营郁，肺气不利。病机：风寒束表，卫闭营郁。治则：开腠发汗，宣肺平喘。

【易错答案】常见的错误是二者混淆，尤其是在病机理解上有困难，二者区别是本节的难点。

【答案分析】太阳中风证与太阳伤寒证的区别主要体现在病机、主要脉症和治法用方上，病机上要注意虚实之辨，主要脉症上要注意有汗无汗、脉象紧缓之别，治法要注意益营的有无。另外用方则有桂枝汤与麻黄汤之分。

2. 何谓“坏病”？其治疗原则是什么？

【正确答案】坏病是指由于失治误治，导致病情变化，难以用六经正名者。其治疗原则为观其脉证，知犯何逆，随证治之。也就是辨证论治的原则。

【易错答案】不能明确解释坏病是什么，仅从字面上解释或张冠李戴。

【答案分析】首选掌握坏病，这是《伤寒论》独特的名词，其解释要记住。原文 16 条上半部分条文要重点掌握。“太阳病三日，已发汗，若吐、若下、若温针，仍不解者，此为坏病，桂枝不中与之也。观其脉证，知犯何逆，随证治之。”因仲景开创了辨证论治的系统，这一治疗原则不仅对于坏病，而且对于各种疾病的诊治，都有普遍的指导意义。

3. 旋覆代赭汤证和生姜泻心汤证在病机、主症、治法、方药方面有何异同？

【正确答案】旋覆代赭汤证与生姜泻心汤证都属表邪解后，胃虚气逆的病变，都有心下痞硬、嗳气等症状，前者重在嗳气不除，后者重在心下痞硬，是二者在临床表现上的主要区别。两者的治疗均应和胃降逆，故均用人参、甘草、大枣补脾胃之虚，半夏、生姜降逆和胃。但旋覆代赭汤证是由脾胃虚弱，运化失常，痰饮内生，气机痞塞，胃中虚气上逆所致，并无积食停滞，故仅嗳气不除而无食臭，此外尚可见呕逆、痰多、舌苔白腻等痰浊内阻的证候，故当化痰下气，药用旋覆花消痰下气，代赭石重镇降逆；生姜泻心汤证乃因脾胃虚弱，水饮食滞不化，升降失常，气机痞塞所致，其症还可见肠鸣、下利等。治宜和胃降逆，散水消痞，药用黄芩、黄连与姜夏辛开苦降，开痰湿痞塞之结滞，重用生姜化饮和胃。

【易错答案】痰阻致痞与泻心汤之痞的类证鉴别没重点记忆。

【答案分析】旋覆代赭汤证主治胃虚痰阻气逆的心下痞硬，嗳气不除，属痞证类似证，需与泻心汤之痞进行类证鉴别，尤其是生姜泻心汤。此题考查了二者在病机、主症、治法、方药方面的区别，可首先分析相同点，然后从以上方面分别分析不同点。

4. 写出五苓散证的病机、脉症、治法及药物组成。

【正确答案】五苓散证的病机为三焦膀胱气化失职，水液代谢失常，外有表证未罢。症见小便不利，消渴，微热，烦渴欲饮，或者渴欲饮水，水入则吐，脉浮或浮数。治当化气行水，兼散表邪。方用五苓散，其药物组成为泽泻，猪苓，白术，茯苓，桂枝。

【易错答案】没能正确认识五苓散的病机，对其主症尤其是消渴理解错误。

【答案分析】五苓散是临床治疗多种水液代谢障碍所致疾病的常用方，故其主症复杂，但抓住由于气化功能障碍所致的口渴、小便不利是关键，另外其口渴的特点要把握。又因使用汗法不当，所以还有表邪未尽的微热。组成中除了淡渗利水的泽泻、猪苓、茯苓，健脾祛湿的白术，要注意对桂枝的掌握，因本证病机有气不化水，有表证未除，所以用其温阳化气行水，兼散表邪。

5.《伤寒论》中痞利并见者，分别用何方辨治？

【正确答案】痞利因脾胃受损，痰湿中阻，升降失职者，用半夏泻心汤；因脾胃受损兼水饮食滞者，用生姜泻心汤；脾胃受损较重，痞利俱重者，用甘草泻心汤；因脾肾阳虚者，用赤石脂禹余粮汤；因寒湿中阻者，用桂枝人参汤；因少阳邪结者，用大柴胡汤；因饮停胁下者，用十枣汤。

【易错答案】《伤寒论》中痞利并见者平时没有做系统的总结对比，难以全面作答。

【答案分析】题目所问的"用何方"实际上考查了辨证用方的指征，有是证用是药，还是要分析其主治证的病机，以区别用方。痞利并见，首先病位要考虑脾胃，其次要涉及肝胆，再次要考虑脾肾；致病因素要考虑水饮痰湿为患，病性有寒热之别，病体有虚实之异。当然为了快速准确地答题，需在平时学习中及时积累、整理相关的知识点。

6. 试述热实结胸证与痞证的成因与主症。

【正确答案】痞证的成因主要是太阳病误下，邪气因误下内虚而入里，影响脾胃升降功能，致气机痞塞而成，或表邪化热入里壅滞气机而成，内无有形之邪，仅脾胃之气机壅滞，或邪热壅滞中焦气机。痞证的证候特点是心下堵塞不舒，然以手按之柔软无物。热实结胸证的成因大致有二：一是误下热陷，二是邪热自入。因邪热与胸脘痰水相结，故发生结胸。热实结胸的证候特点是胸膈心下硬痛，舌红苔黄腻，脉沉实。

【易错答案】仅根据原文 131 条的字面意思做出不全面的回答。

【答案分析】此题除了考查对原文 131 条的理解，还有对二者主症的认识。原文 131 条中，前句"病发于阳，而反下之，热入因作结胸"的含义是太阳为病，误用下法，致表热内陷，与胸脘痰水相结，遂成热实结胸证。后句"病发于阴，而反下之，因作痞也"，是说病发于阴，即使下之亦无热可入，不会形成结胸，至多可能形成痞证。邪热入里，与痰水相结，形成水热互结的结胸证。热实，是其病性；心下痛按之石硬，是其主症；脉沉而紧，是其主脉。脉沉主里主水，脉紧主结主痛，从症至脉，均反映出结胸证"热实"的病理特征。病太阳，本应发汗，而反下之，表邪内陷心下，气机痞塞不通，从而形成以心下为病变范围，以痞塞胀满为临床特征的痞证。心下痞，是病位及主症；按之濡，是辨证要点。

7. 太阳病变证中对阴阳两虚证有几种治法？请举例说明。

【正确答案】太阳病变证中，对阴阳两虚的治法有两种。主要是根据证候的缓急轻重确立治疗原则。一种治法是先救阳后复阴，其治疗有先后缓急，以甘草干姜汤与芍药甘草汤为代表方。阳虚厥逆与阴虚脚挛急相比较，以厥逆为重，当迅速恢复其阳，以防阳亡之变。故先用甘草干姜汤温阳，当阳气恢复以后，再用芍药甘草复阴，体现了救阳当急，救阴当缓的治法。另一种治法是救阴救阳不分先后，即同时阴阳双补，以炙甘草汤、茯苓四逆汤与芍药甘草附子汤为代表方，体现了阴阳两虚证的常规治法。阴阳双补也分主次，阳虚较重，当以扶阳为重，佐以益阴；

阴虚较重的，益阴为重，再以扶阳，如茯苓四逆汤以扶阳为主，炙甘草汤以益阴为主。

【易错答案】内容遗漏。

【答案分析】在答题表述上，易出现层次不清楚、表述不严谨、内容不全面等问题。本题根据阴阳的关系及治疗原则，有两种情况。第一种是根据原文29条来认识，急则救阳，救阴可缓。第二种是68、69、177条芍药甘草附子汤、茯苓四逆汤、炙甘草汤阴阳双补的情况，还要分清主次。

8. 赤石脂禹余粮汤、桂枝人参汤、葛根汤、葛根黄芩黄连汤、黄芩汤均治下利，如何区别运用？

【正确答案】赤石脂禹余粮汤涩滑固脱以止利，主治下焦不固，津液失于约束的久利不止，滑脱不禁；桂枝人参汤温中解表，主治太阳病误下，表证未解，反伤脾阳，脾气虚寒，下利不止，心下痞硬之证；葛根汤解表止利，主治太阳表邪不解，内迫阳明之下利，属表里同病，但以表证为主者；葛根芩连汤表里两解，清热止利，主治表证未解，夹表热的热利，因邪热下迫大肠，表里皆热，暴注下迫，故大便黏秽，汗出而喘；黄芩汤清热止利，主治少阳邪热内迫肠道，利下黏秽，肛门灼热，腹痛里急后重者。

【易错答案】遗漏止利之法，如涩肠、温中、解表、清热。

【答案分析】根据主治证的病机及下利的特点进行鉴别。对均可治疗热利的葛根芩连汤和黄芩汤更要结合下利的症状特点进行鉴别。

9. 半夏、生姜、甘草三泻心汤证之“痞”有何特点？

【正确答案】其一，较“气痞”满胀为重。其二，均以心下满而不疼，按之微硬为基本特点，故均可称之为痞硬证。其三，临床表现的多样性。患者一般自觉心下堵塞，痞闷难忍。个别患者会有按之微痛的感觉，也有极少数患者会在心下部位鼓起一个小包，按之消散，抬手又起，均属痞硬证范畴。

【易错答案】气痞证，心下痞满，按之柔软无物，不硬不痛。

【答案分析】在答题表述上，易出现混淆、内容不全面等问题。半夏、生姜、甘草三泻心汤证之“痞”是痞硬证，注意与气痞证从病机、症状特点上的区别。

10. 十枣汤、大陷胸汤、三物白散均有逐水之功，其主治有何不同？

【正确答案】十枣汤主治水停胸胁，症见心下痞硬满，引胁下痛，呕逆，下利，短气的悬饮证；大陷胸汤泄热逐水，主治水热互结胸膈，心下痛，按之石硬，脉沉紧为主症的热实结胸证；三物白散温寒逐水，涤痰破结，主治寒痰冷饮结于胸胁，症见心下硬满疼，畏寒喜暖，舌淡苔白等的寒实结胸证。

【易错答案】三者答案易混淆或表述不全面。

【答案分析】功效相似的方剂如何区分使用，主要的依据就是其主治证的病机，还要注意相应的主症。十枣汤主治心下痞硬满、胁痛，要明确其病机乃水饮内盛，停于胸胁。大陷胸汤和三物白散治疗结胸证，要注意分清寒热。

11. 试述历代医家对桂枝去桂加茯苓白术汤证在认识上的主要争议。

【正确答案】关于“桂枝去桂加茯苓白术汤”历来争论较多，归纳起来主要有“去桂”与“去芍”之争。柯韵伯等认为原文无误，方中应该“去桂”。以《医宗金鉴》为代表的各家，主张“去芍”，并认为“去桂”是“去芍”之误，成无己等认为“桂枝以解外，加茯苓白术利小便行留饮。”即主张桂、芍皆不去。其实，仲景之所以“去桂”，是因为桂枝为表药，以此意在说明本证之“颈项强痛，翕翕发热，无汗”非外感所致之表证，乃里病而导致肤表不和的特殊病机。治学《伤寒论》当知常达变，要善于运用变法的思维和联系的观点来分析认识问题。

【易错答案】不知此条有争议或者简单地理解为药物的运用区别，实际上是病机的认识差异。

【答案分析】本题是难点，应注意理解。学习《伤寒论》时可知，很多学术观点并不是一家之言，可多学、多看、多参考，还要注意此过程中要知常达变，善于运用变法的思维和联系的观点来分析认识问题。

小　结

太阳病乃外邪发病之始期，病位在肤表肌腠，病理是营卫失调，主要脉症是“脉浮，头项强痛而恶寒”。整个太阳病篇，除论述太阳本证外，还以本证为核心，兼论太阳病兼证、变证及类似证。

太阳病以“脉浮，头项强痛而恶寒”为辨证提纲，反映了太阳受邪，卫外失职，正邪交争于表，太阳经气不利的基本病理机制。太阳病可分为经证、腑证两类。

太阳病经证：由于感邪性质和体质差异，太阳经证又可分为中风、伤寒、温病 3 种类型，但在《伤寒论》中详于寒而略于温。由于体质强弱、腠理疏密、感邪程度、病情轻重、病理变化之不同，太阳病经证属风寒性质的又有 3 种证候类型：其一，以头痛，发热，汗出，恶风，脉浮缓等为基本表现，其病理特点是腠理疏松，营卫不和，卫强营弱，称为太阳中风证；其二，以恶寒，无汗，身体骨节疼痛，脉浮紧为基本表现，其病理特点是腠理致密，卫阳被遏，营阴郁滞，称为太阳伤寒证；其三，以太阳表证日久，不得汗解，邪气渐轻，正气渐复，以发热恶寒，热多寒少，呈阵发性发作为基本表现，其病理特点是微邪束表，营卫不和，称为表郁轻证。

太阳病兼证及其证治：太阳病虽多轻浅，但若失治误治，则变化迅速，其中在病变的过程中表邪不解又兼有其他证候，或在发病之初其人素有宿疾，复感外邪，形成兼夹者，称为太阳病兼证：其中，太阳中风（表虚）证兼项背强几几，用桂枝加葛根汤；兼咳喘，用桂枝加厚朴杏子汤；兼阳虚汗漏，用桂枝加附子汤；兼脉促胸满，用桂枝去芍药汤及去芍药加附子汤兼身疼痛、脉沉迟者，用桂枝加芍药生姜各一两人参三两新加汤。太阳伤寒（表实）证兼项背强几几，用葛根汤；兼呕吐下利，用葛根汤及葛根加半夏汤；兼阳郁烦躁，用大青龙汤；兼咳喘，用小青龙汤。

太阳病腑证：太阳腑证因表邪不解，随经入腑而成，分为两类。邪与水结，膀胱气化不利者，为蓄水证，以小便不利，渴欲饮水，少腹里急为主要临床表现；若邪热与瘀血结于下焦，则为蓄血证，以其人如狂或发狂，少腹急结或硬满，小便自利为主要临床表现。蓄水证及其证治：胃内停水证之厥而心下悸、短气、吐水，用茯苓甘草汤；太阳蓄血证及其证治：有血热瘀结下焦的蓄血证，证见其人如狂、少腹急结者，用桃核承气汤；证见发狂或发黄、脉微而沉或脉沉结、少腹硬满而小便自利者，用抵当汤；伤寒有热，少腹满，小便自利，正如抵挡汤证而较缓者，用抵当丸。

太阳病变证：若因失治误治，或疾病的自然发展，太阳表证已罢，出现了新的病证，称为太阳变证。太阳病篇有较多内容是讨论变证的，变证已不具备太阳病的特征，不属太阳病的范畴，将其放入太阳病篇，意在指出，太阳病变证有其复杂多变的一面，同时也强调对太阳表证要早期正确治疗，以防发生传变。太阳病变证，有热证、虚证、结胸证、脏结证、痞证、上热下寒证、火逆证、欲愈候八大类。

热证包括热扰胸膈虚烦的栀子豉汤类证；肺热咳喘的麻黄杏仁甘草石膏汤证；协热下利的葛根黄芩黄连汤证。虚证包括心阳虚证、阳虚兼水气证、脾阳虚证、肾阳虚证、阴阳两虚证。心阳虚证有分别以心悸、烦躁、惊狂、奔豚为主症的桂枝甘草汤证、桂枝甘草龙骨牡蛎汤证、桂枝去芍药加蜀漆牡蛎龙骨救逆汤证、桂枝加桂汤证。阳虚兼水气证有脐下悸、欲作奔豚的茯苓桂枝甘草大枣汤证，水饮内停的茯苓桂枝白术甘草汤证，阳虚而水气内结的桂枝去桂加茯苓白术汤证。脾阳虚证有气滞腹胀的厚朴生姜半夏甘草人参汤证，气血不足的小建中汤证，协热下利的桂枝人参汤证。肾阳虚证有昼日烦躁的干姜附子汤证，汗下后病不解而烦躁、亡阳竭阴的茯苓四逆汤证，阳虚水泛的真武汤证。阴阳两虚证有脚挛急及厥逆的甘草干姜汤证、芍药甘草汤证、芍药甘草附子汤证；心阴阳两虚脉结代的炙甘草汤证。结胸证包括水热结于胸脘的大陷胸丸、大陷胸汤证，痰热互结于心下的小陷胸汤证，寒实结胸的三物白散证。脏结证包括如结胸状，饮食如故，时时下利的脏结，阴寒内结的脏结证。痞证包括邪气结于心下而气痞的大黄黄连泻心汤证，热痞而兼阳虚的附子泻心汤，痞硬治以半夏泻心汤、生姜泻心汤、甘草泻心汤，痰痞气逆的旋覆代赭汤证，痞证之类似证五苓散证等。上热下寒证包括黄连汤证。

太阳病类似证：某些疾病本属杂病，但在其发病过程中，有时出现一些类似太阳病的表现，其本身不是太阳病，如十枣汤证、瓜蒂散证等，称之为太阳病类似证。

如上所述，本章以太阳病本证为核心，以太阳病变证为重点，系统而又灵活地阐述了太阳为病的生理病理、主要脉症、演变过程、遣方用药等内容，突出表现了中医的“知常达变”的辨证思维特征。

第二章　辨阳明病脉证并治

◎ **重点** ◎

1. 阳明病提纲：阳明之为病，胃家实是也。（180）

2. 阳明病病因病机：太阳病，若发汗，若下，若利小便，此亡津液，胃中干燥；或发汗不彻，因转属阳明。（179、181、185、188）

3. 阳明病脉证：脉大，身热，汗自出，不恶寒，反恶热。（182、183、184、186）

4. 栀子豉汤证：误下之后，胃中空虚，客气动膈，心中懊侬。（221）

5. 白虎汤证：身大热，口燥渴，脉洪大，汗大出，不恶寒，反恶热。（176、219）

6. 白虎加人参汤证：热在里，渴，欲饮数升。（168、169、170、222）

7. 猪苓汤证：脉浮，发热，渴欲饮水，小便不利。（223、224）

8. 调胃承气汤证：腹胀满，心烦，发热，汗不解。（207、248、249）

9. 小承气汤证：胃中燥，大便硬，潮热，谵语，脉滑而疾。（213、214、250）

10. 大承气汤证：腹胀满痛，潮热，汗出，燥屎，谵语。（238、230、215、241、242、212、252~256、217、220）

11. 麻子仁丸证：趺阳脉浮而涩，小便数，大便硬。（245~247）

12. 阳明病寒证表现及吴茱萸汤证：不能食，便溏，食谷欲呕。（190、191、226、243、197）

13. 茵陈蒿汤证：身黄，头汗出，小便不利，腹微满，渴而欲饮。（236、260、199）

14. 栀子柏皮汤证：伤寒身黄发热。（261）

15. 麻黄连轺赤小豆汤证：伤寒瘀热在里，身黄。（261）

◎ **难点** ◎

1. 辨阳病可攻与不可攻：腹满、喘，潮热，汗出，表证已解。（208）

2. 辨大、小承气汤运用指征：胃中有燥屎，潮热，谵语，无表证，少与小承气汤，腹中转失气者，大承气汤主之。（209）

3. 辨大、小便关系：胃中燥，小便数，大便硬；津液还入胃中，小便少，大便不久出。（251、203）

4. 下法运用要点：痞，满，燥，屎，身热，汗出，谵语。

5. 阳明病预后：脉和者愈。（210、211）

6. 火劫发黄证：脉浮、数，其人躁烦，阴阳两虚，身体枯燥发黄。

精选习题

扫码获取
同步习题

（一）单选题

1. 下列哪项不属于“胃家”的含义（　　）

A. 胃　　B. 大肠　　C. 小肠

D. 膀胱　　E. 阳明经

【正确答案】D

【易错答案】C

【答案分析】此题要全面理解“胃家”的概念，在《伤寒论》里“胃家”既包括经络也包含相表里的脏腑，D 选项不属于本系统。然《灵枢·本输》“大肠，小肠，皆属于胃。”所以 A、B、C 选项属于“胃家”的含义。然此知识点容易遗漏，而误认为小肠不属于“胃家”，将答案误选成 C。

2. 脾约的病机是（　　）

A. 阴亏肠胃燥热　　B. 脾阴虚心火旺　　C. 脾气虚失运

D. 肠胃气滞邪结　　E. 血虚肠胃失润

【正确答案】A

【易错答案】E

【答案分析】此题脾约的病机是素体津亏，脾阴不足，或胃强脾弱，致脾不能为胃行其津液，胃热肠燥而导致的便秘，显然 A 选项正确。E 选项容易误选，因血虚肠道失润，也易导致便秘。然脾约是因津液亏损，导致肠燥便秘，而不是血虚肠道失润导致的便秘。

3. 濈然汗出的表现是（　　）

A. 汗出不畅　　B. 大汗淋漓　　C. 汗出连绵

D. 目合则汗　　E. 但头汗出

【正确答案】C

【易错答案】A

【答案分析】从“汗出”这个中心词可以基本排除 B、D 选项，“濈然”作为副词在这里的意思是形容汗出连绵不断如“流水貌”，然而学生很容易将濈然汗出与漐漐汗出混淆，而误选 A。结合太阳中风证亦可见发热汗出，但其汗出漐漐必见恶风或恶寒，汗出表现为不畅，与濈然汗出是有区别的，所以正确答案为 C。

4. 下列哪项不属于阳明病外证（　　）

A. 身热　　B. 汗自出　　C. 恶热

D. 大便硬　　E. 不恶寒

【正确答案】D

【易错答案】A

【答案分析】此题考查对条文182的背诵，阳明病外证云何？答曰：身热，汗自出，不恶寒，反恶热也。倘若对此条文掌握不牢，容易选错。

5. 阳明病的主脉是（　　）

A. 浮脉　　B. 大脉　　C. 洪大脉

D. 浮滑脉　　E. 沉脉

【正确答案】B

【易错答案】C

【答案分析】作为主脉应当是单一的脉象，而洪大脉是一个复合脉象，这是阳明病热证白虎汤证的脉象。此题考查的是阳明病的主脉，并不是阳明病热证的主脉，审题马虎容易误选C项。浮脉一般是指初感外邪的脉象，主表主阳，为太阳病基本脉症，沉脉主里主阴，显然ADE项容易排除，故正确答案应选择B。

6. 白虎汤的药物组成中有（　　）

A. 石膏、黄芩　　B. 石膏、黄连　　C. 知母、黄柏

D. 知母、黄芩　　E. 粳米、甘草

【正确答案】E

【易错答案】B

【答案分析】此题属于记忆性知识。《伤寒论》中白虎汤的组成是：知母、石膏、炙甘草、粳米。方中知母、石膏清肺胃之热而除烦渴；甘草、粳米益气生津，养胃和中。四味合用，共奏清热生津之功，所以正确答案应选择E。B选项石膏、黄连皆为寒性清热药，故易错选。

7. 以下诸症中不属于白虎汤证之主症的是（　　）

A. 腹满身重，难以转侧　　B. 口不仁，面垢　　C. 谵语，遗尿

D. 脉浮滑　　E. 背恶寒

【正确答案】E

【易错答案】D

【答案分析】解答此题时，有的同学一看到白虎汤，便认为其主症脉象应为洪大而长，不加思索，便容易把答案错选为D项。然而白虎汤也可以治伤寒脉浮滑，表有热，里有寒，其脉象便为浮滑脉。白虎汤证属于阳明燥热偏盛，三阳合病，脉浮大，腹满身重，难以转侧，口不仁而面垢，谵语遗尿，发汗则谵语，下之则头上生汗，手足逆冷，汗出者。背恶寒，为邪热内结，阳气不能外达，为白虎加人参汤证的证候。综上正确答案应选择E。

8. 白虎汤证的治法是（　　）

A. 苦寒清热　　B. 辛寒清热　　C. 苦燥清热

D. 滋阴清热　　E. 凉血清热

【正确答案】B

【易错答案】A

【答案分析】此题 C、D、E 选项容易排除。如果对白虎汤中石膏的药性不能正确熟知，加之知母具有苦寒之性，结合答案易选成 A 项。然而，白虎汤证的君药为辛甘大寒之石膏，其主入肺胃，以清阳明气分之实热，知母为臣药，助石膏清肺胃之热，所以正确答案为 B 项。

9. 原文“伤寒无大热，口燥渴，心烦，背微恶寒者”，当治以（　　）

A. 白虎汤　　B. 附子汤　　C. 麻黄汤

D. 五苓散　　E. 白虎加人参汤

【正确答案】E

【易错答案】ABCD

【答案分析】原文 169 条：“伤寒无大热，口燥渴，心烦，背微恶寒者，白虎加人参汤主之。”背过条文则可轻松作答。分析其病机也可推断为 E 答案。无大热并不等于无热，实为热聚于里。不能外达，故身无大热。热结在里，阳气不能外通而达于背，故背微恶寒。故以白虎汤辛寒清热，热清则结散，阴阳气血通畅，其背恶寒、心烦等必自行消失，加人参是因气津两伤口燥渴之故。

10. 白虎汤证与白虎加人参汤证病机的区别是（　　）

A. 前者津气未伤，后者津气已伤

B. 前者燥热轻，后者燥热重

C. 前者津气损伤轻，后者津气损伤重

D. 前者气伤，后者津伤

E. 前者汗出少，后者汗出多

【正确答案】C

【易错答案】ABDE

【答案分析】里热壅盛，充斥内外者治以白虎汤清透热邪，生津止渴。里热耗伤津液，故有汗出，口渴，其津气损伤轻。二方证区别的关键点在于为什么在白虎汤的基础上加用人参。人参补气生津，故白虎加人参汤可清透热邪，益气生津，其方证病机应是除热邪内炽外，还有气液两伤。二者皆有热盛、汗出，只是津气损伤程度不同，故 A、B、D、E 项错误，正确答案为 C。

11. 下列选项中关于白虎加人参汤的药物分量叙述错误的是（　　）

A. 知母六两　　B. 人参三两　　C. 石膏半斤

D. 甘草二两　　E. 粳米六合

【正确答案】C

【易错答案】ABDE

【答案分析】此题属于记忆性知识，较容易选错。《伤寒论》中白虎汤的组成：知母六两，石膏一斤（碎），甘草二两（炙），粳米六合，所以正确答案为 C。

12. 下列哪项是白虎汤的治禁（　　）

A. 肢冷，胸腹灼热　　B. 发热无汗，脉浮　　C. 遗尿

D. 腹满，身重　　E. 谵语

【正确答案】B

【易错答案】A

【答案分析】此题考查白虎汤的治禁。逆向思维，C、D、E 选项为白虎汤之主症，故可以排除。A 选项为白虎汤误治导致的变证，因三阳热盛误下出现的症状，提示三阳热盛禁用下法，审题不清容易误选。B 选项发热无汗，脉浮，均提示表邪未解，为白虎汤与白虎加人参汤的治疗禁忌。用之则寒凉冰伏，使表邪不得外解而内陷，容易产生变证，故正确答案为 B。

13. 调胃承气汤症见“蒸蒸发热”的机制是（　　）

A. 湿热蕴蒸　　B. 郁热上达　　C. 上焦热盛

D. 里热外蒸　　E. 燥结外发

【正确答案】D

【易错答案】B

【答案分析】“蒸蒸发热”形容发热如热气蒸腾，从内达外。其机制为里热较重，里热外蒸。A 项之湿热、B 项之郁热及 E 项之燥结，均不符合里热较重，故容易排除。C 选项显然不是“蒸蒸发热”的机制。所以正确答案为 D。

14. 下列哪项属于调胃承气汤的药物组成（　　）

A. 大黄、厚朴　　B. 大黄、枳实　　C. 甘草、枳实

D. 甘草、厚朴　　E. 甘草、芒硝

【正确答案】E

【易错答案】B

【答案分析】此题考查调胃承气汤的药物组成，《伤寒论》中调胃承气汤的方剂组成是大黄（五钱）、甘草（三钱）、芒硝（一钱半）。此题为记忆性知识，较容易选出正确答案为 E。B 项大黄、枳实为大承气汤的一半组成，往往容易造成调胃承气汤为大承气汤之轻证，故药物组成为大承气汤之一半的印象。

15. 下列哪项不属于急下证的见症（　　）

A. 大便难　　B. 发热汗多　　C. 腹满痛

D. 身微热　　E. 呕吐

【正确答案】E

【易错答案】D

【答案分析】此题考查阳明急下三证，分别为原文 252 条、253 条、254 条，属于记忆性知识。其中 A 选项大便难，B 选项发热汗多与 C 选项腹满痛容易理解，然而 D 选项身微热提示腑实燥热之征并不突出，误以为不属于阳明急下证。原文 252 条明确提出只要出现此指征便当急下，综上正确答案选择 E。

16. 发汗不解，腹满痛，不大便，治当（　　）

A. 导下　　B. 过经乃下　　C. 轻下

D. 急下　　　　　　　　　　　　E. 润下

【正确答案】D

【易错答案】E

【答案分析】题干中出现了"腹满痛，不大便"的症状，此属于燥屎阻滞、腑气内闭之象，但亦提出肠中燥涩，无水停舟之机，学生会想象到有伤阴之机，误选E项。然而此时阳明燥热之势强，需用釜底抽薪，急下存阴，杀其燥热力量。当以急下，显然A、B、C、E选项均可以排除。所以正确答案为D。此题需注意：尚未出现伤阴的症状，不需要润下。

17. 阳明病，心下硬满者，不可攻之，这是因为（　　）

A. 证属半夏泻心汤证　　　　　　B. 证属结胸证

C. 上焦有热，中焦有寒　　　　　D. 病位偏上，为无形之邪热聚结于上

E. 腑实已成，但病情较轻

【正确答案】D

【易错答案】B

【答案分析】此题A项半夏泻心汤为太阳病转入少阳误下形成的痞证，其痞虽满而不硬。故可以排除。然而本条心下硬满与热实结胸类似，易误选B项。结胸证以心下痛，按之石硬，甚至从心下至少腹硬痛，手不可触及等症为主，为水热互结胸膈心下，是有形之实邪在上。阳明病适合用攻下法是病位在下，本条所述为病位偏上，显然C、E选项可以排除。此条是无形邪热结于心下，虽硬满一般不痛，所以B项可以排除，正确答案选D。

18. 阳明病，面合色赤，不可攻之，这是因为（　　）

A. 邪热偏于上部，腑实未成

B. 胃阳虚燥，虚阳浮越于外

C. 邪热怫郁阳明经，不得宣透，腑未成实

D. 腑实虽成，燥结不甚

E. 病机向上者，不可攻下

【正确答案】C

【易错答案】B

【答案分析】解答本题时，有的学生看到面色赤，便想到虚阳浮越，不加思索选择B项。然而，本题提示阳明病，说明是实热的症状，面合色赤，为表热未罢，阳气怫郁在表，或是阳明气热，循经熏蒸于面，显然属于后者。此亦适合清法，若误用攻下，必伤脾胃，水湿不运，小便不利，湿热郁蒸而出现发热，色黄等变证。所以正确答案选C。

19. 麻子仁丸的药物组成是（　　）

A. 麻仁、芍药、枳实、大黄、厚朴、杏仁

B. 麻仁、芍药、枳实、大黄、厚朴、芒硝

C. 麻仁、杏仁、枳实、大黄、甘草、麦冬

D. 麻仁、杏仁、枳实、大黄、厚朴、玄参

E. 麻仁、杏仁、芍药、枳实、大黄、当归

【正确答案】A

【易错答案】B

【答案分析】本题考查为记忆性知识，需结合答案，一一对照。正确答案选 A。学生对麻子仁丸的药物组成掌握不牢或者马虎，易将答案误选成 B。

20. “伤寒下后，心烦腹满，卧起不安者”，其中“卧起不安者”的病机是（　　）

A. 热郁胸膈，心神被扰　　B. 热结于胃，上扰心神　　C. 腑气不通，浊邪上攻

D. 热郁胸膈，气滞于腹　　E. 以上都不是

【正确答案】D

【易错答案】A、B

【答案分析】此题看到“卧起不安”很容易认为是心神受扰，而选择 A 或 B 项。《伤寒论》79 条论述用栀子厚朴汤的病机，单从药物组成：栀子、厚朴、枳实，便可以看出卧起不安的原因主要是腹满，而腹满主要是热郁胸膈，气机壅塞，所以正确答案选 D。

21. 患者，女，18 岁。发热 1 周，心烦谵语，汗出，渴喜冷饮，腹满不痛，按之濡，舌红苔黄，脉滑。临床最佳辨证当是（　　）

A. 麻黄杏仁甘草石膏汤证　　B. 大承气汤证　　C. 大黄黄连泻心汤证

D. 白虎汤证　　E. 白虎加人参汤证

【正确答案】D

【易错答案】E

【答案分析】在题干中说阐述的主症就是渴喜冷饮，腹满不痛，这就可以判断此患者的病情是因为无形之热所导致，可以考虑白虎汤类方，所以易将答案选成 E 项。然而“伤寒，无大热，口燥渴，心烦，背微恶寒者白虎加人参汤主之”，结合本题发热 1 周，所以 D 项更适合题干要求。

22. 患者，男，30 岁。发热 3 天，经用解表药发汗，热不退反增，伴头汗出，面色潮红，腹胀满，按之不适，大便干硬，日一行。舌红，苔黄厚，脉沉弦。临床最佳辨证当是（　　）

A. 调胃承气汤证　　B. 白虎汤证　　C. 大黄黄连泻心汤证

D. 大承气汤证　　E 大陷胸汤证

【正确答案】A

【易错答案】D

【答案分析】面色潮红，腹胀满，按之不适，大便干硬，这都具备了当用下法的症状，B、C、E 选项可以排除。如没仔细读题，看到腹胀满，大便干硬，便认为是承气汤证，误选成 D 项。然而患者大便虽然干硬，但日一行，不具备痞满燥实症状，显然正确答案应选 A。

23. 患者，男，30 岁。发热，恶寒，无汗 2 天，用解表发汗法，发热不解，出现腹胀满痛，拒按，大便 3 日未行，舌红，苔黄，脉沉实。临床最佳辨证当是（　　）

A. 大承气汤证　　B. 调胃承气汤证　　C. 小承气汤证

D. 大陷胸汤证　　E. 小陷胸汤证

【正确答案】A

【易错答案】B、C

【答案分析】腹胀满、拒按，大便3日未行，结合舌苔脉象，均适合下法。倘若对大、小承气汤，调胃承气汤，三者不能鉴别区分，易将答案误选为B或者C项。结合本题，临床最佳辨证应是A选项。

24. 患者进食后泛泛欲吐，下利，手足不温，烦躁，舌淡，苔白，脉沉弦。方选（　　）

A. 小柴胡汤　　B. 四逆汤　　C. 葛根加半夏汤

D. 干姜黄芩黄连人参汤　　E. 吴茱萸汤

【正确答案】E

【易错答案】B

【答案分析】此题A选项证治为少阳枢机不利下利形成的寒热往来，胸胁苦满……显然不符合题意。C选项为太阳阳明合病但呕的证治。然而其呕与本题泛泛欲吐不同，其吐为表邪郁闭过重，邪气内迫，导致的胃气上逆，所以C选项也不正确。题干中手足不温给人的感觉是太阴阳虚，应该给四逆汤，易选成B项。但是结合脉象用四逆汤是不适合的。且还伴有欲吐、烦躁的症状，这都是吴茱萸汤的主症，所以正确答案应选E。

25. 患者，男，40岁。患急性胃炎1周，刻下：呕吐止，手足温，身微热，头汗出，心中懊憹，饥不能食。舌稍红，苔薄微黄。临床最佳辨证当是（　　）

A. 葛根黄芩黄连汤证　　B. 小承气汤证　　C. 栀子豉汤证

D. 栀子柏皮汤证　　E. 黄芩汤证

【正确答案】C

【易错答案】B

【答案分析】A选项为太阳病，邪热下利的证治，可以排除。B答案为治疗阳明腑实证。显然不合题意。而D选项为发黄，热重于湿的证治。E选项为太阳与少阳合病下利或呕吐的证治。本题题干中“心中懊憹”是栀子豉汤的主症。所以抓主症是一种很好的解题方法，正确答案应选C。

26. 患者，男，60岁。口渴多饮，饮后复渴，消谷善饥，然食多即胀，小便色黄，然量不少。舌红苔少，脉软大。临床最佳辨证当是（　　）

A. 黄连阿胶汤证　　B. 白虎汤证　　C. 白虎加人参汤证

D. 栀子豉汤证　　E. 小陷胸汤证

【正确答案】C

【易错答案】B

【答案分析】本题口渴多饮，饮后复渴，为里热灼伤气阴，且出题者目的是区分白虎汤和白虎加人参汤，在题干中所折射题眼就是在脉象，如果忽略脉象很容易选成B项。脉软大为气津两伤，使用白虎汤的基础上加人参起到益气生津的功效。而白虎汤一般是脉象洪大有力，显然不合题意，正确答案应选C。

27. 患者，女，50岁。发热时作，伴头痛，腰酸，腰痛，尿频尿少，尿痛。舌红，苔薄黄。临床辨证当是（　　）

A. 真武汤证　　B. 五苓散证　　C. 牡蛎泽泻散证

D. 猪苓汤证　　E. 柴胡桂枝干姜汤证

【正确答案】D

【易错答案】A

【答案分析】A选项是太阳误发汗，致少阴里虚，阳虚水泛的证治，显然与题意不符。B选项是太阳表邪未解，内传太阳膀胱腑，致膀胱气化不利，水蓄下焦，而成太阳经腑同病，也较易排除。C选项是大病差后，湿热下注，腰以下水肿的证治。而E选项是少阴病兼痰饮内结的证治。所以均不正确。没有对脉舌色证进行全面的分析整合，虽然患者出现了腰酸腰疼的症状，但是她的小便少，舌红，这是水热互结且伤阴的状态。治疗当使用猪苓汤，清热利水养阴，所以正确答案选D。

（二）多选题

1. 阳明病的性质主要是（　　）

A. 里证　　B. 虚证　　C. 实证

D. 热证　　E. 寒证

【正确答案】ACD

【易错答案】多选，漏选一项或多项。

【答案分析】阳明的生理特性是盛阳、燥化，传导，而胃家之实，则与之对应。热、燥、实充分体现了阳明病的病机特点，其性质主要是里、实、热。阳明病的兼证会出现表虚证，也会有寒湿发黄的寒证，但不是阳明病性质的主要表现。所以正确答案选择ACD。

2. 阳明病的主要治法是（　　）

A. 清热凉血　　B. 攻下实热　　C. 大清里热

D. 和胃除烦　　E. 导下通便

【正确答案】BC

【易错答案】E

【答案分析】阳明病的主要表现属里热实证，主要治法为清热和泻下。然阳明实证中有三承气汤证，很容易认为E项也为正确答案。本题考查的是阳明病的主要治法，为阳明病本证、实证、兼证、变证的总治法。所以正确答案选择BC。

3. 阳明病的外证有（　　）

A. 身热　　B. 汗自出　　C. 大便闭

D. 不恶寒，反恶热　　　　E. 腹胀满

【正确答案】ABD

【易错答案】漏选一项或多项。

【答案分析】本题考查记忆性知识，容易漏选。阳明病的外在证候，即发热、汗出、不恶寒、反恶热等证。原文：“问曰：阳明病外证云何？答曰：身热，汗自出，不恶寒，反恶热也。”阳明病属里热实证，由于里热外蒸，可见内外俱热证候。身热，汗自出，不恶寒，反恶热，是阳明病经病、腑病所共有的证。所以正确答案选择 ABD。

4. 脉浮而紧可见于（　　）

A. 太阳表证　　　　B. 阳明热实证　　　　C. 阳明中风证

D. 少阴热化证　　　　E. 少阳经热证

【正确答案】AC

【易错答案】B

【答案分析】此题审题要仔细，脉象浮主要体现的是表证为多，浮脉主表主阳，结合紧脉就主要体现在外感寒邪居多，故 D、E 两项很容易可以排除。然而紧脉也主邪实，但题意是脉浮而紧，所以 B 项也可以排除。原文 189 条：“阳明中风，口苦咽干，腹满微喘，发热恶寒，脉浮而紧，若下之，则腹满小便难也。”阳明中风是伤寒表证向阳明里证发展，逐渐化热化燥。其中“发热恶寒，脉浮而紧”则说明表邪、里邪均有存在，正确答案为 AC。

5. 白虎加人参汤证症见时时恶风，背微恶寒的机制是（　　）

A. 卫表阳虚　　　　B. 表有风寒　　　　C. 气津两伤

D. 汗出肌疏　　　　E. 里有阳虚

【正确答案】CD

【易错答案】A、B

【答案分析】结合原文 168、169 条，时时恶风，背微恶寒，加之无大热，很容易想到表未解，结合答案很容易将 A、B 两项也视为正确答案。首先本题考查白虎加人参汤证出现“时时恶风”“背微恶寒”的机制。然而原文 169 条提及“口燥渴，心烦”，说明阳明里热炽盛，津液耗伤的程度已经很严重了，“无大热”，并不代表无热，而是热结在里。正是因为热结在里，气津两伤，阳气不能外达而出现的背恶寒，还有一种情况就是汗出肌疏，卫失温煦，而不耐邪扰。综上，正确答案选择 CD。

6. 调胃承气汤证的病机是（　　）

A. 燥热初结　　　　B. 腑气不通　　　　C. 热扰心神

D. 燥屎结实　　　　E. 热结旁流

【正确答案】ABC

【易错答案】漏选。

【答案分析】此题考查对三承气汤证病机的准确理解，容易漏选。D、E 两项显然属于大承

气汤证的病机特点，较易排除。调胃承气汤证的病机是阳明里热初结，燥化成实，气滞为满，导致腑气不通，热扰心神，显然正确答案选择ABC。

7. 小承气汤的药物组成中有（　　）

A. 大黄　　B. 芒硝　　C. 枳实

D. 厚朴　　E. 甘草

【正确答案】ACD

【易错答案】漏选。

【答案分析】此题考查小承气汤药物组成的基本知识，正确答案选择ACD。

8. 大承气汤证见“目中不了了，睛不和”的机制是（　　）

A. 邪热深伏　　B. 燥热亢盛　　C. 阴津欲竭

D. 肾液受耗　　E. 肝阳上亢

【正确答案】ABCD

【易错答案】漏选。

【答案分析】结合本题，E选项很容易排除。五脏六腑之精皆上注与目，瞳仁为肾所主，“目中不了了，睛不和”属于热耗津液，肾精枯竭之象。A、B、C、D选项均提示热耗津液，肾精枯竭，然容易漏选，正确答案为ABCD。

9. 大承气汤证的主症有（　　）

A. 潮热　　B. 绕脐痛　　C. 大便乍难乍易

D. 喘冒不得卧　　E. 脉涩

【正确答案】ABCD

【易错答案】漏选。

【答案分析】本题为记忆性知识，容易漏选。结合原文220条：“二阳并病，太阳证罢，但发潮热，手足汗出，大便难而谵语者，下之则愈，宜大承气汤。”239条：“病人不大便五六日，绕脐痛，烦躁，发作有时者，此有燥屎，所以然者，本有宿食故也，宜大承气汤。”242条：“病人小便不利，大便乍难乍易，时有微热，喘冒不得卧者，有燥屎也，宜大承气汤。”显然正确答案为ABCD，大承气汤为实热症状，所以在脉象上当是大滑有力，所以E项显然不对。

10. 下列哪些情况不能用大承气汤（　　）

A. 阳明病发热微恶寒，外未解，其热不潮

B. 阳明病，腹满不减，减不足言

C. 阳明病，自汗出，发汗误治后，津液内竭，大便秘结

D. 伤寒呕多

E. 阳明病，面合色赤

【正确答案】ACDE

【易错答案】漏选一项或多项。

【答案分析】此题考查大承气汤的禁忌证，学生需对大承气汤全面掌握，否则容易漏选。A选项，阳明外证未解不可以妄用攻下之法，若下之则表邪内陷，实热更盛，致神志不清，语无伦次，所以A正确。B选项，阳明病腹满不减，减不足言，提示为实邪阻滞，气机壅滞所致，需用大承气汤峻下实热，荡涤积滞，所以排除B。C选项津液亏损亦不可以徒用苦寒攻下，需要照顾到阴伤的一面。D选项则提示伤寒呕多，病机在上不可攻下，呕吐乃胃气上逆使然，若攻下则必然逆其病势，产生变证。E选项提示，气热熏蒸于面，不可攻下，若攻下容易出现发热，色黄等变证。综上，正确答案选择ACDE。

11. 阳明病可见下列哪些脉象（　　）

A. 数脉　　B. 迟脉　　C. 大脉

D. 微脉　　E. 滑脉

【正确答案】ABCE

【易错答案】漏选B。

【答案分析】微脉所体现的是虚脉，阳明病多以热证、实证为主，所以显然D项不正确，较易排除。但是在阳明病中是可以出现迟脉的，虽然一般情况来讲迟脉主里主寒，但是在气机郁闭之时亦可以出现迟脉，B选项较容易漏选。所以正确答案选择ABCE。

12. 阳明腑实证和脾约证的鉴别要点是（　　）

A. 前者是阳明胃肠实热燥结所致，后者是脾不能为胃行其津液

B. 前者大便秘结而有腹满硬痛，后者不更衣十日无所苦

C. 前者有谵语等神志症状，后者有郑声等神志表现

D. 前者有潮热，后者无潮热

E. 前者肠道津液之亏比后者轻

【正确答案】ABD

【易错答案】漏选或多选。

【答案分析】此题考查阳明腑实证与脾约证的鉴别，需要对两者的病机、临床特点全面掌握，否则容易漏选或多选。阳明腑实证的燥、热、结、实俱重，主症有大便难、潮热、谵语、手足热染汗出，及腹胀满，进而发展为燥屎，潮热；胃热上扰心神，轻者烦，重者谵语。而脾约证为胃热盛与脾阴亏相互为病，其临床特点为大便结硬或数日不行，或便出不畅，腹部无明显的胀满疼痛，饮食如常。所以正确选项选择ABD。

13. 导致湿热发黄的关键在于（　　）

A. 手足濈然汗出　　B. 小便不利　　C. 大便不利

D. 无汗　　E. 发热

【正确答案】BD

【易错答案】C

【答案分析】湿热之所以出现发黄的症状就是因为热与湿无出路，所以利湿让热得以有出路

就可以避免发黄的症状，显然 E 项可以排除。而小便不利与无汗，均是湿热无出路的表现。然湿热发黄常常伴有小便黄赤，腹满，便秘，所以学生很容易将 C 项误为正确答案，它并不是产生发黄的原因，而只是发黄后出现的一个兼证罢了，所以正确答案为 BD。

14. 茵陈蒿汤的临床表现有（　　）

A. 但头汗出，身无汗　　B. 小便不利　　C. 渴饮水浆

D. 身发黄　　E. 腹满

【正确答案】ABCDE

【易错答案】漏选。

【答案分析】此题考查原文 236 条："阳明病，发热汗出者，此为热越，不能发黄也。但头汗出，身无汗，剂颈而还，小便不利，渴饮水浆者，此为瘀热在里，身必发黄，茵陈蒿汤主之。"结合条文，正确答案选择 ABCDE。这是基础知识的识记，容易漏选。

15. 服茵陈蒿汤后见效可见（　　）

A. 小便当利　　B. 腹痛减轻　　C. 腹满减轻

D. 尿色赤　　E. 大汗出

【正确答案】ACD

【易错答案】E

【答案分析】此题考查原文 260 条："伤寒七八日，身黄如橘子色，小便不利，腹微满者，茵陈蒿汤主之。"茵陈蒿汤是针对腹满，小便不利，身发黄等症状所设，显然 B 选项是不正确的。茵陈蒿汤证，兼有汗出不畅的表现，但是服用茵陈蒿汤并不会出现大汗出，大汗出为热盛逼津外泄的表现，显然 E 选项也不正确。综上正确答案选择 ACD。

16. 茵陈蒿汤、栀子柏皮汤、麻黄连轺赤小豆汤均能治疗湿热发黄，但各有侧重，以下说法正确的是（　　）

A. 茵陈蒿汤所治发黄是湿重于热

B. 栀子柏皮汤所治的发黄是热重于湿

C. 麻黄连轺赤小豆汤所治发黄是湿热并重

D. 三方均以茵陈蒿为君药

E. 以上说法皆错

【正确答案】AB

【易错答案】C

【答案分析】A 选项，茵陈蒿汤为发黄偏里的证治。方中茵陈、大黄、栀子为苦寒之品，均能燥湿。本方对于湿热郁遏而致小便不利兼腹满之阳黄者最为适宜，所以 A 选项正确，显然 E 选项可以排除。原文 261 条："伤寒，身黄发热，栀子柏皮汤主之。"原文叙证简略，突出"发热"，表示热邪较重，所以 B 选项也是正确的。麻黄连轺赤小豆汤为治疗湿热发黄偏表的证治，与湿热并重不同，容易混淆，而误认为 C 选项也为正确答案。三方治疗发黄湿热偏重各有不同，

D 选项三方均以茵陈为君药，也是说不通的。综上，正确答案选择 AB。

17 寒湿发黄的临床表现有（　　）

A. 腹满　　B. 小便利　　C. 小便不利，大便反快

D. 身冷汗出　　E. 色黄而鲜明

【正确答案】ACD

【易错答案】漏选 D。

【答案分析】此题考查寒湿发黄的证治，原文 195 条“阳明病，脉迟，食难用饱，饱则微烦头眩，必小便难，此欲做谷瘅。虽下之，腹满如故，所以然者，脉迟故也。”结合条文，A、C 两项正确，显然 B 项可以排除。寒湿发黄为晦暗无光泽，E 项也可以排除。D 选项身冷可以理解，但汗出机制易被忽略，而误以为 D 选项是不正确的。

18. 阳明欲作谷疸证可见（　　）

A. 脉迟　　B. 小便难　　C. 食难用饱，饱则头眩

D. 腹满　　E. 黄色鲜明

【正确答案】ABCD

【易错答案】漏选。

【答案分析】此题考查原文 195 条，为记忆性知识，容易漏选，正确答案选择 ABCD。

19. 下列哪项可用吴茱萸汤（　　）

A. 阳明中寒，食谷欲呕

B. 少阴病，吐利，手足逆冷，烦躁欲死

C. 厥阴病头痛，干呕吐涎沫

D. 太阴病，自利不渴

E. 以上皆对

【正确答案】ABC

【易错答案】漏选 A 项。

【答案分析】此题 A 选项食谷欲吐的含义应明确，注意与太阳之呕逆，少阳之喜呕相鉴别，与胃热之呕吐也不同。吴茱萸汤治疗胃寒性呕吐，对食谷欲吐的病机不清，易误选。结合原文 243 条：“食谷欲吐，属阳明也，吴茱萸汤主之。得汤反剧者，属上焦也。”其病机为胃寒生浊，浊阴上逆。B 选项折射出来的病机正是肝胃虚寒，浊阴上逆，加之中阳本虚，是吴茱萸汤的适应证。C 选项干呕吐涎沫正是因为厥阴内寒，失于疏泄，肝寒犯胃，胃寒生浊。头痛因肝脉与督脉汇于颠顶，肝寒循经上逆，寒滞肝脉，气血不通，也是吴茱萸汤的适应证。D 选项，“自利不渴属太阴，以其脏有寒故也，当温之，宜服四逆辈。”显然不合题意应排除，E 选项也随之排除，所以正确答案选择 ABC。

20. 下述方剂中用茯苓既能安神又能利水的有（　　）

A. 茯苓四逆汤　　B. 五苓散　　C. 苓桂甘枣汤

D. 茯苓桂枝白术甘草汤　　E. 茯苓甘草汤

【正确答案】CD

【易错答案】AC

【答案分析】此题考查方剂的适用病机，学生需对知识有较为准确的把握。否则容易错选。A选项茯苓四逆汤，为汗下所致阴阳两虚烦躁的证治。显然取茯苓宁心安神的功用，故可以排除。B选项五苓散为太阳蓄水证的证治，取茯苓淡渗利水之功效。显然不合题意，可以排除。而E选项茯苓甘草汤为胃内有饮邪，取茯苓健脾利水的作用，也可以排除。C选项苓桂甘枣汤的主要症状，先有脐下悸动，旋即逆气上冲，心慌不安等症状。D选项茯苓桂枝白术甘草汤适用于形寒肢冷等胸胁支满，目眩心悸，C、D选项短气而咳的症状。均体现茯苓既能安神，又能利水的作用，所以正确答案选择CD。

21. 下列汤证的主症中有“烦躁”的是（　　）

A. 茯苓四逆汤证　　B. 干姜附子汤证　　C. 大青龙汤证

D. 栀子干姜汤证　　E. 桂枝甘草龙骨牡蛎汤证

【正确答案】ABCDE

【易错答案】漏选。

【答案分析】此题考查汤证中出现“烦躁”的方证，显然需要对选项中的各方有以全面掌握，否则容易漏选。A项茯苓四逆汤证为汗下致阴阳两虚烦躁，为昼夜俱烦躁。B项干姜附子汤证为肾阳虚烦躁的证治。C选项大青龙汤证则论述风寒表实兼内热烦躁。D选项栀子干姜汤证讨论热郁胸膈兼中焦虚寒，方中栀子清上热以除烦。E选项桂枝甘草龙骨牡蛎汤证为伤寒误用火法劫汗，亡失心阳而发惊狂的证治。综上正确答案选择ABCDE。

22. 栀子豉汤证的临床表现有（　　）

A. 心中懊侬　　B. 烦热，胸中窒　　C. 虚劳虚烦不得眠

D. 身热不去，心中结痛　　E. 心烦不得眠

【正确答案】ABDE

【易错答案】C

【答案分析】本题栀子豉汤证的主要临床表现有：心中懊侬，按之心下濡，心烦不得眠，起卧不安，饥不能食，欲呕不得呕，舌稍红，苔薄黄，脉数或小滑。其病机为热扰胸膈，并非虚劳，然而学生对C选项没有仔细阅读，并没看到E项，容易错选C项。本题正确答案选择ABDE。

23. 五苓散的服法有（　　）

A. 服药后，糜粥自养　　B. 白饮和服　　C. 多饮暖水

D. 覆取微似汗　　E. 汗出而愈

【正确答案】BCE

【易错答案】漏选或多选。

【答案分析】此题考查五苓散的服法，为记忆的难点，容易漏选或多选。五苓散方后注：

上五味，捣为散，以白饮和服方寸匕，日三服，多饮暖水，汗出愈，如法将息。正确答案选择BCE。

24. 五苓散证与茯苓甘草汤证的区别要点有（　　）

A. 口渴与否　　B. 小便利与不利　　C. 水停部位

D. 水逆与否　　E. 心下悸与否

【正确答案】ABC

【易错答案】DE

【答案分析】本题D选项五苓散蓄水重证会出现“水逆”，而E选项茯苓甘草汤证的临床应会有心下悸，学生不加思索便将DE也视为正确答案。其实它们只是对应方的一种临床表现，不能作为两个方子的区别要点。“伤寒汗出而渴者，五苓散主之；不渴者，茯苓甘草汤主之。”本条以口渴与否作为辨证指征，以五苓散与茯苓甘草汤两种水气证的相对类比，来强化、揭示口渴对于三焦蓄水证的临床意义。两方证虽均属水气证，但由于五苓散证属水停三焦，即上中下三焦均气化失职，水津不能上输口舌，所以一定会口渴，而且程度较重（烦渴、消渴）。而茯苓甘草汤证则不然，虽亦为水气证，但属单纯的胃内停水，也就是说，仅胃脘一脏气化失职津难上承，上下二焦乃至脾脏的气化尚属正常，故仍通过气化与经络将津液输布于口舌，所以茯苓甘草汤证一般不渴，所以正确答案选择ABC。

25. 太阳蓄水证与太阳蓄血证的鉴别要点有（　　）

A. 有无少腹胀满　　B. 小便利与不利　　C. 大便色黑与否

D. 有无神志症状　　E. 口渴与否

【正确答案】BD

【易错答案】ACE

【答案分析】此题太阳蓄水证水蓄下焦则少腹当胀满急结，然太阳蓄水证也会出现急结但为硬满，太阳蓄血证会出现大便色黑，太阳蓄水证出现口渴。这些均为两者的不同点，而不是鉴别要点，所以ACE容易误选。太阳蓄水证与太阳蓄血证皆为太阳表邪不解，邪气入里所致。其病位均在下焦，主症均可见少腹急结。不同点在于太阳蓄水证是邪气与水结在膀胱气分，影响了膀胱的气化功能，故见小便不利同时还有烦渴，或消渴，脉浮或浮数。而太阳蓄血证邪热与邪结于下焦血分，热与血结，故见神志方面的症状，如其人如狂或者发狂，因邪结于血分，不关气分，故小便自利，其脉微而沉或沉结。所以小便自利与神志方面的状况是太阳蓄水证与太阳蓄血证的鉴别要点，故正确答案选择BD。

26. 桃核承气汤与抵当汤比较，下列说法合理的有（　　）

A. 前方为泄热逐瘀轻剂，后方为攻逐血瘀峻剂

B. 二方均含有桃仁、大黄

C. 前方通下瘀热之力强于后方

D. 前方逐瘀之力逊于后方

E. 二方服后，前方当微利，后方当下血

【正确答案】ABCDE

【易错答案】漏选。

【答案分析】血热瘀结下焦的蓄血证，分别治以桃核承气汤、抵当汤。桃核承气汤为泄热逐瘀轻剂，抵当汤为攻逐血瘀峻剂；二方均含有桃仁、大黄；桃核承气汤通下瘀热之力强于抵当汤；桃核承气汤逐瘀之力逊于抵当汤；二方服后，前方当微利，后方当下血。倘对两者异同的知识点不能全面把握，容易漏选。

27. 阳明病热入血室，其症可见（　　）

A. 但头汗出　　B. 大便色黑　　C. 少腹急结

D. 谵语　　E. 下血

【正确答案】ACDE

【易错答案】漏选或者错选 B。

【答案分析】太阳蓄血证会出现大便色黑，而阳明病热入血室则不会，若没审清题意，易误选 B 项。阳明病热入血室为火热炽盛，损伤津液，以发热、口渴喜饮、皮肤干瘪、眼眶凹陷、小便短黄、大便干结、舌红干、苔黄燥、脉细数等为常见证候。综上正确答案选择 ACDE。

28. 太阳蓄血证与阳明蓄血证的鉴别要点有（　　）

A. 前者是小便不利；后者是大便色黑

B. 前者的神志症状是以如狂或发狂为主；后者的神志症状是以喜忘为主

C. 前者小便利；后者大便色黑

D. 前者有少腹急结；后者无

E. 前者的病机是瘀热入于膀胱，瘀血蓄于下焦；后者是瘀热蓄于血室和大肠

【正确答案】BCD

【易错答案】E

【答案分析】此题太阳蓄血证邪热与血结于下焦血分，没有影响膀胱的气化，所以小便当利，并且太阳蓄血易导致大便色黑，所以容易排除 A 项。蓄血证是指邪热与瘀血互结的证候，其形成可因于太阳病邪不解，化热内传与瘀血互结或阳明邪热与瘀血互结。蓄血证一般被分为太阳、阳明两大类，其中太阳蓄血证有两个证型，其一是热结膀胱型，其二是热瘀肠腑型。“热结膀胱”为邪热随经入腑，病变部位就在膀胱；“热在下焦”是一动态概念，意指太阳之邪随手太阳小肠经内传小肠，邪热移入大肠而与瘀血互结的病变过程，其病变部位终至大肠。所以需要对太阳蓄血证及阳明蓄血证结于下焦有明确的认识，否则容易错选 E 选项。综上，正确答案选择 BCD。

29. 关于谵语与郑声，以下说法正确的有（　　）

A. 二者均是意识不清而妄言乱语

B. 谵语是由邪热亢盛扰乱神明所致

C. 郑声为精气消失而心神无所主所致

D. 谵语的虚证与郑声是一回事

E. 郑声见于虚寒重证的后期

【正确答案】ABCE

【易错答案】错选或漏选。

【答案分析】此题考查谵语、郑声的鉴别，对两者的病机及临床表现需要全面掌握，否则易错选或漏选。谵语指意识不清，语无伦次，声高有力的症状，属实证。见于外感热病，温邪内入心包，或阳明实热证，痰热扰乱心神等。郑声指意识不清，言语重复，时断时续，语声低弱模糊的症状。多因久病脏气衰竭，心神散乱所致，属虚证，见于多种疾病的晚期、危重阶段，显然D答案很容易排除，所以正确答案选择ABCE。

30. 黄连阿胶汤证与猪苓汤证的区别是（　　）

A. 前者为阴虚火旺证；后者为阴虚水热互结证

B. 前者无小便不利；后者有小便不利

C. 前者阴虚较甚；后者阴虚较轻

D. 二者在治疗上均用阿胶育阴

E. 前者治以育阴清热；后者治以育阴清热利水

【正确答案】ABCE

【易错答案】D

【答案分析】此题考查黄连阿胶汤证与猪苓汤证的鉴别，为学生需要掌握的重点知识。前者为素体阴虚，复感外邪，邪从热化，后者为阴虚水热互结，两者均有阴虚的表现，所以容易认为阿胶在两者的用意均是育阴，而误选D。其实，阿胶在黄连阿胶汤中用以滋阴清热，兼交通心肾；在猪苓汤中则用以滋阴润燥，又可防利水伤阴，所以正确答案选择ABCE。

31. 猪苓汤证的病机是（　　）

A. 里热　　B. 阴伤　　C. 气虚

D. 表寒　　E. 水停

【正确答案】ABE

【易错答案】漏选。

【答案分析】猪苓汤证的病机特点是既有热邪伤阴，又有水热互结，显然正确答案选择ABE。

32. 阳明热入血分证可见（　　）

A. 口燥，但欲漱水，不欲咽　　B. 喜忘

C. 屎虽硬，大便反易，其色必黑　　D. 衄血

E. 谵语

【正确答案】ABCDE

【易错答案】漏选A或者C。

【答案分析】阳明病热入血室易致衄。热入血室，蒸腾营阴，上潮口舌，故会出现口燥，但欲漱水，不欲咽。“不欲咽”“大便反易”，阳明病的气分证也表现口干舌燥、口渴饮水以及大便难，然而两者不同，容易漏选。

（三）简答题

1. 试比较白虎汤证和白虎加人参汤证的主要脉症、病机和治法异同。

【正确答案】白虎汤证和白虎加人参汤证均可见发热，汗出，口渴，心烦谵语，舌红苔黄，脉洪大等脉症，病机均为无形邪热亢盛，充斥表里，属阳明热证，治法均取辛寒清热，白虎汤是基本方。白虎加人参汤证因里热炽盛，气津两伤，故症见舌上干燥，口渴特甚，欲饮水数升，治法上兼顾益气生津，组方用白虎汤加人参。白虎汤证和白虎加人参汤证亦可因里热郁结，气机阻滞，而见无大热，恶风寒，肢厥。

【易错答案】答题的思路不清楚，要点遗漏。要对两者的脉舌色证进行逐一分析，再从病机和治疗方法上阐述，注意突出加人参的作用（益气生津）。

【答案分析】本题需要重点要突出说明的是对两者病机和治法的阐述，白虎汤证的病机为无形邪热亢盛，充斥表里，属阳明热证，两者的治法均取辛寒清热，而白虎加人参的病机为白虎加人参汤证因里热炽盛，气津两伤，治法上兼顾益气生津。

2. 试从调胃承气汤、大承气汤、小承气汤的组方配伍、功用的异同，阐述三方所主治证候的区别。

【正确答案】调胃承气汤、大承气汤、小承气汤中均用大黄，故均有攻下热实的作用，主治阳明实热证，症见发热或潮热，心烦，谵语，腹胀满或腹痛，大便难等。调胃承气汤中大黄配以大剂量的芒硝，辅以甘草，全方具有良好的通便泄热作用，且泻下而不伤肠胃，适用于阳明燥热重而结聚较轻的证候，临床见蒸蒸发热，心烦较重，兼有腹胀满，大便硬等症。大承气汤中大黄配芒硝，并合以厚朴配枳实，全方具有通便泄热、攻积导滞的作用，适用于阳明热重，肠胃结聚亦重，症见潮热，心烦谵语，腹胀满痛，大便秘结等。小承气汤中大黄配以小剂量的厚朴、枳实，全方虽有泻下导滞的作用，但力量较轻，适用于阳明实热轻证，症见微热，或潮热，微烦，大便硬等。

【易错答案】对这 3 个承气类方剂的具体描述不太全面，尤其是三者的功用异同的阐述不详尽，对细节问题多有遗漏。

【答案分析】下法适用于热且实的病变，是典型的胃实家，即正阳阳明证。但因里热里实程度的差异，同为下法．又有三承气汤的不同运用。里热但不甚实，虽有结滞，大便尚未至坚硬者，用调胃承气汤，以泄热和胃。如实热在胃心烦者，胃气不和谵语者，胃家燥热、腹胀满者，蒸蒸发热者，里热不甚但已成实，大便硬，未至潮热，用小承气汤泄热通便。如大便硬而微烦者，谵语者，下后大便复硬而少者。此外其小剂量用之，可治心下硬满，可以试探燥屎之有无；若加大剂量，可用于大承气汤证，但须脉象有弱点者（如脉滑而疾），热未潮而腹大满，不得不攻下者。热甚而实，大便硬，发潮热者，或燥屎已成者，用大承气汤以通下腑实，攻下燥屎。

3. 什么是脾约证，其治法方药组成及剂型、服法如何？

【正确答案】所谓脾约证，是指由于胃中津液不足，脾不能为胃行其津液，津不能布，而从前阴下渗，症见趺阳脉浮而涩，小便数，大便硬，不更衣十余日无所苦，饮食如常的一类证候。治法为润肠滋燥，缓下大便。方以小承气汤加麻仁、杏仁、芍药、蜂蜜组成。以麻子仁润肠滋燥通利大便，杏仁润肠通便，又能肃降肺气，肺与大肠相表里，肺气下行，利于传导，芍药、蜂蜜滋阴养血，滋燥润肠，以治脾约，辅以小承气汤泄热导滞，以治胃强。剂型为蜜丸，服法渐加，以知为度，都体现了缓缓润下之义。

【易错答案】对脾约证的病机表达不准确，对麻子仁丸的服法不清。

【答案分析】阳明病实证以邪热与有形积滞相结，阻滞腑气通降为主要病机变化。同为实证，因阳热多少，证情不同，分类为三：太阳阳明证、少阳阳明证、正阳阳明证。其治有润、导、下三种方法。润法适用于脾阴不足，脾不为胃行其津液，而肠中乏津濡润，大便硬，不更衣十余日无所苦，即脾约证。方用麻子仁丸润肠通便。导法适用于津液被耗，暂时性大便难者，即少阳阳明证，用蜜煎、大猪胆汁导下通便。下法适用于热且实的病变，是典型的胃实家，即正阳阳明证。

4. 阳明湿热发黄三方有何异同？

【正确答案】阳明湿热发黄所用的三方为茵陈蒿汤、麻黄连轺赤小豆汤、栀子柏皮汤，三方均能清热利湿退黄，但所论述发黄的机制不同，茵陈蒿汤论述湿热发黄偏里的证治，麻黄连轺赤小豆汤则讨论湿热发黄偏表的证治，栀子柏皮汤证为热重于湿。茵陈蒿汤中有清利湿热作用强的茵陈蒿和栀子及攻逐瘀滞作用较强的大黄，所以清利中兼能下实，并体现前后分消湿热之组方思路。麻黄连轺赤小豆汤中有麻黄、杏仁、连轺等药的宣散，所以有开鬼门散湿热之功，又能开提肺气，利水之上源以清下流也。而栀子柏皮汤则以善清三焦郁热的栀子与苦寒泻火的黄柏为伍，所以善清郁热。

【易错答案】对 3 个方剂不能回答准确全面，顾此失彼。或者对他们的异同点分析不全面。特别是三者发黄的机制的阐述是主要的异同答题重点。

【答案分析】阳明湿热发黄所用的三方为茵陈蒿汤、麻黄连轺赤小豆汤、栀子柏皮汤。它们的共同点为湿热蕴结。发黄有两种：一为瘀热在里，一为寒湿在里。瘀热在里为阳黄，病因为湿与热合，湿热郁蒸，影响肝胆疏泄功能，胆汁外溢肌肤而发黄。其特征为身、目、小便俱黄，黄色鲜明，治宜清热祛湿退黄，茵陈蒿汤主之。如湿热偏表者，宜用麻黄连轺赤小豆汤；如热重于湿者，宜用栀子柏皮汤。

5. 五苓散证、猪苓汤证与白虎汤加人参汤证同样具有渴欲饮水的表现，为什么治疗的方剂不同？

【正确答案】五苓散证是由于太阳发汗太过，损伤阳气，三焦气化失职而导致的蓄水证。症见“微热消渴”“烦渴”“脉浮数”“小便不利”“舌苔白润”，或“消渴饮水，水入即吐”“少腹苦里急”等。其渴欲饮水，是由于气化失职，津液不能输布上承所致，故“渴”与“小便不利”

并见。此时使用五苓散以温阳化气，利水解表。药后阳气通畅，气化转输正常，则表里通达，渴饮自除。

猪苓汤证为阳明热证误下后，伤及下焦之阴，热入下焦与水互结，从而形成了阴伤水热互结证。症见“脉浮发热，渴欲饮水，小便不利”，或下利、“咳而呕渴”“心烦不得眠”。渴欲饮水为水热互结于下焦，津液不化，加上阴虚津伤所致。本证为虚实夹杂证，其口渴和小便不利，心烦不得眠并见。治宜猪苓汤育阴清热利水。

白虎汤加人参汤证为阳明胃热弥漫，津气两伤之证，症见不恶寒但恶热，身大热，烦渴引饮，口渴饮冷，心烦，大汗出，舌质红苔干黄少津，脉洪大。此种渴欲饮水非阳虚气化不利，津液不布，而是阳明邪热伤津，津液亏乏，故口渴甚重，称为“大烦渴不解”等。用白虎汤加人参汤清热益气生津。清热可祛伤津之因，生津可补受损之阴，从而达到祛邪扶正的目的。

总之，五苓散证之渴的病机根本在于阳虚气化不利，白虎汤加人参汤证之渴的病机根本在津气两伤，猪苓汤证之渴的病机根本为气化不利与津伤并见。

【易错答案】对五苓散证、猪苓汤证与白虎加人参汤证同时出现消渴的病机不能做出准确的解释，阐述整体把握不足，不能全面地阐述具体内容。

【答案分析】在回答比较类的问答题时，首先要着眼于他们的不同，例如要准确分析出五苓散证是三焦气化失职而导致的蓄水证，猪苓汤证是水热互结证，白虎汤加人参汤证为津气两伤之证．然后对他们的症状逐一做出分析阐述。

6. 患者，男，36 岁。主诉：腹痛，大便不通 3 天。现病史：高血压多年，时值酷暑，加之情志不舒而晕倒，昏不知人，骂詈不休，少腹硬满，疼痛拒按。检查：舌红，质有瘀斑，苔黄，脉沉弦。请写出中医诊断、证型、证候分析、治法、方药。

【正确答案】

中医诊断：蓄血证。

证型：抵当汤证。

证候分析：七情不遂，适逢酷暑，邪热与瘀血结于少腹，则见少腹硬满，疼痛拒按；腑气不通，故大便不通；瘀热乘心，则昏不知人，骂詈不休；舌红，质有瘀斑，苔黄，脉沉弦为瘀热内结之象。

治法：泄热逐瘀。

方药：抵当汤。

处方：水蛭、虻虫、桃仁、大黄。

【易错答案】诊断为肝阳上亢，处方是龙胆泻肝汤。之所以出现诊断失误，主要可能是受西医诊断高血压的病名，以及出现情志不舒症状的影响，错误地联想到肝阳化火所致，用习惯思维开出处方龙胆泻肝汤。

【答案分析】在对疾病做出诊断时，要结合患者的脉舌色证还有主诉，进行全面分析，找到关键点，抓住主症，只有这样才不会片面。结合本题，高血压只是一个西医的诊断，在治疗方面还要以中医的思维来辨证，从而做出准确的判断。

7. 患者，男，52 岁。公务员，2012 年 4 月 5 日初诊。患者有胃及十二指肠溃疡病史。就诊时症见：胃脘疼痛，呕吐清水，遇寒冷痛加剧，得温熨痛减，头眩晕若空虚状，食欲减少，舌苔润滑，舌质淡，脉细而弦。

请写出中医诊断（六经辨证）、病机、病机分析、治则、方药。

【正确答案】

中医诊断：阳明中寒。

病机：肝寒犯胃，胃失和降。

病机分析：患者病久脾胃不足，阳气亏虚，肝木乘之，肝气横逆，上冲犯胃，故胃脘疼痛，恶心欲呕；胃寒不杀谷，故食欲减少；脾胃虚弱，清阳不升，清窍失养，故头眩晕若空虚状。舌苔润滑，舌质淡，脉细而弦皆为肝寒犯胃、胃失和降的佐证。

治法：温肝散寒，降逆止呕。

方药：吴茱萸汤。

处方：吴茱萸、生姜、大枣、人参。

【易错答案】看到遇寒冷痛加剧就诊断为太阴虚寒，处方为四逆汤，判断太片面未能抓住主症，是导致错误的主要原因。

【答案分析】要对整个病例进行全面分析，抓主症。案例中患者出现的是胃脘疼痛，呕吐，头眩晕，这些症状都符合吴茱萸汤的主症，所以整个病例分析当从吴茱萸汤的角度来分析。

小　结

阳明病的病理是胃家实。即胃肠功能失职，宿食粪便留滞，阻碍腑气通降而成实，是典型的阳明病。故以此为阳明病提纲。胃家实指阳明病实证而言，但亦应知还有阳明病虚证等不同证型。

阳明病多见于阳热亢盛的极期阶段，是里热实证。有诸内者，必形诸外。其外证为身热，汗自出，不恶寒，反恶热。阳明病主脉，“伤寒三日，阳明脉大”。阳明病可分为本证、兼证、变证、类似证四种类型。阳明本证又分为阳明病热证（阳明经证）与阳明病实证（阳明腑证）。

阳明病热证，是无形邪热充斥内外，表里俱热之证。症见身大热，汗自出，不恶寒，反恶热，烦渴，脉浮滑洪数等。治以辛寒清热，白虎汤为主方。若里热已结，邪热深伏，气津两伤，则见时时恶风，背微恶寒；口干舌燥，大渴欲饮水等。治以白虎加人参汤。

阳明病实证以邪热与有形积滞相结，阻滞腑气通降为主要病机变化。同为实证，因阳热多少，证情不同，分类为三：太阳阳明证、少阳阳明证、正阳阳明证。其治有润、导、下三种方法。润法适用于脾阴不足，脾不为胃行其津液，肠中乏津濡润，大便硬，不更衣十余日无所苦，即脾约证。方用麻子仁丸润肠通便。导法适用于津液被耗，暂时性大便难者，即少阳阳明证，用蜜煎、大猪胆汁导下通便。下法适用于热且实的病变，是典型的胃实家，即正阳阳明证。但因里热里实程度的差异，同为下法，又有三承气汤的不同运用。

里热但不甚实，虽有结滞，大便尚未至坚硬者，用调胃承气汤，以泄热和胃。如实热在胃心烦者；胃气不和谵语者；胃家燥热，腹胀满者；蒸蒸发热者。里热不甚但已成实，大便硬，未至潮热，用小承气汤泄热通便。如大便硬而微烦者，谵语者；下后大便复硬而少者。此外其小剂量用之，可治心下硬满，可以试探燥屎之有无；若加大剂量，可用于大承气汤证，但须脉象有弱点者（如脉滑而疾），热未潮而腹大满，不得不攻下者。热甚而实，大便硬，发潮热者，或燥屎已成者，用大承气汤以通下腑实，攻下燥屎。大便硬，热不潮者，不可轻用；燥屎阻结，不兼潮热即当用之。如小便利，已不受食者；下后腹满不减，减不足言者；兼心中懊侬而烦者；不大便，烦不解，腹满痛者；绕脐痛，发作有时者；时有微热，喘冒不得卧者；汗出谵语者等皆用之。若证见目中不了了，睛不和，或发热汗多，或汗后腹满急痛，为有燥屎阻结，阴液将竭之危候，称为急下三证，治不宜迟，速与大承气汤急下存阴。

三承气汤中，大承气汤峻下为攻；调胃承气汤、小承气汤缓下为和。然攻下须防过剂伤正，因此，兼津虚者，若一服利，则止后服；一服谵语止，更莫复服。此外，下法禁例数条，有病机在上者，有邪热弥漫于表者，有病位实在心下而不在腹部者，皆“不可攻之”。急下之证，宜速不能缓，恐贻误时机，迟则不救。

阳明病以能食者名中风，不能食者名中寒。因能食与不能食，可以反映出胃阳之盛衰与病因之寒热。阳明中风应属阳明热证；阳明中寒即为胃中虚冷证。阳明病，若兼太阳表虚有汗者，治宜桂枝汤；表实无汗者，治用麻黄汤。发黄有两种：一为瘀热在里，一为寒湿在里。瘀热在里为阳黄，病因为湿与热合，湿热郁蒸，影响肝胆疏泄功能，胆汁外溢肌肤而发黄。其特征为身、目、小便俱黄，黄色鲜明，治宜清热祛湿退黄，茵陈蒿汤主之。如湿热偏表者，宜用麻黄连轺赤小豆汤；如热重湿轻者，宜用栀子柏皮汤。若寒湿在里而发黄，为阴黄，病因寒湿郁遏于里而发黄。其特征为黄色晦暗，且伴有不发热，口淡苔白，脉沉迟等寒湿之候，治当温中化湿退黄，“于寒湿中求之”。

阳明之热移热膀胱，热与水结，气化不行，而成蓄水证。症见脉浮、发热、渴欲饮水，小便不利，治当清热利水育阴，用猪苓汤。阳明蓄血证，因患者久有瘀血之故。其证喜忘，大便虽硬，排出反易，其色黑，治以抵当汤。“夫实则谵语”“虚则郑声”。谵语属实，声高气粗，扬手掷足，妄言妄见，是正盛邪实之证。郑声属虚，声低气微，言语重复，是阴精将竭之症。如出现微喘直视，喘满、下利、脉短、脉涩等，是阴竭阳亡危证，预后不良。

第三章　辨少阳病脉证并治

◎ 重点◎

1. 掌握少阳病提纲证、少阳病治禁、提纲。

（1）少阳病提纲：少阳之为病，口苦，咽干，目眩也。

（2）少阳病治禁：少阳病禁用汗、吐、下三法。

2. 掌握小柴胡汤证中少阳病本证相关条文。

（1）小柴胡汤证：（96、97、266、99、101、100、148、229、230）。

（2）大柴胡汤证：（103）。

3. 掌握小柴胡汤证中少阳病兼变证相关条文。

（1）少阳兼太阳表证：（146）。

（2）少阳兼阳明里实轻证：（104）。

（3）少阳兼痰饮内结证：（147）。

（4）少阳兼下后烦惊谵语证：（107）。

◎ 难点 ◎

1. 热入血室的含义，狭义的血室是指子宫；广义的血室则包括子宫，肝，冲、任脉。根据病邪深浅，可用小柴胡汤或针刺期门。

2. 小柴胡汤禁例：此方禁用于脾阳不足，中虚较甚者。小柴胡汤虽有“但见一证便是，不必悉具”之明训，然而症情有似是而非，病机有并不涉少阳，或寒热虚实属性主次截然相反者，如寒湿发黄、中虚饮停证虽貌似本证，然非本方所宜，故列为小柴胡汤之禁例。

精选习题

扫码获取
同步习题

（一）单选题

1. 下列哪一项为少阳病提纲证（　　）

A. 呕而发热、目眩　　B. 口苦、咽干、目眩　　C. 头痛、发热、脉弦细

D. 往来寒热、胸胁苦满　　E. 耳聋、目赤、胸中烦

【正确答案】B

【易错答案】D

【答案分析】少阳主生发之气，性喜条达而恶抑郁，邪犯少阳，少火被郁，郁则病作。胆火

上炎则口苦；火盛灼津则咽干，风火相煽则目眩，此三症均有少火被郁的特征，故为少阳病提纲。而D项为小柴胡汤证，若概念不清或审题不清易错选D项。

2. 少阳病提纲证的病机为（　　）

A. 枢机不利，胆火上炎，灼伤津液

B. 少阳受邪，胆气上逆，经气郁滞

C. 邪郁少阳，三焦不利，水气内停

D. 少阳受病，胆气横逆，津液受伤

E. 枢机不利，水热互结，津不上承

【正确答案】A

【易错答案】D

【答案分析】少阳病提纲证表现为口苦、咽干、目眩，其病机为邪犯少阳，少阳枢机不利，郁而化火，胆火上炎则口苦；火盛灼津则咽干；风火相煽则目眩。故A项正确。D项中亦提到少阳受邪，津液受伤，容易错选，但其病机应为少火被郁，胆火上炎而非胆气横逆。

3. 原文：伤寒脉弦细，头痛发热者，属少阳，少阳不可发汗，（　　）

A. 发汗则谵语　　B. 发汗则烦而悸　　C. 发汗则悸而惊

D. 发汗则亡阳　　E. 发汗则口伤烂赤

【正确答案】A

【易错答案】C

【答案分析】本题属记忆性知识点，主要考查对《伤寒论》原文265条的记忆。少阳病不在表，所以不可发汗。误汗则津液外泄，津伤热盛，可致谵语。而C项发汗则悸而惊是柴胡加龙骨牡蛎汤证，若记忆不清易错选C项。

4. 原文“伤寒，阳脉涩，阴脉弦，法当腹中急痛”，其治疗原则为（　　）

A. 先温里，后解表　　B. 先解表，后治里　　C. 表里同治

D. 和解少阳　　E. 调补气血，缓急止痛

【正确答案】A

【易错答案】D

【答案分析】此条以脉象盖言病机，阳脉涩，阳部脉主阳，“涩”表示不足，说明阳气虚少；阴脉弦，阴部脉主阴，“弦”表示有余，说明阴寒较盛。既是阳虚阴盛，必腹中急痛，首先应考虑中焦虚寒性腹痛，属寒凝脾络，气血不通，不通则痛。《伤寒论》中表兼里虚者，理应先温其里后解其表，防止汗出更伤中阳。又因弦乃少阳主脉，腹痛又是小柴胡汤证的或然证，“阴脉弦”“腹中急痛”可考虑为邪结少阳，木邪乘土所致，而误选D项和解少阳。

5. 少阳伤寒典型的脉象是（　　）

A. 弦细　　B. 弦大　　C. 浮大

D. 微细　　E. 沉紧

【正确答案】A

【易错答案】D

【答案分析】通过《伤寒论》原文 265 条可知，脉弦是少阳为病之主脉。脉细，是与太阳病之脉浮、阳明之脉大相比，相对为细之意。所以，脉弦细是少阳伤寒的脉象特点，故 A 为正确答案。D 项脉微细为少阴证的主脉，易排除。

6. 以下诸症，除（　　）外均为小柴胡汤主症

A. 胸胁苦满　　B. 口干不渴　　C. 往来寒热

D. 心烦喜呕　　E. 嘿嘿不欲饮食

【正确答案】B

【易错答案】C

【答案分析】本题主要考查对《伤寒论》原文 96 条的记忆、理解，小柴胡汤证为邪入少阳，半表半里，枢机不利，可出现诸多或然证，但其主症为往来寒热，胸胁苦满，嘿嘿不欲饮食，心烦喜呕，分别从少阳的气化特征、经络为病、脏腑功能 3 个方面反映少阳的发病特点。综上，正确答案为 B。

7. 小柴胡汤的药物组成是（　　）

A. 柴胡、黄连、半夏、人参、大枣

B. 柴胡、黄柏、半夏、人参、甘草、大枣

C. 柴胡、黄芩、半夏、人参、炙甘草、大枣、生姜

D. 柴胡、黄芩、半夏、人参、生甘草、大枣、生姜

E. 柴胡、黄芩、半夏、人参、炙甘草、大枣、干姜

【正确答案】C

【易错答案】E

【答案分析】小柴胡汤由七味药组成。柴胡味辛，宣散半表之邪；黄芩味苦，可清半里之热，柴芩相配，共解半表半里之邪，是为小柴胡汤之主药。半夏、生姜，调理脾胃而降逆止呕。凡邪入少阳，意味着正气已有所不足，故用人参、炙甘草、大枣甘温益气和中，扶正以祛邪。本方有调达上下、宣通内外、和畅气机、枢转少阳的作用。而 E 项中干姜为辛、热之品，常用于亡阳证、脾胃寒证，易于排除。

8. 小柴胡汤原方中，重用半斤的药物是（　　）

A. 柴胡　　B. 黄芩　　C. 半夏

D. 人参　　E. 大枣

【正确答案】A

【易错答案】C

【答案分析】本题较难，主要考查对《伤寒论》中小柴胡汤用量的记忆。此方中柴胡为主药，用量最大为半斤，而 C 项半夏为半升，如果记忆不牢，常易混淆而误选 C 项。

9. “往来寒热”意指（　　）

A. 发热与恶寒同时出现　　B. 先发热，后恶寒　　C. 先恶寒，后发热

D. 发热与恶寒交替出现　　E. 发热与恶寒间日出现

【正确答案】D

【易错答案】E

【答案分析】邪入少阳，邪气方盛，少阳被郁，阳气出入受阻，郁遏不能外达，则不发热而恶寒；郁极求伸，阳气亢奋，则发热而不恶寒。正邪纷争于枢机部位，互有胜负，恶寒发热交替出现，发作次数不定，亦无规律，形成往来寒热，此为少阳病的特有热型。即发热与恶寒交替出现，显然D项正确。A项发热与恶寒同时出现为肤表受邪的征象。E项发热与恶寒间日出现为疟疾的症状，易混淆而错选。

10. 关于小柴胡汤的用药特点，以下说法错误的是（　　）

A. 寒温并用　　B. 和畅气机　　C. 调达上下

D. 宣通内外　　E. 调补阴阳

【正确答案】E

【易错答案】B

【答案分析】小柴胡汤中柴胡味辛，宣散半表之邪；黄芩味苦，可清半里之热，柴芩相配，共解半表半里之邪，是为小柴胡汤之主药。半夏、生姜，调理脾胃而降逆止呕。人参、炙甘草、大枣甘温益气和中，扶正以祛邪。本方寒温并用，有疏利三焦、调达上下、宣通内外、和畅气机的作用。并无调补阴阳的作用，故E项错误。

11. 以下小柴胡汤的加减法中，不正确的是（　　）

A. 胸中烦而不呕，去半夏，加栝楼实

B. 腹中痛，去黄芩，加芍药

C. 胁下痞硬，去大枣，加牡蛎

D. 心下悸，小便不利，去黄芩，加茯苓

E. 不渴，外有微热，去人参，加桂枝

【正确答案】A

【易错答案】C

【答案分析】对于或然证，治宜随症加减。如胸中烦而不呕，是邪热聚于胸中，胃气尚和，故去人参之补，恐其助邪，不呕故去半夏；加栝楼实荡涤胸中痰热而除烦。显然A项错误，胸中烦而不呕，应去人参、半夏，加栝楼实。若胁下痞硬，是少阳经气郁结较重，故去壅满之大枣，加牡蛎以软坚散结。显然C项正确。

12. 原文“阳明病，发潮热，大便溏，小便自可，胸胁满不去者，与小柴胡汤”，其病机属（　　）

A. 阳明少阳合病　　B. 阳明病里结未甚，气机不利

C. 少阳病未罢，阳明燥实未甚　　D. 阳明腑证兼结胸

E. 阳明中寒兼痞证

【正确答案】C

【易错答案】A

【答案分析】本条论述阳明病兼少阳的证治。病由少阳传入阳明，故往来寒热转为发潮热，大便溏而不硬，小便自可而不数，证明热而未实，胸胁满不去是为少阳病症状，病机侧重于少阳，是少阳病未罢，阳明热而未实之证，故选C项。合病为两经症状同时出现，而此证由少阳传入阳明，有先后之分，且少阳病未罢，故A项错误。

13. 对“但见一证便是，不必悉具”中“但见一证”的理解，较为合适的是（ ）

A. 见到少阳提纲证　B. 见到往来寒热　C. 见到呕而发热

D. 见到柴胡四大症　E. 只需见到少阳部分主症

【正确答案】E

【易错答案】B

【答案分析】伤寒中风，转属少阳，出现的症状比较多，而这些症状又不一定同时出现，所以本条提出临床灵活运用小柴胡汤的一条原则，即“有柴胡证，但见一证便是，不必悉具”。但这一“证”，必须能反映少阳的病机特征，即能反映少阳病的部分主症，方可运用小柴胡汤，否则便不可用之。可见“一证”也并不是灵活无边，显然E项正确，而B项往来寒热只是这一“证”的其中一条，所以B项错误。

14. 原文：阳明病，胁下硬满，不大便而呕，舌上白苔者，可与（ ）

A. 调胃承气汤　B. 白虎汤　C. 大柴胡汤

D. 小承气汤　E. 小柴胡汤

【正确答案】E

【易错答案】C

【答案分析】本题按六经辨证的常规，胁下硬满与呕吐，病属少阳；不大便，病属阳明。若确为阳明实证，燥热亢盛，舌必焦燥。而本条“舌上白苔”，说明胃腑无热，故非属阳明。结合胸胁硬满与呕吐，知此“不大便”，实因少阳枢机不利，津液不能下达，胃气不和，肠中干燥使然。其证类似阳明，但病机实属少阳，故治以小柴胡汤。正确答案为E。若对此证中病症病机分析不明，见到条文中阳明病，不大便而呕，则易误认为大柴胡汤有通腑作用而误选C项。

15. 原文：阳明病，发潮热，大便溏，小便自可，胸胁满不去者，与（ ）

A. 小承气汤　B. 大承气汤　C. 小柴胡汤

D. 大陷胸汤　E. 大柴胡汤

【正确答案】C

【易错答案】E

【答案分析】此题考查《伤寒论》中原文229条，其病机为少阳病未罢，阳明燥实未甚，治当先表后里，以小柴胡汤解其外为首选。故选C项。若对小柴胡汤及大柴胡汤的证候、病机、方药等理解、记忆不牢，则易两者混淆而错选E项。

16. 少阳病兼里虚腹痛，阳脉涩，阴脉弦者，治宜（　　）

A. 小柴胡汤去黄芩，加芍药三两

B. 先用四逆汤温里，后用小柴胡汤

C. 先用理中汤补中，后用小柴胡汤

D. 先用小建中汤建中止痛，后用小柴胡汤和解少阳

E. 以上都不是

【正确答案】D

【易错答案】C

【答案分析】本题主要考查对《伤寒论》原文 100 条的理解。伤寒，阳脉涩，阴脉弦，说明阳虚阴盛，此腹中急痛，首先考虑中焦虚寒性腹痛，属寒凝脾络，气血不通，不通则痛，先与小建中汤，温中补虚，通络止痛，服汤后，不差者，知腹痛非中焦虚寒，乃邪结少阳，木邪乘土所致，以小柴胡汤和解少阳，疏达肝胆，故选 D 项。C 项中理中汤主治中焦阳虚，寒湿内盛，清气不升，浊气上逆而导致的吐利。若对小建中汤与理中汤的理解不深则易错选 C 项。

17. “阳明病，胁下硬满，不大便而呕，舌上白苔者，与小柴胡汤。”这里用小柴胡汤的辨证关键是（　　）

A. 本证有呕吐，为少阳主症

B. 本证有胁下硬满，为少阳主症

C. 有谓“但见一证便是”，当用小柴胡汤

D. 硬满不在腹部，舌苔未见黄燥

E. 出于先解表后攻里的考虑

【正确答案】D

【易错答案】C

【答案分析】本题胁下硬满与呕吐，病属少阳；不大便，病属阳明。若确为阳明实证，燥热亢盛，舌必焦燥，硬满应在腹部。而本条“舌上白苔”，说明胃腑无热，故非属阳明。结合胸胁硬满与呕吐，知此“不大便”，实因少阳枢机不利，津液不能下达，胃气不和，肠中干燥。其证类似阳明，但病机实属少阳，故治以小柴胡汤。

18. 下列诸证，不适宜用小柴胡汤治疗的有（　　）

A. 少阳病半表半里证

B. 少阳阳微结证

C. 少阳阳明合病而少阳证偏重者

D. 柴胡汤病证而下之，而柴胡证不罢者

E. 服小柴胡汤已，渴者

【正确答案】E

【易错答案】D

【答案分析】病在少阳，治不可用下法。若误用下法，则易变成坏病。但若误下后柴胡证仍在者，说明正气受伤不重，仍欲祛邪于外，故仍可继续使用小柴胡汤助正气向外，因此D项排除。而E项服小柴胡汤已，渴者，说明病邪已经入阳明化燥伤阴，必口渴重而多饮，应当根据阳明病的治法，或清或下，随证选用，不再适用小柴胡汤，所以正确答案为E。

19. 原文“伤寒四五日，身热恶风，颈项强，胁下满，手足温而渴者”，治宜（　　）

A. 先用桂枝汤，后用小柴胡汤　B. 柴胡桂枝汤　C. 小柴胡汤
D. 柴胡桂枝干姜汤　E. 柴胡加龙骨牡蛎汤

【正确答案】C

【易错答案】A

【答案分析】伤寒四五日，身热恶风，颈项强，为太阳表邪未尽；胁下满，属邪入少阳之证。从表面上看似A项正确，先用桂枝汤解太阳之表，再用小柴胡汤和解少阳。但手足不热而温，说明表邪已轻，里热未盛，渴是小柴胡汤的兼证，病以少阳为主，故用小柴胡汤主之。显然A项错误。正确答案为C。

20. 下列病证，不适宜用小柴胡汤治疗的是（　　）

A. 热入血室证　B. 阳微结证　C. 三阳见证，少阳为主
D. 阳明少阳合病，少阳为主　E. 太阳少阳并病

【正确答案】E

【易错答案】B

【答案分析】本题可用排除法，太阳少阳并病，可用柴胡桂枝汤枢转少阳、兼解太阳之表，故E项不适用于小柴胡汤。《伤寒论》原文148条可知阳微结证可用小柴胡汤治疗。故排除B项。

21. 伤寒四五日，身热恶风，颈项强，胁下满，手足温而渴者，治宜（　　）

A. 桂枝汤主之　B. 小柴胡汤主之　C. 桂枝加葛根汤主之
D. 柴胡桂枝汤主之　E. 柴胡桂枝干姜汤主之

【正确答案】B

【易错答案】A

【答案分析】伤寒四五日，身热恶风，颈项强，为太阳表邪未尽；胁下满，属邪入少阳之证。手足不热而温，说明表邪已轻，里热未盛，渴是小柴胡汤的兼证，病以少阳为主，故用小柴胡汤主之。显然A项错误，正确答案选B。

22. 柴胡证往来寒热，休作有时的产生机制主要是（　　）

A. 血弱气尽，腠理开　B. 脏腑相连，邪高痛下　C. 邪气与正气相搏于胁下
D. 邪入气郁化热　E. 正邪纷争于表里之间

【正确答案】E

【易错答案】D

【答案分析】邪入少阳半表半里，正邪纷争，互有进退，其寒热交替出现，即往来寒热，休

作有时。故正确答案选 E。血弱气尽，腠理开提示少阳病发病存在正气不足的病机；邪气与正气相搏于胁下，枢机不利，轻则胸胁苦满，重则胁下痞硬；脏腑相连，邪高痛下是谓肝胆相连，脾胃相关，其气相通，邪入胁下，枢机不利，克伐中土，胃气不降，出现喜呕；邪入气郁化热为小柴胡汤证的病机，审题不清者易误选 D。

23. 小柴胡汤可用于治疗头痛发热（　　）

A. 伴汗出恶风者　　B. 伴小便不利者　　C. 伴大便硬结者

D. 伴脉弦细者　　E. 伴汗出短气者

【正确答案】D

【易错答案】B

【答案分析】头痛发热，三阳病皆有之。太阳之表证发热，其头痛偏于后脑，其发热与恶寒并存，尚伴有脉浮。阳明之里证发热，其头痛应在前额，必恶热，不恶寒，且与口渴、脉大并见。而头痛重点在两侧，其脉弦，是为少阳之主脉；其脉细，是与太阳病之脉浮、阳明病之脉大相比，相对为细之意，必细而有力，并非少阴病之脉微细。所以脉弦细，体现了少阳伤寒小柴胡汤的脉象特点。显然 D 项为正确答案。

24. 下列诸症，不宜用小柴胡汤治疗的是（　　）

A. 阳明病，胁下硬满，不大便而呕，舌上白苔者

B. 阳明病，发潮热，大便溏，小便自可，胸胁满不去者

C. 伤寒四五日，身热恶风，颈项强，胁下满，手足温而渴者

D. 太阳病转入少阳，胁下硬满，但不能食，往来寒热，脉沉紧者

E. 脉迟浮弱，恶风寒，手足温，医二三下之，不能食而胁下满痛，面目及身黄，颈项强，小便难者

【正确答案】E

【易错答案】B

【答案分析】本题可用排除法，小柴胡汤主治少阳病，根据病情的不同其分为少阳伤寒和少阳中风，少阳伤寒的脉为弦细，少阳中风脉为弦细而浮，E 项脉迟浮弱，显然不是小柴胡汤的脉象特点，故正确答案选 E。据《伤寒论》原文 229 条，其病机为少阳病未罢，转入阳明，热而未实，虽可见阳明病证的发潮热，但病机特点侧重于少阳，故仍可用小柴胡汤。对原文理解不深者易错选 B。

25. 小柴胡汤证若患者咳嗽，其加减法为（　　）

A. 去大枣、生姜，加五味子、干姜

B. 去半夏，加五味子

C. 去人参、生姜，加五味子、茯苓

D. 去人参、大枣、生姜，加五味子、干姜

E. 去人参、黄芩，加五味子、干姜

【正确答案】D

【易错答案】A

【答案分析】小柴胡汤证的加减中如出现咳者，乃外邪犯肺，肺寒气逆，故咳，应去人参、大枣之壅滞；加干姜温肺散寒，五味子收敛肺气；既加干姜，就不必再用生姜，显然D项正确。审题不详者易漏掉人参，只注意加用药物而误选A项。

26. 应用小柴胡汤时，若患者口渴，其加减药物为（　　）

A. 去半夏加重人参、麦冬

B. 去半夏，人参加至四两半，加天花粉四两

C. 去半夏，加重人参，加五味子、栝楼实

D. 去半夏、黄芩，加天花粉

E. 去半夏、黄芩，加五味子、天花粉

【正确答案】B

【易错答案】A

【答案分析】小柴胡汤证一般不会出现口渴，但少阳为枢，临表近里，其气游走于上中下三焦，可波及其他脏腑，出现诸多或然证。若木火内郁，化燥伤阴，病涉阳明，则可出现口渴，津液已伤，故去辛燥之半夏，加人参、天花粉甘苦凉润以生津。故B项正确。

27. 柴胡桂枝汤证的病机不宜表述为（　　）

A. 太阳少阳合病　　B. 少阳夹表证　　C. 少阳兼外寒证

D. 太阳少阳并病　　E. 太阳未罢，已入少阳

【正确答案】A

【易错答案】D

【答案分析】柴胡桂枝汤为太阳表证未罢，而邪已进入少阳，形成的太阳少阳并病的证治。表邪虽微但尚存，邪气初入少阳而轻，故以柴胡桂枝汤双解太少并病之轻证。故BCDE的描述均正确。A项中太阳少阳合病是太阳少阳两经同时发病，对合病以及并病的概念理解不清者易将两者混淆而错选D项。综上正确答案为A。

28. 大柴胡汤证也可出现下利，其病机是（　　）

A. 湿热下注　　B. 少阳兼阳明燥结　　C. 胆热下迫于肠

D. 阳明里实，热结旁流　　E. 气机下陷，清阳不升

【正确答案】C

【易错答案】E

【答案分析】大柴胡汤功能枢转少阳，开结泄热，它比小柴胡汤祛邪开结的作用更加突出，可以治疗少阳胆火郁结下迫大肠之重证。其适应证候为便秘或下利，寒热往来，胸胁苦满，口苦咽干等，而E项气机下陷，清阳不升多为太阴病证。所以正确答案为C。

29. 柴胡桂枝干姜汤证出现小便不利而渴的原因是（　　）

A. 上火下水　　B. 上热下寒

C. 胃热脾寒　　D. 少阳枢机不利，三焦决渎失职，痰饮结而不化

E. 膀胱气化不利

【正确答案】D

【易错答案】E

【答案分析】柴胡桂枝干姜汤证为少阳病兼痰饮内结的证治。伤寒五六日，汗下之后，症见胸胁满微结，往来寒热，说明外邪已入少阳，为小柴胡汤证。但少阳病一般口中不渴，小便自可，今小便不利，此当属气化失常，痰饮内结。少阳枢机不利，三焦决渎失职，痰饮结而不化，津不上承，水不下行，故小便不利。治宜以柴胡桂枝干姜汤和解少阳，温化痰饮。膀胱气化不利亦可导致小便不利而渴，但多是由太阳经病变引起，治宜与五苓散温化；对少阳病兼证把握不足者易通过症状臆测而误选 E 项。故正确答案选 D。

30. 柴胡加龙骨牡蛎汤证中惊惕不安而谵语的病机为（　　）

A. 胃热上蒸　　B. 心阳不宣　　C. 热郁少阳

D. 枢机不利，三焦失通　　E. 胆火内扰，扰及肝魂

【正确答案】E

【易错答案】C

【答案分析】柴胡加龙骨牡蛎汤证为伤寒误用攻下之法，导致邪陷少阳，使无形之火不能外出，循经扰胸，则胸中烦满。胆火内郁，扰及肝魂，则惊惕不安而谵语，治以柴胡加龙骨牡蛎汤方调肝胆，镇肝魂。热郁少阳会致胆火上炎，风火相煽而出现口苦、目眩等症，但未扰及肝魂，故不会出现惊惕不安、谵语的症状；对少阳病兼证不熟悉，见为柴胡汤加减方便认为是热郁少阳者易误选 C 项。综上正确答案为 E。

31. 大柴胡汤的组成为（　　）

A. 小柴胡汤去人参加大黄、枳实

B. 小柴胡汤去甘草加大黄、芍药

C. 小柴胡汤去人参、甘草加大黄、枳实

D. 小柴胡汤去生姜、甘草加大黄、枳实

E. 小柴胡汤去人参、甘草加大黄、芍药、枳实

【正确答案】E

【易错答案】B

【答案分析】据《伤寒论》原文 103 条可知大柴胡汤由小柴胡汤去人参、甘草加枳实、芍药组成。其功效为枢转少阳，开结泄热。因为呕不止，所以加大生姜用量，由小柴胡汤中三两加至五两。因为郁热较重并有结滞，本方以祛邪为主，所以不用人参、甘草之补益，而加用枳实行气分之结，加芍药破血分之结。故选 E。小柴胡汤有正气不足的潜在病机，故用参、草补虚，而大柴胡汤邪结较重，治以祛邪开结为主，故去参、草。对两方的病机、用药不熟者易错选 B。

32. 少阳病见郁郁微烦，心中痞硬，呕吐而下利者应考虑用（　　）

A. 黄芩汤　　B. 黄芩加半夏生姜汤　　C. 大柴胡汤

D. 柴胡加芒硝汤　　E. 柴胡桂枝干姜汤

【正确答案】C

【易错答案】D

【答案分析】单纯少阳病要用小柴胡汤和解少阳。现在少阳病兼有郁郁微烦，心中痞硬，呕吐下利等症，说明病情深重，为邪已偏结半里，当属少阳重证，故改用大柴胡汤。柴胡加芒硝汤主治少阳病兼阳明潮热证，故排除 D 项。综上正确答案为 C。

33. 大柴胡汤证的病机为（　　）

A. 阳明腑实，燥屎内结，热结旁流

B. 邪郁少阳，枢机不利，气机阻滞

C. 三焦决渎不利，痰热内结

D. 少阳病未解，病邪兼入阳明

E. 少阳病兼水热互结胸膈

【正确答案】D

【易错答案】E

【答案分析】大柴胡汤由小柴胡汤去人参、甘草加枳实、芍药、大黄而成。其病机为病机少阳病未解，病邪兼入阳明。故用小柴胡汤枢转少阳，用枳实、芍药、大黄开泄阳明之热，因本证以邪结为重，故治疗以泄热开结为主，可去人参、甘草之补。正确答案为 D。E 项中的少阳病兼水热互结胸膈显然不适用于大柴胡汤。

34. 下列大柴胡汤主症中，错误的是（　　）

A. 呕吐或下利　　B. 胃脘部拘急疼痛　　C. 郁郁微烦

D. 发热　　E. 胸胁下满疼痛

【正确答案】E

【易错答案】D

【答案分析】通过《伤寒论》原文 103 条："呕不止，心下急、郁郁微烦者，为未解也，与大柴胡汤，下之则愈。"可排除 A、B、C 项。大柴胡汤证为邪结少阳偏重，柴胡诸症仍在，故可见往来寒热，故发热亦可见到，可排除 D 项。少阳经脉布胸胁，邪结两胁，经气不利，可见胸胁苦满，但不会疼痛，故正确答案应选 E。

35. 太阳病经十余日后，呕不止，心下急，郁郁微烦，治疗用（　　）

A. 栀子豉汤　　B. 小柴胡汤　　C. 大柴胡汤

D. 柴胡加芒硝汤　　E. 半夏泻心汤

【正确答案】C

【易错答案】E

【答案分析】通过《伤寒论》原文103条可知："呕不止、心下急、郁郁微烦者、为未解也，与大柴胡汤，下之则愈。"故正确答案选C。

36. 柴胡桂枝汤的药物组成是（　　）

A. 柴胡、半夏、人参、黄芩、生姜、大枣、甘草、桂枝

B. 柴胡、半夏、人参、芍药、生姜、大枣、甘草、桂枝

C. 柴胡、半夏、人参、芍药、黄芩、生姜、甘草、桂枝

D. 柴胡、半夏、人参、芍药、黄芩、生姜、大枣、甘草、桂枝

E. 柴胡、半夏、黄芩、生姜、芍药、桂枝、大枣、人参

【正确答案】D

【易错答案】B

【答案分析】《伤寒论》中柴胡桂枝汤的药物组成是桂枝一两半（去皮），黄芩一两半，人参一两半，甘草一两（炙），半夏二合半（洗），芍药一两半，大枣六枚（擘），生姜一两半（切），柴胡四两。为小柴胡汤、桂枝汤各剂量之半合剂成方。故正确答案选D。对柴胡桂枝汤的药物记忆不清者易错选其他选项。

37. 柴胡桂枝汤证具有以下除哪项以外的主症（　　）

A. 心下支结　　B. 轻微呕吐　　C. 肢节烦疼

D. 胸胁满微结　　E. 发热微恶风寒

【正确答案】D

【易错答案】A

【答案分析】通过《伤寒论》第146条"伤寒六七日，发热，微恶寒，肢节烦疼，微呕，心下支结，外证未去者，柴胡桂枝汤主之"可知，A、B、C、E均可见于柴胡桂枝汤证中，柴胡桂枝汤证为太阳表证未罢，而邪已进入少阳，形成太阳少阳并病的证治，症状上有表证的发热微恶风寒，肢节烦疼；以及邪气初入少阳的微吐，心下支结。由此正确答案选D。

38. 下列各症，并非大柴胡汤证与小柴胡汤证所共有的是（　　）

A. 往来寒热　　B. 胸胁苦满　　C. 呕吐

D. 下利　　E. 心下急

【正确答案】E

【易错答案】B

【答案分析】心下急是指胃脘部有拘急不舒的感觉。若服小柴胡汤后，非但柴胡证不罢，反呈现呕不止、心下急、郁郁微烦等症，说明病重而药轻，为邪已偏结半里，当属少阳重证，故用大柴胡汤。心下急是胸胁苦满的重症，为大柴胡汤所特有，故正确答案选E。

39. 柴胡加芒硝汤的药物组成是（　　）

A. 小柴胡汤加芒硝　　B. 小柴胡汤去人参加芒硝　　C. 小柴胡汤加芒硝、枳实

D. 小柴胡汤去甘草加芒硝　　E. 小柴胡汤合调胃承气汤

【正确答案】A

【易错答案】C

【答案分析】柴胡加芒硝汤证为少阳病兼阳明潮热，本方用小柴胡汤原剂量的三分之一，又加一味芒硝组成；故正确答案选A。证虽已而微利，但潮热未除，故加芒硝以泄阳明里热。因前已用小柴胡汤和解少阳，故只需用小剂量的小柴胡汤，以防少阳未尽之邪内陷。对方证不熟悉者易错选其他选项。

40. 关于柴胡加芒硝汤的特点，下列表述不妥的是（　　）

A. 属和解少阳泻下里实的双解剂

B. 适用于正气较虚，里实未甚之证

C. 与大柴胡汤比较，本方无大黄、枳实之荡涤破滞

D. 方中小柴胡汤用量只为原方的三分之一

E. 本方证里实偏重，故用芒硝通下

【正确答案】E

【易错答案】B

【答案分析】柴胡加芒硝汤为外解少阳、内泄热结之剂，显然A项排除。方中小柴胡汤之量甚轻，不用大黄、枳实而仅加芒硝，因里实不重、大便不硬不须荡涤，故B项排除。实际用芒硝清泄胃热，而不是用其通下，所以正确答案选E。

41. 柴胡桂枝干姜汤的药物组成是（　　）

A. 柴胡、桂枝、干姜、甘草

B. 柴胡、黄芩、干姜、桂枝、甘草

C. 柴胡、桂枝、干姜、甘草、黄芩、栝楼根

D. 柴胡、栝楼根、桂枝、干姜、甘草、黄芩、茯苓

E. 柴胡、栝楼根、牡蛎、桂枝、干姜、甘草、黄芩

【正确答案】E

【易错答案】D

【答案分析】《伤寒论》中柴胡桂枝干姜汤的药物组成是柴胡半斤，桂枝三两（去皮），干姜二两，栝楼根四两，黄芩三两，牡蛎二两（熬），甘草二两（炙），故正确答案选E。此方由小柴胡汤去半夏、人参、大枣、生姜，加桂枝、栝楼根、牡蛎、干姜而成。对此方药不熟悉者易错选其他选项。

42. 下列不属于柴胡桂枝干姜汤主症的为（　　）

A. 胸胁满微结　　B. 小便不利　　C. 往来寒热

D. 心烦口渴而头汗出　　E. 呕不止

【正确答案】E

【易错答案】D

【答案分析】柴胡桂枝干姜汤为少阳病兼痰饮内结的证治。邪入少阳，枢机不利，症见往来寒热，胸胁满微结；三焦决渎失职，痰饮内结而不化，津不上承，水不下行，出现渴、小便不利，饮阻阳郁，见但头汗出、心烦。尚未影响胃气上逆，故不呕。综上，E 项不属于柴胡桂枝干姜汤主症，故正确答案选 E。心烦口渴而头汗出乍看似为湿热所致，其实痰饮内郁化热亦可导致，对其病机分析不清者易误选 D 项。

43. 柴胡桂枝干姜汤证的病机为（　　）

A. 少阳病未解，兼有表证

B. 三焦决渎不利，水饮内停

C. 胆气横逆，脾不运化，水气不行

D. 少阳病未解，兼水饮内结

E. 枢机不利，邪气弥漫

【正确答案】D

【易错答案】B

【答案分析】柴胡桂枝干姜汤为少阳病兼痰饮内结的证治。邪入少阳，枢机不利，三焦决渎失职，痰饮结而不化。治以柴胡桂枝干姜汤和解少阳，疏转气机，温化痰饮。故 D 项正确。三焦决渎不利，水饮内停，虽提及其中的部分病机，但影响三焦功能的不仅少阳病可见，太阳病汗出过多亦可导致，故描述不全面，审题不仔细者易错选 B 项。

44. 柴胡桂枝干姜汤证中可见“但头汗出”，其机制为（　　）

A. 湿热郁遏，不得外散，上蒸于头

B. 少阳邪已化热，热邪上蒸

C. 枢机不利，阳郁不达于外而蒸腾于上

D. 水热互结，水气不得下输而蒸腾于上

E. 少阳风火上扰

【正确答案】C

【易错答案】D

【答案分析】柴胡桂枝干姜汤为少阳病兼痰饮内结的证治。痰饮结而不化，津液不能上承下行，又阻遏阳气外散，通身阳气欲出不能，水气不得下输只得蒸腾于上，见但头汗出，显然 C 项正确。D 项中也提及水气不得下输而蒸腾于上，但未涉及少阳枢机不利，阳气内郁，对此证病机不详者容易错选。

45. 柴胡加龙骨牡蛎汤的组成是（　　）

A. 小柴胡汤加龙骨、牡蛎

B. 小柴胡汤加龙骨、牡蛎、铅丹、大黄

C. 小柴胡汤加龙骨、牡蛎、铅丹、大黄、桂枝、茯苓

D. 小柴胡汤去炙甘草加龙骨、牡蛎、铅丹、大黄、桂枝、茯苓

E. 小柴胡汤去炙甘草加龙骨、牡蛎、铅丹、大黄

【正确答案】D

【易错答案】E

【答案分析】本题为记忆性考点，考查对《伤寒论》中方药的熟悉程度，记忆不牢者容易错选其他选项。本方由小柴胡汤去甘草，加龙骨、牡蛎、铅丹、大黄、茯苓、桂枝组成，故D项正确。以小柴胡汤和解少阳，加龙骨、牡蛎、铅丹镇惊安魂，加桂枝温阳化气，加茯苓宁神志而利小便，加大黄清泄里热，共奏和少阳、利三焦、调肝胆、镇肝魂之功。

46. 柴胡加龙骨牡蛎汤证的病机为（　　）

A. 伤寒误下，邪陷少阳，弥漫全身，表里虚实互见

B. 少阳病误下，邪陷化热，热扰心神

C. 少阳枢机不利，三焦决渎失职，邪气弥漫

D. 少阳误治，邪陷阳明，胃热上蒸，心神被扰

E. 少阳病兼心阳虚，心神失养

【正确答案】A

【易错答案】E

【答案分析】柴胡加龙骨牡蛎汤具有枢转少阳、通利三焦、调和肝胆、镇惊宁神之功，用治伤寒误下枢机不利，邪陷少阳三焦失通，胆火内郁，肝魂被扰，表里虚实互见的病证，故选A项。若对本证病机不熟，见龙骨、牡蛎便认为心阳虚，见谵语症状便误认为心神被扰，容易误选E项，其实柴胡加龙骨牡蛎汤证的惊惕不安、谵语属肝魂被绕，“肝主语”失常所致。

47. 下列诸症，不属柴胡加龙骨牡蛎汤证的是（　　）

A. 胸满，小便不利　　B. 心烦惊惕　　C. 谵语

D. 腹满身重，不可转侧　　E. 一身尽重，不可转侧

【正确答案】D

【易错答案】E

【答案分析】据原文107条“胸满烦惊，小便不利，谵语，一身尽重，不可转侧”可知其主症，故选D项。D、E两项容易混淆，柴胡加龙骨牡蛎汤证见一身尽重，不可转侧，是少阳枢转不利所致，而D项“腹满身重，不可转侧”是三阳合病，阳明里热炽盛，伤津耗气，热蒸肌肉所致。

48. 下列诸证，除（　　）外，均可见“小便不利”

A. 柴胡加龙骨牡蛎汤证　　B. 茵陈蒿汤证　　C. 太阳蓄血证

D. 柴胡桂枝干姜汤证　　E. 猪苓汤证

【正确答案】C

【易错答案】A

【答案分析】太阳蓄血证大多是素体下焦血行不畅，内有瘀滞，当太阳病不解，表热内陷，则热邪与瘀滞相搏，从而形成“热结膀胱”的下焦蓄血证，仲景法，辨太阳蓄血证，必验其小便利。

故正确答案选 C。而柴胡加龙骨牡蛎汤病机有枢机受挫，三焦既不能外通腠理，又不能下输膀胱，所以一身尽重，小便不利，故排除 A 项。

49. 柴胡加龙骨牡蛎汤证中“一身尽重，不可转侧”的病机是（　　）

A. 湿邪留着，阻滞气机

B. 风寒湿三气留着，经脉失养

C. 心肾阳虚，阳气不能温煦

D. 阳气内郁，不得宣达

E. 少阳阳明热盛伤津耗气

【正确答案】D

【易错答案】A

【答案分析】柴胡加龙骨牡蛎汤证是伤寒误用攻下之法，导致邪陷少阳，使无形之火不能外出，循经扰胸，枢机不利，三焦失通，既不能外通肌腠，又不能下输膀胱，故一身尽重，小便不利。故正确答案选 D。若对柴胡加龙骨牡蛎汤证不熟悉，见身重则惯性思维首先考虑湿邪留着肌肉，阻滞气机导致，则容易误选 A 项。

50. 热入血室的“血室”一般宜理解为（　　）

A. 冲脉　　B. 肝脏　　C. 冲任脉

D. 胸　　E. 胞宫

【正确答案】E

【易错答案】A

【答案分析】狭义的血室是指子宫，广义的血室则包括子宫、肝脏、冲脉。热入血室是指妇女在月经期间感受外邪，邪热与血相互搏结于血室而出现的病症。A 项为广义上的血室，对“热入血室”这一概念理解不深者易误选。综上，正确答案应选 E。

51. 治疗妇人月经期热入血室，仲景指出“无犯胃气及上二焦，必自愈”，意思是（　　）

A. 不必治疗，病必自愈

B. 不用下法伤胃，不用汗吐法伤及上中二焦

C. 肝胆不横逆犯于脾胃，则病自愈

D. 邪气未侵袭胃肠及上中二焦

E. 治疗当以上中二焦为重点

【正确答案】B

【易错答案】D

【答案分析】原文 145 条指出妇人在伤寒发热时期，经水适来。昼日明了，暮则谵语，这是热入血室，迫血下行，不是正常月经，而是子宫出血，此证谵语不是胃热上扰心神，不可用下法；也不用汗吐法以免损伤上中二焦，只需血继续下行，血室之热随血而去，等于伤寒衄乃解，可不治而自愈。若对原文没有正确理解或不熟悉，凭直观字面意思认为是邪气未侵袭胃肠及上中二焦，则易错选 D 项。综上，正确答案为 B。

52. 原文“伤寒十三日不解，胸胁满而呕，日晡所发潮热，已而微利”中，“微利”当属（　　）

A. 柴胡加芒硝汤证主症之一　B. 大柴胡汤证之一　C. 小柴胡汤证之一

D. 医者误用丸药所致　E. 热结旁流

【正确答案】D

【易错答案】E

【答案分析】本证胸胁满而呕是少阳，日晡所发潮热属阳明，这是少阳兼阳明，本不当下利，即使是用大柴胡汤下之，也当一利即止，诸症消失，今已而微利，与潮热、胸满、呕并见，可知是医者误用烈性丸药下之，不但不能枢转少阳，并且只能开大便之硬，不能去肠中之热，因此胸胁满呕仍在，而潮热亦不除。从矛盾症状中反推可知是医者误用丸药所致，故正确答案选D。若只单纯看见日晡所发潮热，便认为病属阳明，出现微利应是热结旁流所致，则易误选E项。

53. 下列方剂不属于治疗少阳病兼证的是（　　）

A. 黄芩汤　B. 柴胡桂枝汤　C. 柴胡桂枝干姜汤

D. 柴胡加芒硝汤　E. 柴胡加龙骨牡蛎汤

【正确答案】A

【易错答案】C

【答案分析】黄芩汤为太阳与少阳合病，太阳之表证未解，少阳之少火内郁，阳气不能枢转于外，必迫而向内，影响胃肠，出现下利的证治。治以黄芩汤主清少阳之火。故正确答案选A。而柴胡桂枝干姜汤主治少阳病兼痰饮内结，虽以柴胡、桂枝、干姜为主要药物，但仍是小柴胡汤的加减，对此方证不熟悉者易错选C项。

54. “阳微结”的治疗宜（　　）

A. 麻子仁丸　B. 小承气汤　C. 小柴胡汤

D. 柴胡加芒硝汤　E. 调胃承气汤

【正确答案】C

【易错答案】B

【答案分析】阳微结是指热邪郁结而大便硬，但程度不重。伤寒表邪外束，阳郁于里，出现头汗出，微恶寒，手足凉，心下满，口不欲食，大便硬，脉细等症。总由枢机不利所致，治当枢转阳气外达，可与小柴胡汤，故正确答案选C。本证虽有心下满、大便硬，但非燥热结实所致，只因上焦不通，津液不能下达所致，故不需用小承气汤或调胃承气汤攻下，只需服用小柴胡汤，服汤后，上焦得通，津液得下，胃气因和，周身汗出而解。对阳微结认识不足者易错选B、E项。

55. 少阳阳微结见头汗出，微恶寒，手足冷，心下满，口不欲食，大便硬，脉细。其中“手足冷”的机制是（　　）

A. 肝胆郁滞，气机阻滞，血行不畅

B. 表邪未尽，寒邪凝滞肢端

C. 阴阳气不相顺接

D. 阳郁于里，不达四末

E. 以上都不是

【正确答案】D

【易错答案】C

【答案分析】少阳阳微结是指阳气微结于内不能行于外，其辨证关键在于头汗出，是少阳阳郁于里，不能外达上蒸所致，故出现手足冷，脉细。因表邪外束，故有微恶寒，胆气犯胃，胃气不降，津液失布，则心下满，口不欲食，大便硬。综上，D 项正确。若对少阳阳微结不熟，见“手足冷”便联想原文“凡厥者，阴阳气不相顺接，便为厥，厥者，手足逆冷者是也”，则易错选 C 项。

56. 原文“得病六七日，脉迟浮弱，恶风寒，手足温，医二三下之，不能食而胁下满痛，面目及身黄，颈项强，小便难者，与柴胡汤，后必下重”中，“后必下重”的原因是（　　）

A. 少阳兼表证误用小柴胡汤　　B. 太阴兼少阳病误用下法

C. 湿热发黄误用小柴胡汤　　D. 脾阳虚寒湿中阻而误用小柴胡汤

E. 湿热发黄而湿热下注

【正确答案】D

【易错答案】C

【答案分析】下重，即排便时肛门有重坠急迫不爽之感。由“得病六七日，脉迟浮弱，恶风寒，手足温”可知病者脾阳素虚，复感外邪，本应温中解表而反误下，致脾阳更虚，不能运化，形成太阴寒湿证。虽诸症中呕、胁下满痛、不能食，颇似柴胡证，实乃脾不健运，寒湿郁滞所致。治疗只宜温运太阴，不可和解少阳。若辨证不明，误认为是柴胡证，而治以小柴胡汤，因柴胡之升散，使下焦阳气更虚；因黄芩之苦寒，致中焦更加虚寒，必导致大便泻而不畅，出现重坠不爽之状，即所谓“后必下重”。显然 D 项正确。若虽知此为误用小柴胡汤，但由于对原文理解不全面，见“面目及身黄”便臆测为湿热发黄所致者，可能错选 C 项。

57. 患者，女，40 岁。素体较弱，受凉感冒后，出现身热不高，恶风，手足温温发热，口干渴，项强连颈，胁下微胀满，脉弦，临床最佳的治疗选择是（　　）

A. 桂枝加葛根汤　　B. 桂枝汤加柴胡　　C. 五苓散

D. 小柴胡汤　　E. 先与桂枝汤，后与小柴胡汤

【正确答案】D

【易错答案】A

【答案分析】该患者出现身热不高，恶风，手足温温发热，项强连颈，给人的感觉是太阳经病，易错选 A 项。但她胁下微胀痛，脉象弦，这都是小柴胡汤的主症。故正确答案选 D。

58. 患者，女。足月顺产 3 天后，恶寒，发热，微微汗出，头昏且胀，两侧太阳穴痛，四肢关节疼痛，口苦而干，微呕，胃脘胀闷不适，2 天未大便，小便如常，舌稍红，苔薄白，脉浮略弦，治宜（　　）

A. 桂枝汤　　B. 小柴胡汤　　C. 柴胡桂枝干姜汤

D. 大柴胡汤　　E. 柴胡桂枝汤

【正确答案】E

【易错答案】B

【答案分析】本患者产后体虚外感，出现恶寒，发热，微微汗出，头昏且胀，两侧太阳穴痛，四肢关节疼痛，说明存在表邪；口苦而干，微呕，胃脘胀闷不适，说明病涉少阳；津液外应皮毛，致肠中津液不足，则大便两日未行；属于太阳少阳并病，舌稍红，苔薄白，脉浮略弦，也是其佐证；治宜太少双解，方用柴胡桂枝汤。故选E项。若只见“口苦而干，微呕，胃脘胀闷不适，脉浮略弦”这些柴胡证而忽略其外感，则易错选B项。

59. 患者，男。近2日右胁下满痛拒按，出汗，午后发热，胸闷心烦，恶心呕吐频作，厌食，不大便5日，小便黄，舌稍红，苔白腻，脉弦滑而数，治宜选用（　　）

A. 小承气汤　　B. 大承气汤　　C. 小柴胡汤

D. 大柴胡汤　　E. 以上都不宜

【正确答案】D

【易错答案】A、B

【答案分析】题中出汗，午后发热，呕吐，厌食，不大便5日，小便黄这些症状颇似阳明里热结实所致，治以承气汤攻下，易错选A、B项。但患者还有右胁下满痛拒按，胸闷心烦，恶心呕吐频作，厌食等症，且其脉象为弦滑而数，仲景明言“呕多，虽有阳明病，不可攻之”，治当以枢转少阳为主，不可妄用攻下。宜以大柴胡汤来枢转少阳，泄热开结。故正确答案选D。

60. 患者胸胁满微结，往来寒热，心烦，口渴而不呕，小便不利，但头汗出，宜用（　　）

A. 柴胡桂枝干姜汤　　B. 小柴胡汤　　C. 大柴胡汤

D. 柴胡桂枝汤　　E. 柴胡加龙骨牡蛎汤

【正确答案】A

【易错答案】B

【答案分析】本患者症见胸胁满微结，往来寒热，说明外邪已入少阳，故易错选B项。但少阳病一般口中不渴，小便自可，今渴与小便不利并见，此为本条之辨证眼目，当属气化失常，痰饮内结。不呕是胃气尚未上逆。但头汗出，系饮阻阳郁。治宜和解少阳，温化痰饮，主以柴胡桂枝干姜汤。故正确答案选A。

61. 患者初起因感冒而恶寒发热，全身酸痛，数日后感心烦，胸胁满闷，身重，心虚胆怯，惊恐，不能入睡，继而精神失常，烦躁打骂，不避亲疏，小便短赤，大便秘结，脉弦细，舌苔薄黄。治宜选用（　　）

A. 大柴胡汤　　B. 柴胡加龙骨牡蛎汤　　C. 桂枝加龙骨牡蛎汤

D. 调胃承气汤　　E. 大承气汤

【正确答案】B

【易错答案】C

【答案分析】如果不对脉症、舌色证进行全面的分析整合，仅仅看到患者出现了恶寒发热，全身酸痛，数日后感心烦，心虚胆怯，惊恐，不能入睡，很容易误认为是由于心阳虚，神气浮越不敛所致而错选C项。但患者还胸胁满闷，身重，小便短赤，大便秘结，脉弦细，舌苔薄黄，实因邪入少阳无形之胆火内郁，扰及肝魂出现的惊恐、烦躁症状。治应枢转少阳，通利三焦，镇惊安神，方选柴胡加龙骨牡蛎汤，故B项正确。

62. 患者7天前感冒，初则发热恶寒，头痛，无汗，鼻流清涕，虽经用药治疗，但仍未见好转，今又见往来寒热，呕吐，四肢疼痛，头痛，仍流清涕，心烦，苔白，脉细弦，下列较合适的方药为（　　）

A. 柴胡桂枝汤　　B. 小柴胡汤

C. 小柴胡汤去黄芩加桂枝、芍药　　D. 大青龙汤

E. 桂枝麻黄各半汤

【正确答案】A

【易错答案】B

【答案分析】本患者症见发热恶寒，头疼无汗、鼻流清涕，说明太阳表邪尚存；后又见往来寒热，呕吐，四肢疼痛、心烦，苔白，脉弦细等症状，说明外邪已入少阳。故本证属太阳少阳并病，治宜柴胡桂枝汤太少两解，所以正确答案选A项。审题不清，或认为感冒已过7日，今见少阳证是邪已由太阳转属少阳，治以小柴胡汤枢转少阳，则易错选B项。

63. 柴胡证时，若胁下硬满，宜原方去大枣加（　　）

A. 芍药　　B. 附子　　C. 牡蛎

D. 人参　　E. 干姜

【正确答案】C

【易错答案】E

【答案分析】对于或然证，治宜随症加减。若胁下痞硬，是少阳经气郁结较重，故去壅满之大枣；加牡蛎以软坚散结；故正确答案选C项。痰饮结聚胁下亦可导致胁下硬满，干姜有温化痰饮的作用，若不能把握柴胡证胁下硬满病机则易错选E项。

64. 头眩，口苦，胁下满者，宜用（　　）

A. 真武汤　　B. 茵陈蒿汤　　C. 茯苓桂枝白术甘草汤

D. 大柴胡汤　　E. 小柴胡汤

【正确答案】E

【易错答案】D

【答案分析】少阳病的提纲证中明确其主症为“口苦，咽干，目眩”，少阳经循行于两胁，经气不利则胁下满，治宜用少阳证主方小柴胡汤和解少阳，枢转气机。可知E项正确。D项大柴胡汤虽同主治少阳证半表半里之证，但大柴胡汤邪结偏里，气机阻结更重，出现呕不止，心下急，心下痞硬，不大便等症。对两者方证把握不足者易错选D项。

65. 心下痞硬，心烦呕吐，下利不畅者，宜用（　　）

A. 旋覆代赭汤　　B. 大柴胡汤　　C. 甘草泻心汤

D. 小柴胡汤　　E. 桂枝人参汤

【正确答案】B

【易错答案】C

【答案分析】大柴胡汤证与小柴胡汤证相较，邪结偏于半里，若服小柴胡汤后，非但柴胡证不罢，反呈现心烦呕不止，心下急，下利不畅等症，说明病重而药轻，属少阳重证，改用大柴胡汤；故选B项。甘草泻心汤证虽也有心下痞硬，心烦呕吐等症，但此为脾胃气虚，湿浊中阻，气机痞塞，升降失常所致，故其下利重，日数十行，与此题下利不畅可相鉴，若审题马虎者易错选C项。

66. 柴胡加龙骨牡蛎汤中用茯苓是针对（　　）

A. 邪入少阳而胸满　　B. 邪入少阳而烦惊　　C. 邪入少阳而谵语

D. 邪入少阳而小便不利　　E. 邪入少阳而一身尽重难以转侧

【正确答案】D

【易错答案】C

【答案分析】柴胡加龙骨牡蛎汤是由小柴胡汤去甘草，加龙骨、牡蛎、铅丹、大黄、茯苓、桂枝组成。以小柴胡汤和解少阳，加龙骨、牡蛎、铅丹镇惊安魂，加桂枝温阳化气，加茯苓宁神志而利小便，加大黄清泄里热，除烦镇惊，共奏和少阳、利三焦、调肝胆、镇肝魂之功。方中茯苓甘、淡，平，虽有一定的健脾安神作用，但主要还是淡渗利水而治小便不利。分析药物作用时应针对其主治作答。

67. 适用柴胡桂枝汤治疗的脉症为（　　）

A. 阳明病，发潮热，大便溏，小便自可，胸胁满不去

B. 伤寒发热，汗出不解，心中痞硬，呕吐而下利

C. 见胸满烦惊，小便不利，谵语，一身尽重，不可转侧

D. 见发热，微恶寒，肢节烦痛，微呕，心下支结者

E. 阳明病，下血，谵语者

【正确答案】D

【易错答案】C

【答案分析】柴胡桂枝汤为太阳少阳并病的证治，为表邪未解，而邪气已初入少阳，故可见发热，微恶寒，肢节烦痛等轻微表证，同时可见微呕，心下支结等少阳病轻症。故D项正确。C项少阳胆火内郁，热扰肝魂所致，其主方柴胡加龙骨牡蛎汤中也有柴胡、桂枝等药，若对柴胡证的加减方掌握不足，方药记忆不牢者易错选C。

68. 适用大柴胡汤治疗的脉症为（　　）

A. 阳明病，发潮热，大便溏，小便自可，胸胁满不去

B. 伤寒发热，汗出不解，心中痞硬，呕吐而下利

C. 见胸满烦惊，小便不利，谵语，一身尽重，不可转侧

D. 见发热，微恶寒，肢节烦痛，微呕，心下支结者

E. 阳明病，下血，谵语者

【正确答案】B

【易错答案】E

【答案分析】大柴胡汤证为少阳重症，其病机为少阳郁热，邪结较重，偏于半里，B项中发热，汗出不解，说明热不仅发于太阳，且已涉及少阳半表半里；且呕与发热并见，也是病在少阳的症状，治可用柴胡汤。痞硬不在胁下而在心中，说明病已偏于半里，故不用小柴胡汤而用大柴胡汤治疗。所以，B项符合题意，为正确答案。另大柴胡汤中虽有大黄，亦可用于大便硬者，但其主治在于泄热开结，而非专于攻下，故E项阳明病，下血，谵语者应予承气汤攻下，而非大柴胡汤下之，对大柴胡汤方药理解不到位者易误选E项。

69. 往来寒热，胸胁苦满，嘿嘿不欲饮食，心烦喜呕，治用（　　）

A. 小柴胡汤　　B. 调胃承气汤　　C. 针刺法

D. 桃核承气汤　　E. 小承气汤

【正确答案】A

【易错答案】E

【答案分析】通过《伤寒论》第96条："五六日，中风，往来寒热，胸胁苦满，嘿嘿不欲饮食，心烦喜呕，或胸中烦而不呕，或渴，或腹中痛，或胁下痞鞕，或心下悸、小便不利，或不渴、身有微热，或咳者，小柴胡汤主之。"可知A项正确。

70. 小柴胡汤证加减法中，若见心悸、小便不利，去黄芩加（　　）

A. 茯苓　　B. 人参，合前成四两半　　C. 芍药

D. 桂枝　　E. 花粉

【正确答案】A

【易错答案】C

【答案分析】对于或然证，治宜随症加减。如心下悸、小便不利，是三焦水道失调，水气上犯下停，故去苦寒之黄芩；加茯苓以利水宁心；故选A项。芍药虽也有通络利小便的作用，但毕竟为血分药，主开血分之结，对于水气为患，不如茯苓淡渗利水更符合病情。对两药认识不足者易错选C项。

（二）多选题

1. 少阳病的提纲证包括（　　）

A. 口苦，咽干　　B. 往来寒热　　C. 目眩

D. 胸胁苦满　　E. 脉弦

【正确答案】AC

【易错答案】多选。

【答案分析】少阳主生发之气，性喜条达而恶抑郁，邪犯少阳，少火被郁，郁则病作。胆火上炎则口苦；火盛灼津则咽干，风火相煽则目眩，此三症均有少火被郁的特征，故为少阳病的提纲证。可知A、C选项正确。而往来寒热、胸胁苦满、脉弦为少阳病本证，而非提纲证。审题马虎或概念混淆者易多选。

2. 病在少阳可出现的脉症有（　　）

A. 脉弦细　　B. 胸胁苦满　　C. 往来寒热

D. 嘿嘿不欲饮食　　E. 口苦，咽干，目眩

【正确答案】ABCDE

【易错答案】漏选。

【答案分析】少阳病的提纲证为口苦，咽干，目眩；由《伤寒论》第96条少阳病本证“伤寒五六日，中风，往来寒热，胸胁苦满，嘿嘿不欲饮食，心烦喜呕……小柴胡汤主之”，可知A、B、C、D、E选项均为正确答案。对少阳病原文记忆不牢者容易漏选。

3. 口苦、咽干、目眩三症已充分反映出少阳病（　　）

A. 少火被郁　　B. 灼伤津液　　C. 肝风内动

D. 胆汁外溢　　E. 胆火上炎

【正确答案】ABE

【易错答案】C

【答案分析】少阳主生发之气，性喜条达而恶抑郁。邪犯少阳，少火被郁，郁则病作。本条列举口苦、咽干、目眩三症，均具有少火被郁的特征，口苦，是胆火上炎；咽干，是火盛灼津；目眩，是风火相煽，尤以目眩一症，为少阳病所独有，而非肝风内动所致。少阳病无明显发黄，故无胆汁外溢的病机。故C、D两项均为错误答案。概念不清者易错选C项。

4. 少阳中风的特有表现为（　　）

A. 头痛　　B. 耳聋　　C. 胸满心烦

D. 呕吐　　E. 目赤

【正确答案】BCE

【易错答案】多选或漏选。

【答案分析】解答本题需对伤寒论有较全面的认识，难度较大，可用排除法，太阳中风可由经气不利，而出现头痛症状；胃为卫之源，表气不和影响胃气，而出现呕吐的症状，故A、D两项可排除。少阳中风为外邪中于少阳，郁而化火，热象明显。胆火循经上扰清窍，而出现耳聋、目赤，火热内郁，结于胸胁，故胸满心烦。

5. 少阳病的成因有（　　）

A. 太阳病误治、失治转属少阳　　B. 病邪侵入少阳发病　　C. 阳明病转属少阳

D. 少阴病转属少阳　　E. 厥阴病转属少阳

【正确答案】ABE

【易错答案】多选或漏选。

【答案分析】少阳病的成因有三：一是本经自受外邪，为外邪直入半表半里而发病，故B项正确。二是太阳先病由外向内转属少阳而发病。太阳病之所以能转属少阳，多由正气较弱，即所谓"血弱气尽，腠理开，邪气因入，与正气相搏，结于胁下"，故A项正确。三是少阳胆腑，居于胁下，内附于肝，经络相通，脏腑相连，相火正常敷布于内，故少阳与厥阴互为表里，厥阴病易转属少阳，故E项正确。

6. 少阳中风证可见（　　）

A. 悸而惊　　B. 胸中满而烦　　C. 目赤

D. 两耳无所闻　　E. 呕吐

【正确答案】BCD

【易错答案】多选或漏选。

【答案分析】《伤寒论》第264条："少阳中风，两耳无所闻，目赤，胸中满而烦者，不可吐下，吐下则悸而惊。"少阳中风为外邪中于少阳，郁而化火，热象明显。胆火循经上扰清窍，出现耳聋、目赤，火热内郁，结于胸胁，故胸中满而烦，可知应选BCD。悸而惊是误用吐下之后出现的变证，不属于少阳中风证应有症状，对原文不熟者易多选。

7. 下列诸症属小柴胡汤或然证的是（　　）

A. 不渴，身有微热　　B. 心下悸　　C. 腹中痛

D. 咳　　E. 胸中烦而不呕

【正确答案】ABCDE

【易错答案】漏选。

【答案分析】小柴胡汤证病涉少阳，少阳为枢，临表近里，其气游走于上中下三焦，可波及其他脏腑，发生诸多或然证。如部分病邪仍留于表，则口不渴而身有微热；若影响三焦通调水道功能，而致水饮内停，水气凌心则心下悸；若病涉太阴，脾络不通，则腹中痛；若外邪犯肺，肺寒气逆则作咳；若邪郁胸胁，未犯胃腑，则胸中烦而不呕。故ABCDE均为正确选项。若对小柴胡汤或然证理解不足者易漏选。

8. 下列方剂煎服时用去滓再煎之法的是（　　）

A. 桂枝汤　　B. 小柴胡汤　　C. 大柴胡汤

D. 半夏泻心汤　　E. 四逆散

【正确答案】BCD

【易错答案】多选或漏选。

【答案分析】本题主要考查对《伤寒论》中有特殊用药方法的方剂的掌握情况。小柴胡汤、大柴胡汤及半夏泻心汤方后注中均提到煎煮后去滓再煎，是药物浓缩的过程，取其气味醇和、药性纯合之意。桂枝汤为解表药，久煎则药物有效成分挥发而作用减弱，故不需此法。对《伤寒论》中方药煎服方法不详者易错选。

9. 关于小柴胡汤的功用，下列说法正确的有（　　）

A. 寒温并用，升降协调　　B. 宣通内外　　C. 和畅气机

D. 疏利三焦　　E. 通达上下

【正确答案】BCDE

【易错答案】多选或漏选。

【答案分析】小柴胡汤由七味药组成。柴胡味辛，宣散半表之邪；黄芩味苦，可清半里之热，柴芩相配，共解半表半里之邪，为小柴胡汤之主药。半夏、生姜调理脾胃而降逆止呕。凡邪入少阳，意味着正气已有所不足，故用人参、炙甘草、大枣甘温益气和中，扶正以祛邪。本方有调达上下、宣通内外、和畅气机、枢利三焦的作用。

10. 关于小柴胡汤的加减，下列说法不正确的有（　　）

A. 胸中烦而不呕者，去半夏、人参，加栝楼实

B. 腹中痛者，去黄芩，加干姜

C. 胁下痞硬者，去大枣、人参，加牡蛎

D. 心下悸，小便不利者，去黄芩，加茯苓

E. 咳者，去人参、大枣、生姜，加五味子、干姜

【正确答案】BC

【易错答案】多选或漏选。

【答案分析】对于小柴胡汤或然证，治宜随症加减。如胸中烦而不呕，是邪热聚于胸中，胃气尚和，故去人参之补，以免助热，不呕则去半夏，故A正确。如腹中痛，为脾络不通，应去苦寒之黄芩，加芍药破阴结，通脾络而止腹痛，故B错误。若胁下痞硬，是少阳经气郁结较重，故去壅满之大枣，加牡蛎以软坚散结，故C错误。如心下悸，小便不利，是三焦水道失调，水气上犯下停，故去苦寒之黄芩，加茯苓以利水宁心，故D正确。如咳者，是寒邪犯肺，故去人参、大枣补益壅滞之品。加干姜温肺散寒，五味子敛肺气，既加干姜，不必再用生姜，故E正确。综上，正确答案为BC。

11. 小柴胡汤证的病机包括（　　）

A. 正邪纷争　　B. 血弱气尽，腠理开，邪气因入　　C. 邪高痛下

D. 邪入与正气相搏，结于胁下　　E. 脏腑相连，其痛必下

【正确答案】ABCDE

【易错答案】漏选。

【答案分析】小柴胡汤证的病机主要由郁、热、虚三部分组成。因虚致郁，因郁生热。气血不足，腠理不密，外邪乘机侵犯少阳，即“血弱气尽，腠理开，邪气因入”；少阳经脉布胸胁，邪入与正气相搏，结于胁下；病位在半表半里枢机之位，正邪纷争，互有进退，出现寒热往来，休作有时；肝胆相连，脾胃相关，邪入胁下，枢机不利，克伐中土，胃气不降，出现呕吐，即“脏腑相连，其痛必下，邪高痛下”。综上，ABCDE均为其病机要点。对小柴胡汤证的病机不熟者易漏选。

12. 下列哪些证候能用小柴胡汤治疗（　　）

A. 身热恶风，颈项强，胁下满，手足温而渴

B. 胁下硬满，干呕不能食，往来寒热，脉沉紧

C. 往来寒热，嘿嘿不欲饮食，呕，渴

D. 潮热，大便溏，小便自可，胸胁满不去

E. 胁下硬满，不大便而呕，舌上白苔者

【正确答案】ABCDE

【易错答案】漏选。

【答案分析】小柴胡汤证病涉少阳，少阳枢机不利，可出现往来寒热，胸胁苦满，嘿嘿不欲饮食，心烦喜呕等主症，又由于少阳为枢，临表近里，其气游走于上中下三焦，可波及其他脏腑，发生诸多或然证。出现胸中烦而不呕，渴，腹中痛，胁下痞鞕，心下悸、小便不利，不渴，身有微热，咳，因各或然证均在少阳枢机不利的基础上产生，故均可在小柴胡汤的基础上随症加减。综上，可知 ABCDE 都正确。对其主症或者或然证认识不全者易漏选。

13. 小柴胡汤证中“呕”的病机是（　　）

A. 少阳胆火犯胃

B. 脏腑相连，肝木乘脾

C. 正邪纷争结于胁下

D. 少阳三焦水道失司，水邪犯胃

E. 肝胆相连，木乘土

【正确答案】AE

【易错答案】多选或漏选。

【答案分析】少阳经脉布胸胁，肝胆相连，脾胃相关，其气互通，邪入胁下，枢机不利，克伐中土，胃气不降，即可出现呕吐，故选 AE。正邪纷争结于胁下，会出现往来寒热，胸胁苦满，不是“呕”的病机，呕吐主要与胃相关，故排除 B、C 两项，审题马虎者易错选。少阳三焦水道失司，水邪犯胃可以导致呕吐，却不是小柴胡汤证致呕的病机，故排除 D 项。

14. 小柴胡汤证中的胸胁症状可见（　　）

A. 胸胁苦满

B. 胁下痞硬

C. 胁下硬满

D. 胁下满痛

E. 胸胁满

【正确答案】ABCE

【易错答案】多选或漏选。

【答案分析】少阳经脉布胸胁，邪结两胁，经气不利，故胸胁苦满，故 A 正确。少阳为枢，邻表近里，其气游走于上中下三焦，可波及其他脏腑，发生诸多或然证。如邪郁胸胁，未犯胃腑，则胸中满而不呕；故 E 正确。若邪结胁下，经气郁甚，则胁下痞硬，胁下硬满；故 B、C 正确。

15. 服小柴胡汤后，枢机运转可使（　　）

A. 上焦得通

B. 胃气和降

C. 津液得下

D. 胆腑清净

E. 腠理开泄

【正确答案】ABCD

【易错答案】多选或漏选。

【答案分析】少阳胆腑为枢，其气通行于上中下三焦，枢机运转则上焦得通，胃气和降，胆腑清净，三焦水道通调，津液得以正常下达胃肠，而大便通调，故A、B、C、D均正确。服小柴胡汤后，气机通畅，津液四布，输于肌腠，则周身濈然汗出，邪从汗解，而非腠理开泄所致汗出，需注意区别，否则易错选。

16. 下列哪些病理变化不能运用小柴胡汤（　　）

A. 脾阳虚而寒湿中阻　　B. 阳明腑实未形成而少阳经气不利

C. 胆火内郁而胃失和降　　D. 脾虚寒饮犯胃

E. 胆热上炎犯胃

【正确答案】AD

【易错答案】多选或漏选。

【答案分析】本题主要考查《伤寒论》中小柴胡汤的禁忌证。小柴胡汤为和解的方剂，若患者脾阳素虚，复感外邪，治当温中解表，若有寒湿中阻，即当兼温化寒湿，不宜用小柴胡汤和解。若脾虚失运，不能消水，水饮内停于胃，出现饮水则呕，治亦不可用小柴胡汤，宜健脾温胃散水，故选AD。阳明腑实未形成而少阳经气不利时，治当先表后里，先以小柴胡汤解其外，再治其里。胆热犯胃出现的口苦，呕吐，均为小柴胡汤主症。对小柴胡汤的禁忌证不明者易多选或漏选。

17. 关于“阳微结”，下列说法正确的有（　　）

A. 其病机是枢机不利，气血不能流畅运行

B. 既有表证，又有里证

C. 其症状可见头汗出，手足冷，心下满，大便硬，脉细

D. 有阳气衰的征象

E. 可用小柴胡汤治疗

【正确答案】ABCE

【易错答案】多选或漏选。

【答案分析】《伤寒论》第148条：“伤寒五六日，头汗出，微恶寒，手足冷，心下满，口不欲食，大便硬，脉细者，此为阳微结……必有表，复有里也……可与小柴胡汤。”微恶寒与头汗出、手足冷并见，当属阳气内郁，但能上蒸，不能外达。脉弦细，乃少阳邪气内结，必弦细有力。胆气犯胃，津液失布，故心下满，不欲食，大便硬。其整体病机为少阳热郁，有碍枢转，气血失畅，中焦失和。热结不重，故称“阳微结”。

18.“阳微结”与“纯阴结”比较，下列说法正确的有（　　）

A. 前者既有外证又有里证；后者不得复有外证

B. 前者可见头汗出；后者无头汗出

C. 前者无手足逆冷；后者有手足逆冷

D. 前者是枢机不利，阳郁不宣；后者是少阴阴寒内盛

E. 前者的脉象为沉紧；后者的脉象为细

【正确答案】ABD

【易错答案】多选或漏选。

【答案分析】阳微结指热邪郁结而大便硬，但程度不重；纯阴结指阴寒结聚而大便硬。辨别要点如下：一是少阴纯阴结，全属里证，决无表证；阳微结则是既有表证，又有里证，与半表半里之枢机相关。二是纯阴结为阴寒证，不应有汗；阳微结是阳气内郁，郁热上蒸，故有头汗出。至于手足逆冷，阳气内郁，不能达于外以及内有阴寒凝结者均可出现。E项阳气内郁亦可出现细脉，甚至是沉紧脉，因此不足以作为两者的鉴别点。对其病机分析不清者易错选。

19. 太阳少阳同病的证候是（　　）

A. 伤寒四五日，身热恶风，颈项强，胁下满，手足温而渴

B. 心下硬，颈项强而眩

C. 头项强痛或眩冒，时如结胸，心下痞硬

D. 发热，微恶寒，肢节烦疼，微呕，心下支结

E. 伤寒五六日，头汗出，微恶寒，手足冷，心下满，口不欲食，大便硬，脉细

【正确答案】BCDE

【易错答案】多选或漏选。

【答案分析】《伤寒论》第146条："伤寒六七日，发热微恶寒，肢节烦疼，微呕，心下支结，外证未去者，柴胡桂枝汤主之。"本条论述太阳表证未罢，而邪已进入少阳，形成太阳少阳并病的证治。伤寒虽已六七日，但表邪尚存，故仍有发热微恶寒，肢节烦疼，外邪已初入少阳，故微呕，心下支结，属太阳少阳并病，故治用柴胡桂枝汤太少两解。A项是素体脾阳虚者复感外邪，虽可见胁下满，此乃邪气内陷所致，不属少阳病范畴。

20. 大柴胡汤证的主症有（　　）

A. 心中痞硬　　B. 呕不止，心下急，郁郁微烦

C. 下利　　D. 大便秘结

E. 潮热

【正确答案】ABC

【易错答案】多选或漏选。

【答案分析】本题主要考查对大柴胡汤证的理解。大柴胡汤较小柴胡汤邪结偏里，因此症状更重。《伤寒论》第103条大柴胡汤证"太阳病，过经十余日，反二三下之，后四五日，柴胡证仍在者，先与小柴胡。呕不止，心下急，郁郁微烦者，为未解也，与大柴胡汤，下之则愈"。大柴胡汤中之大黄主治为通胆腑开结，有大便秘结者可用，但非其主治。认识不足者易多选D项。

21. 关于大柴胡汤，下列说法正确的有（　　）

A. 本方是和解与通下并行之剂

B. 本方是小柴胡汤去人参、大枣，加芍药、枳实、大黄而成

C. 本方在煎法上是先煮柴胡、黄芩，后纳大黄，温服

D. 本方是少阳、阳明双解之剂

E. 本方柴胡用量较小柴胡汤用量大

【正确答案】AD

【易错答案】多选或漏选。

【答案分析】大柴胡汤由小柴胡汤去人参、甘草加枳实、芍药组成，故B项错误。大柴胡汤的煎煮方法为同煮后去滓再煎，无须后纳大黄，因大黄并不为泻下专用，故C项错误。据《伤寒论》第96、103条可知大小柴胡汤中柴胡用量都为半斤，故E项错误。用排除法可知AD正确。

22. 关于柴胡加芒硝汤，下列说法正确的有（　　）

A. 本方是大柴胡汤去大黄、枳实，加芒硝

B. 本方是小柴胡汤加芒硝

C. 本方为和解少阳兼通下实热之轻剂

D. 本方为少阳、阳明双解之剂

E. 本方服法是分温再服

【正确答案】BCDE

【易错答案】多选或漏选。

【答案分析】本方用小柴胡汤原剂量的三分之一，又加一味芒硝组成。因芒硝需要冲服，所以本方要分温再服。用小柴胡汤和解少阳，故加芒硝以泄阳明里热，以防少阳未尽之邪内陷。故本方是少阳、阳明双解之剂。

23. 不宜用柴胡桂枝干姜汤治疗的证候是（　　）

A. 心下支结，微呕，肢节烦疼

B. 胸胁满微结，渴而不呕，小便不利

C. 往来寒热，不呕，渴喜热饮

D. 发热恶寒，下利，心下痞

E. 发热，汗出不解，心中痞硬，呕吐而下利

【正确答案】ACDE

【易错答案】多选或漏选。

【答案分析】柴胡桂枝干姜汤为少阳病兼有痰饮内结的证治。据《伤寒论》第147条“伤寒五六日，已发汗而复下之，胸胁满微结，小便不利，渴而不呕，但头汗出，往来寒热，心烦者，此为未解也，柴胡桂枝干姜汤主之”，可知ACDE正确。

24. 柴胡桂枝干姜汤证中，反映其水饮内停的主要表现有（　　）

A. 胸胁满微结　　B. 往来寒热　　C. 小便不利而渴

D. 不呕　　E. 但头汗出

【正确答案】CDE

【易错答案】多选或漏选。

【答案分析】此题考查柴胡桂枝干姜汤证中水饮内停的病机。少阳枢机不利，三焦决渎失职，属气化失常，津不上承，水不下行，故渴而小便不利；水饮犯胃，但胃气尚未上逆，故不呕；饮阻阳郁，津液不能外达下行，只能上蒸于头部，故见但头汗出；此三症均反映其病机特点，故 CDE 正确。胸胁满微结与往来寒热属少阳病见症，与水饮无关，故不选 AB。

25. 柴胡加龙骨牡蛎汤证的主症有（　　）

A. 胸满　　B. 小便不利　　C. 烦惊

D. 谵语　　E. 一身尽重，不可转侧

【正确答案】ABCDE

【易错答案】漏选。

【答案分析】柴胡加龙骨牡蛎汤证为少阳胆火内郁，热扰肝魂所致。《伤寒论》第 107 条："伤寒八九日，下之，胸满烦惊，小便不利，谵语，一身尽重，不可转侧者，柴胡加龙骨牡蛎汤主之。"邪陷少阳，无形之火不能外出，循经扰胸，则胸中烦满。胆火内郁，扰及肝魂，则惊惕不安而谵语，枢机不利，三焦失通，既不能外散肌腠，又不能下输膀胱，可见一身尽重，小便不利。综上，ABCDE 都正确。

26. 柴胡加龙骨牡蛎汤的作用有（　　）

A. 通阳和表　　B. 重镇安神　　C. 泻下里实

D. 泄热清里　　E. 和解少阳

【正确答案】ABCDE

【易错答案】漏选。

【答案分析】柴胡加龙骨牡蛎汤为伤寒误用下法，导致邪陷少阳，枢机不利，胆火内郁，热绕肝魂的证治。治宜枢转少阳，泻下清里，通利三焦，镇惊安神，方用柴胡加龙骨牡蛎汤主之。

27. 关于柴胡加龙骨牡蛎汤，下列说法正确的是（　　）

A. 本方煎煮时，所纳大黄应切如棋子，更煮一两沸

B. 本方由小柴胡汤加减变化而成

C. 本方重镇安神的药有龙骨、牡蛎、茯苓、铅丹

D. 本方去甘草之缓，以专除热之力

E. 本方扶正与祛邪并举

【正确答案】ABDE

【易错答案】多选或漏选。

【答案分析】本方由小柴胡汤去甘草加龙骨、牡蛎、铅丹、大黄、茯苓、桂枝组成。以小柴胡汤和解少阳，加龙骨、牡蛎、铅丹镇惊安魂，加桂枝温阳化气，加茯苓宁神志而利小便，加大黄清泄里热，和少阳，利三焦，调肝胆，镇肝魂，具有扶正与驱邪并举之功。仲景论其用法：上十二味，以水八升，煮取四升，内大黄，切如棋子，更煮一两沸，去滓，温服一升。大黄后

下以泻胃热，止谵语。茯苓甘、淡、平，主淡渗利水而治小便不利，无重镇安神之效，故排除C项。对方中药物主治不明者易多选或漏选。

28. 少阳中风，不可吐下，若吐下可致（　　）

A. 两耳无所闻　　B. 悸　　C. 胸中烦而渴

D. 惊　　E. 厥

【正确答案】BD

【易错答案】多选或漏选。

【答案分析】本题考查对少阳中风证的把握。少阳中风证是外邪中于少阳，郁而化火，热象明显的证治。属无形之火热内郁，经气不利，非有形之实邪，治宜清利，不可吐下，否则非但风火不除，反而挫伤胸阳，导致神虚火扰，出现悸而惊的变证，故选BD。两耳无所闻，胸中烦而渴是少阳中风未下之前的症状，故排除AC。审题不清者可能多选。

29. 少阳病不可发汗，若发汗则可致（　　）

A. 谵语　　B. 厥　　C. 烦

D. 悸　　E. 脉弦细

【正确答案】ACD

【易错答案】多选或漏选。

【答案分析】此题考查少阳病的治禁。少阳病不在表，所以不可发汗。误汗则津液外泄，津伤热盛，可致谵语，为胃热循经上扰所致；轻者，津液尚能自复，胃气得和则愈；津伤重者，不但津伤胃燥，心阴亦可被劫，出现心烦心悸之变证，可知ACD正确。脉弦细为少阳主脉，主邪气结滞。不属汗后变证。手足冷在少阳病阳气内郁时可见，也不属于汗后变证。对少阳病的治禁不熟悉者易多选或漏选。

30. 热入血室的症状可见（　　）

A. 发热　　B. 七八日续得寒热，发作有时

C. 胸胁下满，如结胸状　　D. 寒热发作无定时

E. 昼日明了，暮则谵语，如见鬼状

【正确答案】ABCE

【易错答案】多选或漏选。

【答案分析】此题考查对热入血室的理解。妇女外感发热，适值行经，表热乘经水下行，血室空虚之际而内陷，从而形成热入血室证。太阳转属少阳，故寒热往来，发作有时。肝经环绕阴器，与血室密切相关，血室之热循经上扰，肝经不利，故胸胁下满；血室属阴，暮亦属阴，热邪侵扰阴血，影响心营，故白天神清，至暮则谵语。综上，正确答案为ABCE。

31. 下列方剂组成正确的是（　　）

A. 柴胡加芒硝汤是大柴胡汤去大黄、枳实，加芒硝

B. 柴胡桂枝干姜汤是小柴胡汤去人参、半夏、大枣，加桂枝、干姜、栝楼根、煅牡蛎

C. 柴胡加龙骨牡蛎汤是小柴胡加龙骨、牡蛎、铅丹、大黄、桂枝

D. 大柴胡汤是小柴胡汤去人参、大枣，加芍药、枳实、大黄

E. 柴胡桂枝汤是小柴胡汤合桂枝汤

【正确答案】BE

【易错答案】错选或多选。

【答案分析】本题属记忆性考点，可用排除法。柴胡加芒硝汤是大柴胡汤去大黄、枳实、芍药，加芒硝、人参、甘草组成，故A项错误；柴胡加龙骨牡蛎汤是小柴胡汤去甘草加龙骨、牡蛎、铅丹、大黄、桂枝、茯苓组成；故C项错误。大柴胡汤是小柴胡汤去人参、甘草，加大黄、芍药、枳实组成；故D项错误。

32. 对“有柴胡证，但见一证便是，不必悉具”的正确理解有（　　）

A. 少阳主症中，若只见一部分主症，便可使用小柴胡汤

B. 对少阳主症的某些疑似证，需详审病机，脉症合参，不能仅见一证便使用小柴胡汤

C. 中虚饮停的柴胡疑似证，可少许予服小柴胡汤

D. 这段话的精神实质是要学会抓住主症，解决主要矛盾

E. 小柴胡汤证的临床表现比较单一

【正确答案】ABD

【易错答案】多选或漏选。

【答案分析】少阳主枢，病入少阳以后，可出现的症状较多，但又不一定同时都出现，所以本条提出临床灵活运用小柴胡汤的一条原则，即“有柴胡证，但见一证便是，不必悉具”。但这一“证”，必须能反映少阳的病机特征，方可运用小柴胡汤，否则便不可用之。可见“一证”也并不是灵活无边。如往来寒热、胸胁苦满、呕而发热等症足以反映少阳的病机特点，都可视为“一证”。

33. 下列脉症不可能在少阳病中出现的是（　　）

A. 脉细　　B. 心下支结　　C. 脉迟浮弱

D. 身目发黄　　E. 手足逆冷

【正确答案】CD

【易错答案】多选或错选。

【答案分析】本题可用排除法，脉迟为里寒，脉浮弱是太阳表证，故C项脉迟浮弱不可能在少阳病中；寒湿郁滞，影响肝胆疏泄功能，致胆汁不循常道而外溢，因而身目发黄，病在太阴，故D项不可能在少阳病中。少阳之主脉为弦细脉，其“细”是与太阳病之脉浮、阳明病之脉大相比，相对为细之意，必细而有力；“心下支结”是邪入少阳，枢机不利导致的；少阳阳气内郁的“阳微结”可见手足逆冷。故ABE均可在少阳病中见到，对少阳病没有较全面掌握者容易多选或错选。

34. 下列关于少阳病的病机论述，正确的有（　　）

A. 外邪侵犯少阳，致胆火内郁，枢机不运，经气不利，进而影响到脾胃

B. 少阳病为半表半里证，即少阳病既有表证又有里证

C. 少阳病能内传阳明，也能复出太阳

D. 少阳病兼有足少阳胆经和手少阳三焦经的病变

E. 以上说法均正确

【正确答案】AD

【易错答案】多选或漏选。

【答案分析】少阳病包括手少阳三焦经和足少阳胆经病变，位于半表半里，主持枢机。“半表半里”指其病位，而非指少阳病既有表证又有里证，故B项错误。少阳病随着病程的延长，可以出现邪热由表入里，内传阳明，出现“无大热，躁烦”；也可因误治损伤脾阳，内传三阴为病；或者机体正气恢复，病邪衰退，而逐渐病愈。但无论是否经误治，都不会出现复出太阳的转归，故C项错误，对疾病的传变规律不详者易错选。

35. 下列汤证中，与三焦病变关系较大的有（　　）

A. 小柴胡汤证　　B. 大柴胡汤证　　C. 柴胡桂枝干姜汤证

D. 柴胡加龙骨牡蛎汤证　　E. 柴胡加芒硝汤证

【正确答案】ACD

【易错答案】多选或漏选。

【答案分析】少阳为枢，其气通行于上中下三焦，单纯少阳病与三焦关系较大，小柴胡汤证主治少阳病，故A正确；大柴胡汤主治少阳病邪结胆腑，偏于半里，故B错误；柴胡桂枝干姜汤主治少阳枢机不利，三焦决渎失职所致兼痰饮内结者，故C项正确；柴胡加龙骨牡蛎汤主治少阳病胆火内郁，热扰肝魂，因三焦失通而出现小便不利，故D项正确；柴胡加芒硝汤主治少阳病兼阳明潮热，与三焦关系不大，故E项错误。

（三）简答题

1. 少阳与少阳病的含义分别如何？

【正确答案】少阳，即阳气较少之意。人身阳气，盛极为阳明，广极为太阳，阳气未盛未大之初，则谓之一阳，或称嫩阳。少阳亦称少火。因其主生发活动，故有“少火生气”的作用。

少阳病是病邪侵袭半表半里，影响少火之敷布与枢机之运转，而出现的少火被郁与枢机不利的病变。其病既非太阳表证，亦非阳明里证，而属半表半里证。

【易错答案】对少阳及少阳病的含义理解不清，表达不全面，要点遗漏。

【答案分析】少阳包括手少阳三焦和足少阳胆。手少阳三焦决渎而通调水道，又是水火气机通行之道路；足少阳胆内寄相火，主疏泄，喜条达而恶抑郁。手足少阳经脉相连，故两者功能正常，则枢机运转，三焦通畅，水火升降自如，阳气游行于上下，通达于内外，以发挥温煦长养之功，犹如人体阳气布散之枢纽，故曰：“少阳主枢。”

生理影响病理，当少火被郁或半表半里枢机不利时则发为少阳病。出现口苦、咽干、目眩等少火被郁的病症，或往来寒热、胸胁苦满、默默不欲饮食、心烦喜呕等枢机不利的见症。

2. 少阳病的成因和证候分类如何？

【正确答案】少阳病的成因有二：一为本经自受外邪，为外邪直入半表半里而发病，称原发的少阳病。二是太阳先病，由外向内转入少阳而发病，称转属的少阳病，多是由患者本身机体气血不足所致。

证候分类：原发的少阳病，根据少火被郁的轻重表现，可将其分为少阳伤寒证和少阳中风证。仅仅是脉弦细而头痛发热者，为少阳伤寒；兼目赤，胸中满而烦者，为少阳中风。他经转属的少阳病，根据其病位深浅、病情浅重的程度，分为小柴胡汤证和大柴胡汤证。邪结较轻，偏于半表者，为小柴胡汤证；邪结较重，偏于半里者，为大柴胡汤证。

【易错答案】对少阳病的发病理解不清，造成答案不全或不准确。

【答案分析】伤寒六经病的发病成因不外乎两个：一是本经自受外邪，外邪直中所致；二是由医者误治或随病程演变，由他经转属所致。主要从这两方面分析，再具体到每一经的情况稍有不同。证候分类主要是根据各经本证的特点来划分，如太阳病篇根据感邪性质不同、体质强弱的差异分为太阳中风、太阳伤寒和太阳温病。阳明病篇根据热实偏重不同分为阳明经证和阳明腑证。少阳病篇则主要根据成因进行分类。对各经本证有较清晰把握者方能准确作答。

3. 少阳病的主要脉症、病机、治则、方药是什么？

【正确答案】少阳病的主要脉症包括：口苦，咽干，目眩，往来寒热，胸胁苦满，嘿嘿不欲饮食，心烦喜呕，脉弦细，舌苔白。

病机：正气不足，病邪侵入少阳，少阳枢机不利，正邪纷争，胆火内郁，进而影响脾胃。

治当以和解少阳，枢转气机为主，主方为小柴胡汤。

【易错答案】对《伤寒论》中小柴胡汤证理解不到位，记忆不牢造成答案不全或不准确。

【答案分析】少阳位于半表半里，主持枢机。伤寒或中风，经过五六日左右，外邪可由太阳转入少阳，枢机不利。邪气方盛，少阳被郁，阳气出入受阻，郁遏不能外达，则不发热而恶寒；郁极求伸，阳气亢奋，则发热而不恶寒。正邪相争于枢机之位，互有进退，恶寒发热交替出现，次数不定，亦无规律，形成往来寒热，故往来寒热是少阳病的特有热型。少阳经脉布胸胁，邪结两胁，经气不利，故胸胁苦满。胆失疏泄，胆火内郁，影响情志，故时有心烦，默默不语。胆气犯胃，胃失和降，故不欲饮食，常有作呕。以上为小柴胡汤证的四组主症，分别从少阳的气化特征、经络为病、脏腑功能三个方面，反映了少阳的发病特点。邪入少阳，枢机不利，非表非里，汗下不宜，只可和之，故以小柴胡汤和解少阳。

4. 试述少阳病提纲中的证候及其机制。

【正确答案】少阳病提纲证为口苦、咽干、目眩。少阳主生发之气，性喜条达而恶抑郁。邪犯少阳，少火被郁，郁则病作。胆火上炎则口苦，火盛灼津则咽干，风火相煽则目眩，尤以目眩一症，为少阳病所独有。此三症均具有少火被郁的特征，故为少阳病提纲。

【易错答案】对少阳病提纲证机制表达不全或错误。

【答案分析】作答本题，应先明确少阳提纲证的证候，然后再对其进行逐条分析，方能形成较为准确、清晰的答案。另目眩一症，尤需点明为少阳病所独有。如果仅是口苦咽干，而无目眩，也可能由阳明即将化热化燥所致；而目眩则为少火被郁，风火上煽之明证。但此目眩，与痰饮之头眩不同。痰饮之眩，目光明了，视物旋转动摇；本证之目眩，目光昏晕，视物昏花不清。

5. 小柴胡汤证的或然证如何？如何加减用药？

【正确答案】小柴胡汤证为少阳病的主要病证，少阳为枢，临表近里，其气游走于上中下三焦，可波及其他脏腑，出现诸多或然证。可见胸中烦而不呕，或渴，或腹中痛，或胁下痞硬，或心下悸、小便不利，或不渴、身有微热，或咳。

若胸中烦而不呕，去半夏、人参，加栝楼实；若渴，去半夏，加人参、栝楼根；若腹中痛，去黄芩，加芍药；若胁下痞硬，去大枣，加牡蛎；若心下悸、小便不利，去黄芩，加茯苓；若不渴、外有微热，去人参，加桂枝；若咳，去人参、大枣、生姜，加五味子、干姜。

【易错答案】由于小柴胡汤证的或然证较多，对其具体描述不太全面，尤其是药味的功用异同的阐述不详尽，对细节问题易有遗漏。

【答案分析】对于或然证，治宜随症加减。如胸中烦而不呕，是邪热聚于胸中，胃气尚和，故去人参之补，恐其助邪，不呕故去半夏，加栝楼实荡涤胸中痰热而除烦。如渴，是木火内郁，损伤津液，故去辛燥之半夏，加人参、栝楼根甘苦凉润以生津。如腹中痛，为脾络不通，故去苦寒之黄芩，加芍药破阴结，通脾络而止腹痛。若胁下痞硬，是少阳经气郁结较重，故去壅满之大枣，加牡蛎以软坚散结。如心下悸，小便不利，是三焦水道失调，水气上犯下停，故去苦寒之黄芩，加茯苓以利水宁心。如不渴，外有微热，是表邪未尽，故去人参之补益，以防留邪，加桂枝微汗以解表邪。如咳者，乃肺寒气逆，故去人参、大枣之壅滞，加干姜温肺散寒，五味子收敛肺气。既加干姜，就不必再加生姜。

6. 小柴胡汤的组成药物和功效是什么？

【正确答案】小柴胡汤组成药物有柴胡、黄芩、人参、半夏、甘草、生姜、大枣。

方中柴胡味辛，宣散半表之邪；黄芩味苦，可清半里之热。柴芩相配，共解半表半里之邪，为小柴胡汤之主药。半夏、生姜调理脾胃而降逆止呕。凡邪入少阳，意味着正气已有所不足，故用人参、炙甘草、大枣甘温益气和中，扶正以祛邪。诸药合用，有调达上下、宣通内外、和畅气机、枢转少阳的作用，且用去滓再煎之法，是取其气味醇和、药性纯合之意。

【易错答案】对小柴胡汤药物组成不明者易遗漏，对药物功效不详者易表达不准确。

【答案分析】作答本题应先罗列药物组成，再分析各个药物在方中的功效主治、特殊药对的作用以及诸药合用起到的总体功效，才算较为完整的答案。

7. 大柴胡汤证的病机、证候、方药配伍如何？

【正确答案】大柴胡汤证病机是邪入少阳，枢机不利，邪结较重，偏于半里。

证候有呕不止，心下急，郁郁微烦，心下痞硬，便秘或下利，发热等。

方药配伍为由小柴胡汤去人参、甘草加枳实、芍药组成。以柴胡、黄芩疏散胆火，半夏开结止呕，姜、枣和荣卫；因为呕不止，所以加大生姜用量，由小柴胡汤中的三两加至五两；因有心下急，甚至痞硬的症状，所以不用人参、甘草之补益；郁热较重并有结滞，加用枳实行气分之结，加芍药破血分之结，加大黄通以胆腑兼治大便硬。诸药配伍以枢转少阳，开结泄热。可见大柴胡汤是在小柴胡汤的基础上更突出祛邪开结的作用。

【易错答案】将大小柴胡汤的病机、证候相混淆。或对大柴胡汤方中诸药加减运用病机不详者易表述错误。

【答案分析】虽同为少阳病本证，但大、小柴胡汤的病位深浅有别，病情轻重程度不同，大柴胡汤的邪结较重，偏于半里，故其证候较小柴胡汤为重，由“喜呕”转为“呕不止”，由“胁下痞硬”转为“心下急”，故治法方药运用也不尽相同，小柴胡汤兼有补虚的成分，而大柴胡汤则更突出于祛邪开结的作用。应加以区分。

8. 柴胡桂枝汤证的主要脉症、病机、治疗如何？

【正确答案】柴胡桂枝汤证的主要脉症：发热，微恶寒，肢节烦疼，微呕，心下支结。

病机：太阳表证未罢，病邪初入少阳，形成的太阳少阳并病的证治。太阳表证虽仍在，但病邪已衰退大半，病情较轻，故症见发热，微恶寒，肢节烦疼；邪气初入少阳而轻，故呕吐曰“微”，不是胁下苦满，而是“心下支结”，属太阳、少阳并病之轻证。

治法：发汗解肌，和解少阳，以太少双解。方用柴胡桂枝汤，以小柴胡汤、桂枝汤各剂量之半合剂成方。以桂枝汤剂量之半解太阳之表，以小柴胡汤剂量之半和半表半里。病症轻用药亦轻。

【易错答案】对柴胡桂枝汤证的脉症、病机表达不准确或表述不全，要点遗漏。

【答案分析】对于此类题的作答，首先要对其原文较为熟悉，《伤寒论》第 146 条：“伤寒六七日，发热，微恶寒，肢节烦疼，微呕，心下支结，外证未去者，柴胡桂枝汤主之。”条文一般对脉症的论述较全，部分条文需要反推其症状。然后再分析其形成病机，各主症、病机，治疗用药功效及特点。

9. 柴胡加龙骨牡蛎汤证的主症、病机、治法、方药组成如何？

【正确答案】主症：胸满烦惊，小便不利，谵语，一身尽重，不可转侧。

病机：少阳胆火内郁，扰乱肝魂。伤寒误用攻下之法，导致邪陷少阳，使无形之火不能外出，循经扰胸，出现胸中烦满；胆火内郁，扰及肝魂，出现惊悌不安而谵语；枢机不利，三焦失通，既不能外通肌腠，又不能下输膀胱，出现一身尽重，小便不利。

治法：枢转少阳，通利三焦，镇惊安神。

方药组成：柴胡、黄芩、半夏、人参、生姜、大枣、龙骨、牡蛎、铅丹、茯苓、桂枝、大黄。

小柴胡汤去甘草，加入龙骨、牡蛎、铅丹镇惊安魂，加桂枝温阳化气，茯苓宁神志而利小便，大黄清泄里热，共奏和少阳、利三焦、调肝胆、镇肝魂之功。

【易错答案】药味不全，主症功效表达不准。

【答案分析】作答此题首先应熟悉柴胡加龙骨牡蛎汤证的条文，对其病机分析时尤应注意对主症中烦惊及谵语的解释，谵语者可因胃热上扰心神所致，也可因胆火内郁，热扰肝魂所致，但其兼证不同，应仔细加以区分。

10. 柴胡加芒硝汤证的主症、病机、治法、方药如何？

【正确答案】柴胡加芒硝汤证的主症为胸胁满而呕，日晡所发潮热，微利。

病机是少阳枢机不利兼阳明热而未实。少阳经脉布两胁，邪入少阳，枢机不利，故胸胁满，胆气犯胃，胃气不降则呕；热入阳明，则日晡所发潮热，本当大便结硬，医误用热性泻下之品，肠道之实可去，而里热仍在，出现潮热、微利。

治当先表后里，先解少阳，再于和解中兼治阳明。

药物组成有柴胡、黄芩、人参、甘草、生姜、半夏、大枣、芒硝。功效为和解少阳枢机，清泄阳明里热。

【易错答案】病机、证候表达不准，或者药味不全。

【答案分析】柴胡加芒硝汤为和解少阳兼清阳明之剂。本方用小柴胡汤原剂量的三分之一，又加一味芒硝组成。因本证虽已而微利，但潮热未除，故加芒硝以泄阳明里热。因前已用小柴胡汤和解少阳，故只需用小剂量的小柴胡汤，以防少阳未尽之邪内陷。证候为胸胁满而呕，日晡所发潮热，大便结硬。

11. 柴胡桂枝干姜汤证的主症、病机、治法、方药如何？

【正确答案】柴胡桂枝干姜汤证的主症：胸胁满微结，小便不利，渴而不呕，但头汗出，往来寒热，心烦。

病机：少阳枢机不利兼痰饮内结。伤寒汗下之后，邪入少阳，枢机不利，三焦决渎失职，痰饮结而不化，津不上承，水不下行，饮阻阳郁，出现诸症。

治法：和解少阳，温化痰饮。

药物组成：柴胡、桂枝、干姜、栝楼根、黄芩、牡蛎、甘草。

【易错答案】对柴胡桂枝干姜汤证病机、证候表述不准，或遗漏药味。

【答案分析】柴胡桂枝干姜汤为和解少阳、疏转气机、温化痰饮之剂，能治疗少阳枢机失调，气化不利，寒热错杂，痰饮内停的病证，本方由小柴胡汤去半夏、人参、大枣、生姜，加桂枝、栝楼根、牡蛎、干姜而成。方中柴胡、黄芩和解少阳，枢转气机；栝楼根、牡蛎化痰软坚；桂枝、干姜温化痰饮。因不呕，故去半夏、生姜，因水饮内停，故去人参、大枣之壅补。因痰结阳郁，故初服正邪相争，而见微烦。复服则阳气通达，表里调和，汗出而愈。

12. 三阳病皆可见“头痛发热”症状，应如何鉴别？

【正确答案】三阳病皆可见“头痛发热”症状，但其病机不同，则其病位、热型、相兼症状也不相同。

太阳之表证发热，常与恶寒并存，乃肤表受邪，卫被邪扰，与邪搏争，阳浮而盛，除发热外，尚伴有脉浮，卫阳不能卫外而伴见恶寒；足太阳经脉上额交巅，还出别下项，外邪侵袭太阳经络，经气不利，营阴滞涩，出现头项强痛，其头痛偏于后脑，太阳经循行部位。

阳明之里证发热，为蒸蒸发热，是阳明里热蒸腾于外所致，其热不恶寒，反恶热，可伴有大汗，口渴，脉洪大或滑数，且汗出热不衰；其头痛应在前额，阳明经循行部位。

少阳病之发热为寒热往来，休作有时，是邪入少阳半表半里枢机之位，正邪纷争，互有进退所致，头痛重点在两侧，同时可伴见少阳枢机不利所致的胸胁苦满，默默不欲饮食，心烦喜呕，脉弦细。

【易错答案】对三阳病的理解不清，表达不准。

【答案分析】对异同点的作答，首先要明确其共同症状，再从病机、特点、相兼症状方面分别论述其不同，能够梳理出条理较为清晰的答案，且不易遗漏。

13.《伤寒论》原文100条中的“阳脉涩，阴脉弦”应如何理解？

【正确答案】《伤寒论》原文第100条“伤寒，阳脉涩，阴脉弦，法当腹中急痛，先与小建中汤，不差者，小柴胡汤主之”，是以脉象概言病机，阐述腹痛可治以小柴胡汤。一般理解为阳部脉主阳，“涩”示不足，说明阳气虚少；阴部脉主阴，“弦”示有余，说明阴寒较盛。言其阳虚阴盛致腹中痛的证治。

【易错答案】若对条文不熟悉，断章取义，撇开阴阳，只谓“涩”示血瘀；“弦”示肝郁，说明肝郁气滞血瘀，则失之千里。

【答案分析】本条以脉象概言病机，阐述腹痛可治以小柴胡汤。阳脉涩，阳部脉主阳，“涩”示不足，说明阳气虚少；阴脉弦，阴部脉主阴，“弦”示有余，说明阴寒较盛。既是阳虚阴盛，此腹中急痛，首先应考虑的是中焦虚寒性腹痛，属寒凝脾络，气血不通，不通则痛。治以小建中汤，温中补虚，通络止痛。服汤后，腹痛未愈，知非中焦虚寒。根据“阴脉弦”，又可考虑此腹痛为邪结少阳，木邪乘土所致。因弦乃少阳主脉，腹痛又是小柴胡汤证的或然证。故再用小柴胡汤和解少阳，疏达胆胃。

14.少阳病兼证有哪几种？用何方治疗？

【正确答案】少阳病兼证共有四种：一为少阳病兼表证，两者均较轻微，以柴胡桂枝汤太少两解；二为少阳兼阳明潮热者，用柴胡加芒硝汤，兼清阳明里热；三为少阳兼痰饮内结，投柴胡桂枝干姜汤，兼温化痰饮；四为少阳兼烦惊谵语，肝魂被扰，方用柴胡加龙骨牡蛎汤，兼镇惊除烦。

【易错答案】对这四种少阳病兼证具体描述不太全面，对细节问题多有遗漏。

【答案分析】少阳外邻太阳之表，内近阳明之里，病邪每多传变，故病证常有兼挟。若少阳兼太阳表证，可见发热微恶寒、肢节烦疼、微呕、心下支结等症；若少阳内兼阳明，可见胸胁满而呕、潮热等症；若兼水饮内停，可见胸胁微结、小便不利、渴而不呕、但头汗出等症；若伤寒日久，邪热内郁化火，而误下之，可见胸满烦惊、小便不利、谵语、一身尽重等症。

15.小柴胡汤的煎服方法有何特殊要求？目的何在？《伤寒论》中还有哪些方剂用类似方法？

【正确答案】小柴胡汤的方后注云：以水一升二斗，煮取六升，去滓，再煎取三升。温服一升，日三服。即要求煮后去滓再煎，是指煎好的药液再行加热浓缩的过程，目的在于使其气味醇和，药性纯合，寒热同行，攻补兼施，更好地发挥和解作用。《伤寒论》中半夏泻心汤、生姜泻心汤、甘草泻心汤、旋覆代赭汤、大柴胡汤、柴胡桂枝干姜汤也是采取类似方法煎煮的。

【易错答案】对小柴胡汤的煎法仍按常规方法对待。

【答案分析】此题需对《伤寒论》中特殊方药的煎服方法有较为全面的掌握方能准确作答。小柴胡汤有枢转少阳、和畅气机、调达上下、宣通内外的作用。为更好地发挥药效，张仲景采用去滓再煎之法，是取其气味醇和、药性纯合之意，使药物更加符合病情。另如桂枝汤的服药方法，麻黄汤的煎煮方法，泻心汤的渍法等，在学习《伤寒论》时均须格外注意。

16. 小柴胡汤可以和里解表的机制是什么？

【正确答案】少阳主枢，位居半表半里，其气游走于上中下三焦，少阳为病，枢机不利，气机郁闭则会病涉表及里，主治方小柴胡汤有和解少阳、运转枢机、通达三焦的作用。上焦气机调畅，则营卫之气得以布达，太阳表气得以敷布，在表之邪则可随汗而解；上焦气机通畅，则津液得以下行，胃肠得以滋润，大便自调，里气因和，故曰小柴胡汤可以和里解表。

【易错答案】题干理解不清、答案具体叙述不全面。

【答案分析】题干问小柴胡汤可以和里解表的机制，因此重点在于阐述少阳为枢，邻表近里，其气游走于上中下三焦，通表达里，气机不畅时可波及其他脏腑，出现他经病变。

17. 柴胡桂枝汤与小柴胡汤去人参加桂枝汤同治太阳、少阳同病，两者有何不同？

【正确答案】两方虽同治太阳、少阳同病，但两者的证候轻重、主次有别。柴胡桂枝汤主治太、少并病。太阳之邪未罢，少阳之证已成，此时，太阳表证已轻，只是发热、微恶寒、肢节烦疼。由于病邪初传少阳，故少阳病证亦轻，只是微呕、心下支结。故桂枝汤、小柴胡汤各取半量而治之。小柴胡汤去人参加桂枝汤治少阳病兼表证者，其病变重心在少阳，兼见轻微表证，更无肢节烦疼。故两者有所偏重，不可混同。

【易错答案】将柴胡桂枝汤、小柴胡汤去人参加桂枝汤相互混淆，尤其是二者的功用异同的阐述不详尽，对细节问题多有遗漏。

【答案分析】小柴胡汤去人参加桂枝汤治少阳病兼表证者，其病变重心在少阳，兼见轻微表证，更无肢节烦疼。凡太阳少阳并病，见有发热恶寒，胸胁苦满，头痛，口苦，腹痛，肢节烦疼，舌质淡红，苔薄白或薄黄，脉弦、浮、数等症状时，可考虑应用柴胡桂枝汤。两者有所偏重，不可混同。

18. 如何理解《伤寒论》原文第 97 条“脏腑相连，其痛必下，邪高痛下，故使呕也”这句话？

【正确答案】“脏腑相连”是谓肝胆相连，脾胃相关，其气互通，既能相互制约，又能相互传变。邪入胁下，枢机不利，克伐中土，胃气不降，故使呕也。“邪高痛下”之“痛”，此可作“病”解；“高”“下”，是相对部位而言。病在少阳，胆位胁下，相对偏上，故称“邪高”；木邪乘土，脾胃偏下，呕痛并见，故称“痛下”。

【易错答案】因不能正确地理解《伤寒论》原文第 97 条，造成答案表达不准。

【答案分析】《伤寒论》原文 97 条为小柴胡汤证的病机，全文共分 4 段，分别阐述小柴胡汤证的潜在病机以及各主症的病机。言简意赅，故作答时应结合少阳病病理变化进行解释，避免断章取义。

19. 如何理解《伤寒论》原文101条“伤寒中风，有柴胡证，但见一证便是，不必悉具”？并举例说明。

【正确答案】本条提出临床灵活应用小柴胡汤的一条原则，主要着眼点应放在“不必悉具”上。少阳主枢，伤寒或中风，转入少阳以后，可能出现的症状较多，但又不一定同时都出现，若等待诸症悉具，只会延误时机，所以张仲景提出“有柴胡证，但见一证便是，不必悉具”。临床辨证运用是只需抓住其中主要的症状就可以了。但这一“证”，必须能反映少阳的病机特征，方可运用小柴胡汤，并非灵活无边，如往来寒热、胸胁苦满、呕而发热等症足以反映少阳的病机特点，都可视为“一证”，否则便不可用之。

【易错答案】片面地认为只要是少阳证得任何一证都可以。

【答案分析】此题作答是需从两个方面辨证看待，一方面阐述“但见一证”使用的原因在于少阳主枢，邪入少阳，可能出现的症状及或然证较多，故只需抓住反映少阳病机特征的主症便可大胆运用柴胡汤，不致延误时机。另一方面，疾病辨证时仍需着眼全局，不可只见一两或然证便认为“但见一证”而随意应用，反而出错。

20. 如何鉴别阳微结和纯阴结？

【正确答案】阳微结为少阳热郁，枢转不利，气血失畅，中焦失和，症见头汗出，微恶寒，手足冷，心下满，口不欲食，大便硬，脉细。因有恶寒、手足冷、不欲食、脉细等颇似纯阴结之脉症，故须认真鉴别。辨别要点如下：一是头汗出，纯阴结为阴寒证，不应有汗；阳微结是阳气内郁，不能外达而上蒸，故有头汗出。二是少阴纯阴结，全属里证，决无表证；阳微结则既有表证，又有里证，与半表半里之枢机相关。

【易错答案】不理解阳微结、纯阴结的含义，阐述不详尽，对细节问题多有遗漏。

【答案分析】本条论述阳微结与纯阴结的辨证。可分三段理解，自“伤寒五六日”至“必有表，复有里也”为第一段，阐述阳微结的脉症。微恶寒与头汗出、手足冷并见，当属阳气内郁，但能上蒸，不能外达。脉细同265条之“脉弦细”，乃少阳邪气内结，必弦细有力。胆气犯胃，津液失布，故心下满，不欲食，大便硬。其整体病机为少阳热郁，有碍枢转，气血失畅，中焦失和。其证不重，故称阳微结。

21.《伤寒论》原文“伤寒四五日，身热恶风，颈项强，胁下满，手足温而渴者”，为什么用小柴胡汤主之？

【正确答案】伤寒四五日，身热，恶风，颈项强属太阳表邪未尽。胁下满属邪入少阳半表半里之症。看似太阳、少阳同病，但其病机中心在少阳，故治以小柴胡汤。其辨证关键在于“手足温而渴”，三阳相较，太阳、阳明阳气较多，病则手足热，少阳阳气较少，病则手足不似太阳、阳明之热重，故称“手足温”。少阴和厥阴是手足寒，太阴虽手足温，但并不渴，而本证之渴系小柴胡汤的兼证，故手足温与渴并见，则知其病变重心已在少阳。

【易错答案】表达不准或答案不全。

【答案分析】少阳位于半表半里，主持枢机。伤寒或中风，经过四五日，外邪可由太阳转入少阳，枢机不利。邪气方盛，少阳被郁，阳气出入受阻，郁遏不能外达，则不发热而恶寒；郁极求伸，阳气亢奋，则发热而不恶寒。正邪相争于枢机之位，互有进退，恶寒发热交替出现，次数不定，亦无规律，形成往来寒热，故往来寒热是少阳病的特有热型。

22. 小柴胡汤与大柴胡汤临床如何区别应用?

【正确答案】大小柴胡汤虽然同在少阳病，位居半表半里，但小柴胡汤的病变部位在胸胁，大柴胡汤的病变部位在胸胁又涉及心下和大肠。大柴胡汤证较小柴胡汤证邪结偏里，气机阻滞较重，且兼入阳明，化燥成实。临床应用小柴胡汤时要把握好少阳郁滞，枢机不利，内外上下，肝胆脾胃不和之病机。而只要抓住少阳郁热邪结较重的病机，即可运用大柴胡汤。

【易错答案】简单地认为大柴胡汤证是在小柴胡汤证的病证基础上，又有病邪兼入阳明，化燥成实的临床症状。

【答案分析】大柴胡汤由小柴胡汤去人参、甘草加枳实、芍药组成。其功效为枢转少阳，开结泄热。因为呕不止，所以加大生姜用量，由小柴胡汤中三两加至五两。因为郁热较重并有结滞，本方以祛邪为主，所以不用人参、甘草之补益，而加用枳实行气分之结，加芍药破血分之结。可见大柴胡汤是在小柴胡汤的基础上更突出祛邪开结的作用。

23. 大柴胡汤与柴胡加芒硝汤如何区别应用?

【正确答案】两方均用于少阳兼阳明里实证的治疗。大柴胡汤是在小柴胡汤的基础上，去人参、炙甘草加芍药、枳实、大黄而成，适用于少阳郁热较重并有结滞者，以祛邪为主，加大黄以泄热开结。其适应证为便秘或下利，寒热往来，胸胁苦满，恶心呕吐，口苦咽干，食欲不振，腹痛，心下痞硬，烦躁，头痛，眩晕，口渴，小便黄赤，舌质红，苔黄或腻，脉弦滑数。柴胡加芒硝汤是小柴胡汤加芒硝而成。为少阳病兼阳明，热而未实的证治，适用于正气偏虚，抑或少阳病未罢将罢，邪初传阳明，阳明病证较轻，或伤寒少阳未解，阳明燥实不甚，证候从往来寒热转为日晡潮热，胸胁满而呕，里有热结或腹满，舌干苔白或黄，脉弦实者。

【易错答案】简单地认为大柴胡汤证是在小柴胡汤证的病证基础上，又有病邪兼入阳明，化燥成实的临床症状。造成具体描述不太全面，尤其是二者的功用异同的阐述不详尽，对细节问题多有遗漏。

【答案分析】柴胡加芒硝汤是少阳病兼阳明的证治。伤寒十三日不解，已过两经，病当处于传变之期。胸胁满而呕，为邪入少阳；日晡所发潮热，热入阳明，此属少阳兼阳明之证。潮热无伴见大便结硬，反而出现微利，是医误用丸药攻下所致。此类丸药，多属巴豆类热性泻下之品，泻之肠道可通，但里热难去，故尽管便溏，而潮热依然。治用柴胡加芒硝汤和解中兼治阳明。

24. 柴胡桂枝汤证与柴胡桂枝干姜汤证有何不同?

【正确答案】柴胡桂枝汤证属太阳少阳并病。它既有发热、微恶寒、肢节烦疼的太阳证，又有轻度呕逆、心下支结的少阳证，故治疗是取桂枝汤的半量以解表，取小柴胡汤的半量以和解。柴胡桂枝干姜汤证属少阳枢机不利痰饮内结证，少阳不解，三焦受阻，痰饮内结。它既有往来寒热、胸胁满微结等少阳证，又有小便不利、口渴、头汗出等痰郁证，故治疗以小柴胡汤去人参、半夏、生姜、大枣和解少阳，加桂枝、干姜、栝楼根、牡蛎以温化痰饮。二方中虽均有柴胡、桂枝，但病机、主症、方药作用却有很大差异。

【易错答案】将柴胡桂枝汤证与柴胡桂枝干姜汤证相互混淆。

【答案分析】伤寒五六日，汗下之后，症见胸胁满微结、往来寒热，说明外邪已入少阳，为小柴胡汤证。但少阳病一般口中不渴，小便自可，今渴与小便不利并见，此为本条之辨证眼目，当属气化失常，痰饮内结。少阳枢机不利，三焦决渎失职，痰饮结而不化，津不上承，水不下行，故渴而小便不利。不呕是胃气尚未上逆。但头汗出，系饮阻阳郁。治宜和解少阳，温化痰饮，主以柴胡桂枝干姜汤。太阳表证未罢，而邪已进入少阳，形成太阳少阳并病的证治。伤寒虽已六七日，但仍有发热微恶寒，肢节烦疼，说明表邪尚存；微呕，心下支结，是外邪已入少阳。本证属太阳少阳并病，故治用柴胡桂枝汤太少两解。

25. 试述柴胡桂枝干姜汤证和柴胡加龙骨牡蛎汤证的异同。

【正确答案】二者同属少阳不解，三焦决渎失职所致的少阳病兼证。柴胡桂枝干姜汤证系伤寒误用汗下，造成邪传少阳，三焦受阻，痰饮内结，临床以往来寒热、胸胁满微结、小便不利、口渴、心烦、但头汗出为特征，治宜和解少阳，温化痰饮。柴胡加龙骨牡蛎汤证系伤寒下后，邪传少阳，三焦不利，胆火内郁，扰乱肝魂，临床以胸满烦惊、小便不利、谵语、一身尽重、不可转侧为特征，治宜和少阳、利三焦、调肝胆、镇肝魂。前者为少阳病兼痰饮内结证。后者是少阳病兼胃热谵语证。前者小便不利系三焦决渎失职，水饮内停所致；后者小便不利为三焦枢机不利，里虚津液不行所致。二者宜详加辨认。

【易错答案】对这两种方剂具体描述不太全面，尤其是两者的功用异同的阐述不详尽，对细节问题多有遗漏。

【答案分析】柴胡加龙骨牡蛎汤证是少阳兼烦惊谵语证，由于邪入少阳，枢机不利，三焦壅滞，阳气内郁，不能宣达于外，故见一身尽重，不可转侧；柴胡桂枝干姜汤，主治气化失常，痰饮内结，少阳枢机不利，三焦决渎失职，痰饮结而不化，津不上承，水不下行，故渴而小便不利。不呕是胃气尚未上逆。但头汗出，系饮阻阳郁。治宜和解少阳，温化痰饮。

26. 柴胡加龙骨牡蛎汤证、桂枝附子汤证、白虎汤证中均有“身重不可转侧”症状，三者机制有何不同?

【正确答案】柴胡加龙骨牡蛎汤证是少阳兼烦惊谵语证，由于邪入少阳，枢机不利，三焦壅滞，阳气内郁，不能宣达于外，故见一身尽重，不可转侧，伴见胸满烦惊、小便不利、谵语。桂枝附子汤证为风湿留着肌肉证，因风寒湿邪杂至袭身，留着肌肉，气血流行涩滞不畅，故身体疼烦、沉重，不能自转侧，脉浮虚而涩。白虎汤证是阳明邪热证，由于热邪伤气耗津，肌肉失养，故身重难以转侧，伴见大汗大渴，脉洪大。以上三方证虽有同一症状表现，但审证求因，其具体形成机制则异。

【易错答案】因为不能正确地理解“身重不可转侧”造成答题思路不清楚，要点多有遗落。

【答案分析】症同治不同，则其病机必不同，故主要从病机入手分析。由于病机不同，故除个别症状相同外，其他伴见症状也不同。以此可以相互鉴别。

27. 少阳病兼里虚腹痛，为什么不用小柴胡汤去黄芩加芍药而是用先补后和之法？

【正确答案】采用不同的治法方药是因病机中心不同。少阳病兼里虚腹痛，是由于中焦虚寒，气血不足，复为少阳之邪相乘所致。表里同病，表兼里虚者需先治其里，后治其表。当先以小建中汤调和气血，缓急止痛。腹痛止，再以小柴胡汤和解少阳。

小柴胡汤去黄芩加芍药针对的病情，是以少阳病证为主兼见腹痛者。其腹痛为病涉太阴，脾络不通所致，是在少阳枢机不利的基础上产生的，故治以小柴胡汤加减即可。

【易错答案】对少阳病兼里虚腹痛理解不正确，造成答案不全。

【答案分析】《伤寒论》中张仲景在处理表里同病时主要分为三种情况，表兼里实者，先表后里，防止吐下后表邪内陷。表兼里虚者，先里后表，治分标本缓急，先缓其里急，再兼顾其表。表里证均较轻者，可表里双解。

28. 热入血室的主要证候表现是什么？其病机及治疗方法如何？

【正确答案】热入血室为柴胡汤证的特殊类型，其主要证候有热除而脉迟身凉，或续得热发作有时，胸胁下满或少腹满，昼日明了，暮则谵语等。

病机为妇女感受外邪发热后，适逢月经来潮，表热乘虚内陷，与血相互搏结于血室而引发的一类病证。表热内陷，故脉迟身凉，或血热搏结于血室，出现往来寒热，发作有时；冲脉起于胞中，夹脐上行，至胸中而散，血室之热，随冲脉上逆，行于肝部，则出现少腹满或胸胁下满；肝藏血，血主阴，昼日阳气主外，热势向外，故神志尚清，夜间阳气内迫，血热加重，故暮则谵语。

本证热在血室，实在肝经，治当使邪热有出处。可刺期门，此为肝之募穴，以泄肝热，或主用小柴胡汤，枢转少阳，宣达血室之热，或逢经水适来，使经水继续下行，热随血泄，邪有出路，病即可愈。

【易错答案】热入血室，只认为邪热与血相互搏结于子宫。

【答案分析】狭义的血室是指子宫；广义的血室则总包括子宫、肝、冲任脉。热入血室是指妇女在月经期间感受外邪，邪热与血相互搏结于血室而出现的病证。属妇人外感的一种特殊类型。虽不一定经误治，但随妇人行经表证可内陷，形成变证。治疗方法则应观其脉症，随症治之。

29. 患者，女，28 岁。第一胎足月分娩，产前血压偏高，曾一度发痉，产后第 7 天，体温突然升至 39.6℃，恶露无臭气，白细胞 13.4×10^9/L，中性白细胞占 85%。曾用抗生素治疗 3 天无效。症见恶露未净，腹部胀痛，寒热往来，连日不解，头面浮肿，口苦，恶心，胸痞，时叹息，舌淡红，苔薄腻，脉弦数。请写出：中医诊断、病机、治法、方药。

【正确答案】

中医诊断：少阳发热。

病机：邪入少阳，枢机不利，郁而发热。

治法：和解少阳，清泄郁热，佐以通络。

方药：小柴胡汤加味（柴胡、黄芩、半夏、党参、生姜、大枣、甘草、丹参、川牛膝、制香附）。

【易错答案】症见产前血压偏高，曾一度发痉，产后第 7 天，体温突然升至 39.6℃，容易误诊为产后血虚，肝经热盛，肝风内动所致诸症而进行处方用药。

【答案分析】要对整个病例进行全面分析，抓主症。案例中患者出现的是往来寒热、口苦、恶心、胸痞，这些症状均为少阳病的主症，且舌淡红、苔薄腻，脉弦数，皆为小柴胡汤证。顾及其产后病易郁，体虚，恶露未净，治疗应在小柴胡汤的基础上酌加疏肝活血之药，以畅情志，促进恶露排出。

30. 患者，女，25岁。患者于5月3日足月顺产一男婴。5月6日上午6时许，突发寒战，头昏痛，体温达40℃。用青、链霉素后体温稍降，但当日下午，又发寒战，两腿抽搐疼痛，口唇发绀，体温达41℃，大汗以后稍缓，又复发寒战一阵，血压98/60mmHg。血液查疟原虫阴性，即请中医会诊。主诉：上午突发寒战，继之高热，冷汗甚多，头昏，两侧太阳穴痛，目胀，全身疼痛不适，口苦而干，欲呕，大便整日未行，小便尚畅。脉浮数，舌淡红，苔白微腻。请写出：中医诊断、病机、病证分析、治法、方药。

【正确答案】

中医诊断：产后发热。

病机：产后外感风寒，太少二阳并病。

病证分析：患者寒战与高热交替出现，为少阳病热型，汗出后热减，更可说明此非阳明病之热；且有口苦而干，欲呕等少阳病证；头昏，两侧太阳穴痛，目胀，全身疼痛不适，为太阳表证；由此综合为太阳表证未解，邪气已入少阳，太阳少阳并病。脉浮数，舌淡红，苔白微腻也是其佐证。

治法：解肌透表，调和营卫，和解少阳。

方药：柴胡桂枝汤（柴胡、桂枝、黄芩、甘草、半夏、白芍、生姜、大枣、党参）。

【易错答案】看到突发寒战、继之高热，就诊断为阳明病，又见两侧太阳穴痛、目胀就认为是少阳病，处方柴胡加芒硝汤。判断太片面未能进行全面分析，是导致错误的主要原因。

【答案分析】在对疾病做出诊断时要结合患者的脉、舌还有主诉，进行全面分析，找到关键点，抓住主症，只有这样才不会片面。结合本题，突发寒战、继之高热，是少阳病的主症，且舌淡红、苔白微腻、脉浮数，这些又是太阳病证，故应选柴胡桂枝汤既解太阳之表，又和解少阳。在辨证方面还要四诊合参全面分析，从而做出准确的判断。

小　结

少阳为少火。少火主生发之气，性喜条达而恶抑郁，郁则发病，不郁则病解。口苦、咽干、目眩三症，即为少火被郁的征象，尤其目眩一症，更为其所独有，最能反映出少阳病本质，故为少阳病提纲。

少阳病分为少阳中风与少阳伤寒两个类型。症见目赤、耳鸣、胸中满而烦者，为少阳中风。若见脉弦细，头痛发热者，为少阳伤寒。少阳病病位在半表半里，不在表，就不可发汗；亦非里有实邪，故亦不可吐下，所以汗、吐、下三法，为治少阳病之三禁。若违犯此禁，误汗则热盛津伤，必发谵语，重则出现心烦、心悸之变证。吐下致胸阳受挫，则出现悸而烦等变证。

少阳为初生之阳亦称少火，寅至辰时，为阳气升发之际，所以少阳病多在此时得天阳之助而病愈。

少阳病有自发和从他经转属两个类型。自发的少阳病，其病理是少火被郁，提纲证，少阳中风和少阳伤寒即属此类。转属的少阳病，是表邪进入半表半里，结于胁下，症见往来寒热，胸胁苦满或痞硬，心烦，喜呕等，此为柴胡证。无论自发的还是转属的少阳病，其发病原因均由正气较弱，外邪侵犯少阳所致。“血弱气尽，腠理开，邪气因入”，是仲景对少阳病病机的总概括。邪入少阳，少火被郁证，治当发散郁火；邪结胁下者，治当枢转少阳，均以小柴胡汤为其主方，只是柴胡的用量不同而已。邪结心下拘急者，方用大柴胡汤，枢转少阳兼开结气。唯小柴胡汤临证运用中又有“伤寒中风，有柴胡证，但见一证便是，不必悉具”之论，颇为灵活。但这“一证便是”，是以能否证明少火被郁或邪结胁下为准则，如“往来寒热”“呕而发热”“胸胁苦满”等都是。

少阳病除本证之外，又有兼变证。少阳病兼表证者，而表证轻微，仅身有微热，口不渴而柴胡证明显的，方用小柴胡汤去人参，加桂枝，温覆取微汗愈。若发热微恶寒，肢节烦疼，表证明显，而少阳症状初步形成的，以柴胡桂枝汤太少两解；兼阳明潮热者，用柴胡加芒硝汤，兼涤阳明里热；兼里虚的，先用小建中汤补中，后以小柴胡汤枢转少阳；兼渴而不呕、小便不利者，为痰饮内结，宜用柴胡桂枝干姜汤兼温化痰饮；变烦惊者，方用柴胡加龙骨牡蛎汤，兼以镇惊除烦。

第四章　辨太阴病脉证并治

◎ **重点** ◎

1. 熟悉太阴生理功能、太阴病的概念、分类、诊断、治则。

（1）太阴生理功能：太阴包括手太阴肺与足太阴脾，《伤寒论》中的太阴病主要论述的是足太阴脾的病变。足太阴脾主要功能是主运化，其气以升为顺。

（2）太阴病概念：太阴病是以脾阳虚衰，运化失职，寒湿内盛为主要病理变化的疾病。

（3）太阴病分类：太阴病主要分为表证和里证之分。太阴病表证乃素体太阴体质，复感外邪，以脉浮、发热恶风、肢体痛楚为主要证候特点。太阴病里证是由于体质及感邪程度的不同又有里虚证与里实证之分。里虚证，以自利不渴为特点；里实证，以腑满时痛、大实痛为特点。

（4）太阴病诊断：太阴之为病，腹满而吐，食不下，自利益甚，时腹自痛。若下之，必胸下结硬。

（5）太阴病治则：仲景指出“当温之”的治疗原则，即太阴病治当温中散寒，健脾燥湿。

2. 掌握太阴病提纲证、太阴病病机、治法及代表方、太阴兼表证、太阴腹痛证、太阴发黄证。

（1）太阴病提纲证：太阴之为病，腹满而吐，食不下，自利益甚，时腹自痛。若下之，必胸下结硬。

（2）太阴病病机：脾阳虚衰、寒湿内停、运化失职、升降失职。

（3）治法及代表方：治法以温阳祛寒、健脾祛湿为主；代表方为四逆汤、桂枝汤、桂枝加芍药汤、桂枝加大黄汤等。

（4）太阴兼表证：素体脾阳不足，又复感外邪而治病，以脉浮、发热恶寒、四肢疼痛、便溏或腑满胀满、食少纳差等为主要症状，治以桂枝汤。

（5）太阴腹痛证：太阳病当以汗解，不当下而误下伤脾，脾伤则太阴经脉气血不和，气机壅滞则腹痛；血脉拘急，经脉不通则腹痛。分为轻重两种：轻证，脾络瘀滞不重，时通时阻，故腑满时痛；重证，脾络瘀滞较重，闭阻不痛，持续作痛，痛而拒按，分别治以桂枝叫芍药汤和桂枝加大黄汤。

（6）太阴发黄证：平素脾阳不足，中气本虚，内有寒湿。发汗后脾阳更需，寒湿更盛，以致寒湿中阻，影响肝胆疏泄功能，胆汁不循常道，外溢皮肤，故身、目、小便俱黄。其发黄特点是黄色晦暗如烟熏而无光泽，与湿热阳黄色泽鲜明者不同。治宜温中散寒，除湿退黄，即“于寒湿中求之”，后世多用茵陈术附汤、茵陈五苓散治之。

3. 了解太阴病转归、太阴中风欲愈候、太阴阳复自愈证、太阴转属阳明证。

（1）太阴病转归：有太阴阳复自愈证、太阴转属阳明证两种。

（2）太阴中风欲愈候：太阴中风，四肢烦疼，阳微阴涩而长者，为欲愈。（274）

（3）太阴阳复自愈证：伤寒脉浮而缓，手足自温者，系在太阴；太阴当身发黄，若小便自利者，不能发黄；至七八日，虽暴烦下利日十余行，必自止，以脾家实，腐秽当去故也。（278）

（4）太阴转属阳明证：伤寒脉浮而缓，手足自温者，是为系在太阴；太阴者，身当发黄，若小便自利者，不能发黄；至七八日，大便硬者，为阳明病也。（187）

◎ 难点 ◎

1. 桂枝汤证（276）。

2. 桂枝加芍药汤证（279）。

3. 桂枝加大黄汤证（279、280）。

4. 寒湿发黄证（259）。

精选习题

扫码获取
同步习题

（一）单选题

1. 引起太阴病的主要病机是（　　）

A. 脾阳亏虚，饮食内停　　B. 脾气下陷，阴血不足　　C. 湿邪内盛，脾胃不和

D. 脾运失职，清阳不升　　E. 脾虚失运，寒湿内盛

【正确答案】E

【易错答案】A

【答案分析】太阴病以脾阳虚衰、寒湿内盛、运化失职、升降失常为基本病机。A 选项脾阳亏虚，饮食内停，与太阴病的病机相似，容易选错，但饮食内停与寒湿内盛截然不同，故正确答案应选择 E 项。

2. 以下不属太阴病主症的是（　　）

A. 腹满而吐，时腹自痛　　B. 自利不渴　　C. 食不下

D. 胸下结硬　　E. 手足自温

【正确答案】D

【易错答案】E

【答案分析】太阴病的提纲“太阴之为病，腹满而吐，食不下，自利益甚，时腹自痛。若下之，必胸下结硬”。结合提纲，显然 A、B、C 为太阴病的主症，可以排除。E 答案手足自温，为脾阳虚的程度较轻，脾主四肢，脾阳尚能达与四肢。虽然不是太阴病的提纲证之一，然仍是太阴病的主症。D 选项，因提纲证所出现，学生不加思索，易将答案误选成 E 选项。D 选项的胸下结硬，与胃家实腹满有别，后者因邪实内结，而前者是脏寒为病。误为以满为实，妄用苦寒攻下，更伤中阳，阴寒结聚所致，是误用下法的产生的病证，不属于太阴病的本证，综上正确答案选择 D 项。

3. 太阴病本证的主要治法是（　　）

A. 温阳祛寒，健脾化湿　B. 升举脾阳，祛散寒湿　C. 补中益气，温胃散寒
D. 健脾和胃，利水祛湿　E. 温中散寒，消积导滞

【正确答案】A

【易错答案】B

【答案分析】太阴病的病机为脾阳虚，以里虚寒为主要病证特点，仲景提出“当温之”，治疗方法为温阳祛寒，健脾化湿。B 选项升举脾阳，为脾胃气机升降失常，所采用的治法，显然不是脾阳虚的治法，可以排除。C、D 选项病位在胃，也易排除。E 选项，因太阴提纲证中出现腹满，其腹满与胃家实之腹满易混淆，易选成 E 项。太阴病的性质为虚、寒、湿，所以正确答案选择 A 项。

4.“脾家实”是指（　　）

A. 脾虚水停　B. 脾阳恢复　C. 宿食内阻
D. 实热壅脾　E. 燥屎内结

【正确答案】B

【易错答案】A、C、E

【答案分析】“脾家实”见于太阴病篇原文 278 条：“虽暴烦下利，日十余行，毕自止，以脾家实，腐秽当去也。”“脾家实”即脾阳恢复。脾为脏，属阴，病理上多表现为虚寒之证，脾家实的“实”是相对“虚”而言，即正气充实，脾阳恢复之义。而胃家实中“实”则为邪气盛，不能混为一谈。然对两者不清者，易将答案误选成 A 或 C 或 E。综上正确答案选择 B 项。

5. 太阴虚寒腹痛的特点是（　　）

A. 上腹部疼痛　B. 下腹部疼痛　C. 时腹自痛
D. 下利腹痛　E. 腹满而痛

【正确答案】C

【易错答案】D

【答案分析】结合题目，太阴病提纲证中论述，太阴病清气不升，则下利，下利后，寒凝脾络导致腹痛，貌似正确。考生不加思索，易将答案误选成 D 项，然太阴病会出现下利腹痛，但不是太阴病虚寒腹痛的特点，应注意审题。故正确答案为 C 项。

6. 阳明中寒证与太阴病的鉴别在于（　　）

A. 前者为实证；后者为虚证

B. 前者虚寒较轻；后者虚寒较重

C. 前者仅见不能食；后者还有下利腹痛等

D. 前者为胃阳素虚，复感外邪；后者为脾虚不运，寒湿中阻

E. 前者为小便不利；后者为小便利

【正确答案】D

【易错答案】C、E

【答案分析】太阴虚寒为邪犯太阴，脾阳受损，寒湿停滞所致，症见腹满而吐，食不下，自利益甚，时腹自痛等；阳明中寒多由平素胃阳不足，复感寒邪，或因中焦阳虚，寒从内生，致胃中虚冷所致，症见不能食，小便不利，手足濈然汗出，大便初硬后溏等。C或E选项为阳明中寒证与太阴病的各自病症，叙述均很正确，但不是两者的鉴别点，两者的病机才是鉴别关键，所以正确答案选择D项。

7. 太阴中风出现四肢烦疼的病机是（　　）

A. 风寒束表，营阴郁滞

B. 太阴里虚，营血不足，筋脉失于濡养

C. 太阴病兼表，湿邪留着

D. 脾虚湿停，复感外邪，里湿与风邪相搏于四肢

E. 脾虚气血生化乏源，肢节失养

【正确答案】D

【易错答案】C

【答案分析】太阴中风是患者中阳不足，脾虚不运，感邪后正气不能达表抗邪所致。脾主四肢，风为阳邪，太阳中风，则风湿相搏于四肢，故四肢烦疼。C选项太阴病兼表，湿邪留着，解释貌似正确，易选错。然与D选项比较，显然不够全面，所以正确答案选择D项。

8. 原文“太阴中风，四肢烦疼，阳微阴涩而长者”中，“阳微阴涩而长”说明（　　）

A. 太阴脾虚挟湿，邪去正复，病将转愈

B. 太阴病脾阳不足，湿邪困郁将化热转阳

C. 太阴脾阳不足，营气虚少，病程长

D. 脾阳恢复太过，病将转阳明

E. 太阴病复感外邪，寒湿困脾，脾阳难复

【正确答案】A

【易错答案】E

【答案分析】太阴中风是风邪兼有里湿，其脉应浮虚兼涩，今脉见浮而微，知其在外之邪已衰。脉沉取虽涩，而应指稍长，知其里邪充实而湿未盛，此为邪气已衰，里气充盛。由阴转阳之脉象，当为病愈。本题主要考查“阳微阴涩而长”的理解，为难点，易误选成E项。结合分析正确答案选择A项。

9. 原文“自利不渴者，属太阴，以其脏有寒故也”中，“不渴”是因为（　　）

A. 太阴主湿，寒湿内停　　B. 太阴虚寒，里有寒饮　　C. 里无热邪，津液未伤

D. 脾肾阳虚，水湿内生　　E. 下利后饮水过多

【正确答案】A

【易错答案】B

【答案分析】太阴病为脾阳不振，失于运化，因而寒湿内盛，脏有寒为太阴病机上的特点。脾为阴土，喜燥恶湿，病则邪从湿化，寒湿弥漫，虽自发下利，但口不渴，是太阴本当有寒，而阴邪又中也。B选项太阴虚寒，里有寒饮，与A选项太阴主湿，寒湿内停，不易分辨。易选错。综上正确答案为A。

10. 太阴病提纲证若误下后则可致“胸下结硬”，其机制是（　　）

A. 下后邪陷，痰热互结胸膈

B. 误下伤脾，气机痞塞成痞证

C. 误下伤脾，水饮内结成悬饮证

D. 误下伤脾，脾失健运，瘀热互结

E. 误下中阳更伤，脾虚不运，气机阻滞

【正确答案】E

【易错答案】B

【答案分析】本题主要考查太阴病腹满与胃家实之腹满的区别。若误认为腹满为实邪阻滞，妄用攻下之法，则更伤中阳，气血更加凝滞，则致胸下结硬，两者不清者易将答案误选成B项。然气痞，满而不硬，所以正确答案选择E。

11. 原文：太阴病，脉浮者，可发汗，宜（　　）

A. 麻黄汤　　B. 桂枝汤　　C. 桂枝人参汤

D. 麻黄细辛附子汤　　E. 桂枝加附子汤

【正确答案】B

【易错答案】A

【答案分析】太阴病，既是指素体脾阳不足，内有寒湿，又复感外邪而引起，故称太阴表证。考生若不加思索认为有表证就当发汗，易错选A选项。但太阴表证，不可峻汗，只宜桂枝汤缓发其汗，所以正确答案选择B。

12. 太阴病发黄，其治法为（　　）

A. 温阳散寒，健脾燥湿　　B. 温补肾阳，利水退黄　　C. 当温之，宜服四逆辈

D. 温中散寒，利湿退黄　　E. 通阳化气，利水散湿

【正确答案】D

【易错答案】B

【答案分析】太阴病是脾阳虚衰，运化失职，寒湿内盛为主，因太阴主湿，若小便不利，致湿邪内郁，影响胆汁正常疏泄，最易形成黄疸。应先温脾阳而散寒，利湿邪而退黄疸。B选项温补肾阳、利水退黄是黄疸的治法，不是太阴病发黄的治法，易选错，考生应注意审题，所以正确答案选择D。

13. 太阴里虚寒，复感外邪，表邪较重，治宜（　　）

A. 先温里，后解表　　B. 表里同治　　C. 桂枝人参汤

D. 桂枝汤　　E. 麻黄汤

【正确答案】D

【易错答案】E

【答案分析】太阴里虚寒，复感外邪，表邪较重，根据“急则治其标”所以 A、B 可以排除。太阴表里同病，治表当发汗，C、D 皆为发汗剂易将答案选错。然太阴病里阳不足不可峻汗，宜用桂枝汤，微发其汗，通过调和脾胃，达到扶正祛邪之目的，所以正确答案选择 D 项。

14. 下列哪项不属于寒湿发黄的主要脉症（　　）

A. 身黄目黄小便黄　　B. 黄色晦暗　　C. 手足自温

D. 脉迟缓　　E. 小便清长

【正确答案】E

【易错答案】C

【答案分析】黄疸是以目黄、身黄、小便黄为主症的一种病证，所以排除 A 选项。C 选项太阴病为脾阳虚，脾主四肢，手足当不温，易选错。手足自温其实为太阴脾阳虚衰之轻证。寒湿发黄则其色必晦暗，其脉象多为缓弱或为沉细，所以排除 B、D 选项。而太阴病寒湿内停，湿邪不得气化，则小便不利，所以正确答案选择 E 项。

15. 下列湿热发黄与寒湿发黄的鉴别点中，错误的是（　　）

A. 前者发热，后者不发热　　B. 前者黄色鲜明，后者黄色晦暗

C. 前者口渴，后者口不渴　　D. 前者大便硬，后者大便溏

E. 前者小便不利，后者小便自利

【正确答案】E

【易错答案】A

【答案分析】本题考查寒湿发黄与湿热发黄的鉴别，显然 B、C、D 叙述正确。A 选项前者发热，后者不发热，叙述正确，但是不是两者的区别，易选错。太阴病寒湿内停，湿邪不得气化，小便当不利，所以正确答案选项为 E。

16. 桂枝加芍药汤证中“腹满时痛”的机制为（　　）

A. 脾虚湿阻，气机不利，阳气时通时闭

B. 误下脾伤而气滞络瘀，气血不通

C. 误下邪陷，寒痰互结胸膈，波及全腹

D. 邪结阳明，气机阻滞，腑气不通

E. 发汗后，脾虚失运，痰湿壅滞，气机不通

【正确答案】B

【易错答案】A

【答案分析】A 选项脾虚湿阻，气机不利，阳气时通时闭，可以导致腹满时痛，然而不是太阴病误用下法出现“腹满时痛”的机制。考生应注意审题，否则易选错。《伤寒论》太阴病篇

原文279条："本太阴病，医反下之，因而腹满时痛者，属太阴也，桂枝加芍药汤主之。"误下致使表邪内陷，气血凝滞于脾络，因而腹满时痛。故B项正确。

17. 桂枝加大黄汤证，在应用大黄、芍药时宜减之，其原因是（　　）

A. 证中有表证，里证不重

B. 太阴病脾胃虚寒，不宜用大黄

C. 证中有脉弱，下利，不宜破泄

D. 表未解而腹痛较甚

E. 以上都不是

【正确答案】C

【易错答案】B

【答案分析】本题桂枝大黄汤证是太阳病误下导致太阴里实证，且是里实的程度较重，所以A选项可以排除。太阴病中焦多虚寒，不宜用苦寒之大黄，叙述正确，然不合题意，题中是大黄减量，而不是去掉。所以B选项可以排除，但易选错。太阴病患者胃气已弱，积滞易动，少用即可，若用量不减，则伤及胃气，造成下利的后果，所以正确答案选择C项。

18. 桂枝加芍药汤的药物组成是（　　）

A. 桂枝汤中甘草加至三两，芍药加至五两

B. 桂枝汤中生姜加至四两，芍药加至六两

C. 桂枝汤中仅把芍药量加至六两

D. 桂枝汤中桂枝加至四两，芍药加至五两

E. 桂枝汤中减桂枝量，加芍药量

【正确答案】C

【易错答案】错选。

【答案分析】本题考查桂枝加芍药汤的组成，为记忆难点，易选错。桂枝加芍药汤药物组成：桂枝三两（去皮），芍药六两，甘草二两（炙），大枣十二枚（擘），生姜三两（切）。所以正确答案选择C项。

19. 桂枝加大黄汤的药物组成是（　　）

A. 桂枝汤原方加大黄　　B. 桂枝汤中芍药加量，再加大黄

C. 桂枝汤去芍药，加大黄　　D. 桂枝汤中桂枝加量，再加大黄

E. 桂枝汤去甘草加大黄

【正确答案】B

【易错答案】A

【答案分析】本题考查桂枝加大黄汤的药物组成，为记忆难点，容易选错。桂枝加大黄汤的组成：桂枝三两（去皮），大黄二两，芍药六两，生姜三两（切），甘草二两（炙），大枣十二枚（擘）。所以正确答案选择B项。

20. 理中汤证、桂枝加芍药汤证、桂枝加大黄汤证三者共有的症状为（　　）

A. 呕吐　B. 身黄　C. 利不止

D. 腹满痛　E. 胸下结硬

【正确答案】D

【易错答案】C

【答案分析】《伤寒论》太阴病篇原文 279 条："本太阴病，医反下之，因而腹满时痛者，属太阴也，桂枝加芍药汤主之；大实痛者，桂枝加大黄汤主之。"理中汤也可主治脾胃虚寒之脘腹满痛，畏寒肢冷。故腹满痛是其共有症状，所以正确答案选 D 项。

21. 以下脉症不属于太阴病向愈的是（　　）

A. 脉阳微阴涩而长　B. 暴烦下利，日十余行　C. 脾家实，下利止

D. 能食，腹满痛减　E. 至七八日，大便硬

【正确答案】E

【易错答案】B

【答案分析】本题可用排除法，浮取脉微说明外邪始衰，沉取脉涩说明正气尚有不足，脉有微涩而向长变化则反映了正胜邪退的过程，故其病为欲愈，故排除 A 项。由于"脾家实"，脾阳旺盛，能食，腹痛减，正胜邪退，由此可排除 C、D 项；B 选项暴烦下利，日十余行，从字面意思，貌似疾病向重的方向转变。然据《伤寒论》第 278 条"伤寒脉浮而缓，手足自温者，系在太阴。太阴当发身黄，若小便自利者，不能发黄。至七八日，虽暴烦下利日十余行，必自止，以脾家实，腐秽当去故也"，显然是疾病向愈，故排除 B 项。考生切不可断章取义，否则易错选为 B 项。综上，正确答案选择 E 项。

22. 患者，男，55 岁。平素体弱，饮食不当极易腹泻，饭后腹胀，前天感受风寒，今恶寒发热，汗出恶风，二便正常，舌淡脉浮缓。最佳辨证应是（　　）

A. 桂枝汤证　B. 桂枝加芍药汤证　C. 桂枝人参汤证

D. 麻黄细辛附子汤证　E. 桂枝麻黄各半汤证

【正确答案】A

【易错答案】C

【答案分析】C 选项桂枝人参汤主治脾胃虚寒，复感风寒表证，症见恶寒发热，头身疼痛，腹痛，下利便溏，口不渴，舌淡苔白滑，脉浮虚者，貌似很合题意，容易选错。然而题中该患者平素体弱，饮食不当易腹泻，饭后腹胀，说明脾阳不足，内有寒湿，又复感外邪而引起恶寒发热，汗出恶风，故称太阴表证。有表证就当发汗，但太阴表证，里阳不足，脉必浮弱，不可峻汗，只宜桂枝汤缓发其汗，所以正确答案选择 A 项。

23. 患者，女，35 岁。进食冰淇淋后腹部胀满疼痛，时有冷痛，大便泄泻日十余次，呈稀水样便，无黏冻，无明显里急后重感，饮食乏味，舌淡胖，苔白滑，脉弱。辨证当是（　　）

A. 桂枝加芍药汤证　B. 理中汤证　C. 四逆汤证

D. 白头翁汤证　　　　E. 小建中汤证

【正确答案】B

【易错答案】A

【答案分析】审题不清，看到题意中出现腹部胀满疼痛，便选成 A 项。没有对脉、舌苔进行全面的分析整合，患者出现了时有冷痛，大便泄泻日十余次，呈稀水样便的症状，这是脾胃虚寒，中阳不足，寒从中生，阳失温煦引起，所以正确答案选 B 项。

24. 太阳病误下兼太阴症见腹满时痛，宜（　　）

A. 桂枝加芍药汤主之　　　　B. 桂枝人参汤主之　　　　C. 桂枝加大黄汤主之

D. 小承气汤主之　　　　E. 大承气汤主之

【正确答案】A

【易错答案】C

【答案分析】本条主要论述太阴腹痛的辨治，此题应注意审题，"腹满时痛"为腹痛之轻证，审题不清易选成 C 项。轻证，脾络瘀滞不重，时通时阻，故腹满时痛用桂枝加芍药汤；重证，脾络瘀滞较重，闭阻不通，持续作痛，痛而拒按，故腹满大实痛，用桂枝加大黄汤，所以综上正确答案选择 A 项。

25. 症见腹满而吐，食不下，自利益甚，时腹自痛，脉缓弱，治宜用（　　）

A. 厚朴生姜半夏甘草人参汤

B. 桂枝加芍药汤

C. 调胃承气汤

D. 理中汤

E. 桂枝人参汤

【正确答案】D

【易错答案】E

【答案分析】选项 E 桂枝人参汤亦治腹痛，下利，如不结合题意，易选错。此题描述"腹满而吐，食不下，自利益甚，时腹自痛"，为太阴病的提纲证。既是太阴病，又是里虚寒证，当温之，服四逆辈一类的方剂。所以正确答案选择 D 项。

（二）多选题

1. 太阴脾病的成因有（　　）

A. 中阳素虚，寒湿内停

B. 脾虚湿停，寒邪直中

C. 三阳病失治、误治，损伤脾阳致寒湿内停

D. 少阴阳衰，火不生土

E. 厥阴病转出太阴

【正确答案】ABC

【易错答案】漏选。

【答案分析】本题主要考查太阴病的成因，易漏选，其成因一是脾阳素虚，或内有寒湿，复感外邪，致脾虚不运，寒湿内停。二是三阳病误治，伤及脾阳，致脾虚不运，寒湿内停或邪陷脾络，脾络不通。故正确答案选择 ABC。

2. 太阴病的基本表现包括（　　）

A. 自利不渴　　B. 时腹自痛　　C. 腹满而吐

D. 不欲饮食　　E. 胸下结硬

【正确答案】ABCD

【易错答案】错选或漏选。

【答案分析】本题主要考查对《伤寒论》原文 273 条太阴病提纲的理解。“太阴之为病，腹满而吐，食不下，自利益甚，时腹自痛。若下之，必胸下结硬。”显然 ABCD 正确。胸下结硬，为误下的变局，并不是太阴病的表现，注意对提纲证的理解，否则容易误选 E 项。

3. 对太阴病的治则“当温之，宜服四逆辈”的正确理解有（　　）

A. 太阴病是里虚寒证，故当温之

B. 四逆辈指四逆汤一类的方剂，包括理中汤在内

C. 太阴病可用温中的方法，宜选理中汤

D. 太阴病下利较甚，可用温补的方法，宜选四逆汤补火生土

E. 理中汤适宜太阴病轻证，四逆汤适宜太阴病重证

【正确答案】ABCDE

【易错答案】漏选。

【答案分析】据《伤寒论》原文 277 条，自利是太阴病的主症之一，由脾阳虚弱，运化失职，寒湿内停，清气不升所致。因太阴主湿，寒湿内停，故以不渴揭示太阴为病的特征。自利不渴不仅与里热下利之口渴不同，亦与少阴病自利而渴有别。故仲景明确指出“自利不渴者，属太阴”。“脏有寒”是太阴里虚寒证病机的总概括。在治疗上，仲景提出“当温之”，即温阳散寒、健脾燥湿之义。原文中未列具体方药，而曰“宜服四逆辈”，即根据虚寒的轻重程度，选用四逆汤、理中汤一类的方剂。如病情单[illegible]，脾胃虚寒，宜投理中汤；若病情复杂，伴肾阳虚者，宜用四逆汤。

4. 太阴病“暴烦下利日十余行，必自止”是因为（　　）

A. 脾阳下陷，阴液下竭　　B. 病转阳明　　C. 脾阳来复

D. 腐秽自行排出　　E. 脾肾阳衰，阳亡阴涸

【正确答案】CD

【易错答案】漏选。

【答案分析】此题显然是疾病向愈之兆，所以 ABE 易排除。太阴病篇 278 条经过七八天后，突然烦热，频繁下利，这是脾阳恢复，运化得健，祛湿有权，停留于肠中的腐秽积滞从下而去，邪祛病愈，利止。所以正确答案选择 CD。

5. 太阴中风证中“阳微阴涩而长者，为欲愈”应理解为（　　）

A. 阳指浮取，阴指沉取　　B. 脉由涩转长，标志着正气复来

C. 太阴感受风邪，故脉阳微　　D. 太阴气血不畅，故脉阴涩

E. 脉“阳微”标志着风邪将解

【正确答案】ABE

【易错答案】错选或漏选。

【答案分析】本题考查脉“阳微阴涩而长”的理解，容易错选或者漏选。阳微阴涩而长，此处指脉象，阳微，言寸部脉由浮变微（小）；阴涩而长，言尺部由涩而转长。太阴中风是脾阳素虚，寒湿内停，复感外邪所致。此证较轻，经过治疗或阳气自复可以转愈，并可通过脉象进行预测。太阴外受风邪，应当脉浮，寸部脉由浮到微（小），说明风邪已轻，外邪将除；尺部脉涩，乃脾虚湿滞，脉行不畅，但由涩转长，表示脾阳渐旺，正气来复，里湿得化，故为欲愈之脉，所以正确答案选择ABE。

6. 下列太阴兼表证的治法正确的有（　　）

A. 太阴腹满时痛兼表者，予桂枝加芍药汤

B. 太阴下利兼表者，予桂枝人参汤

C. 太阴病，脉浮者，予桂枝汤

D. 太阴自利不渴者，予理中汤合桂枝汤

E. 太阴中风，四肢烦疼，脉阳微阴涩而长者，予桂枝加大黄汤

【正确答案】ABCE

【易错答案】漏选。

【答案分析】本题考查太阴病兼表证的治法，知识点较多，易漏选。根据《伤寒论》原文277条“太阴自利不渴者，属太阴，以其脏有寒故也。当温之，宜服四逆辈”，可排除D项。所以正确答案选择ABCE。

7. 下列对桂枝加芍药汤证的理解，叙述正确的有（　　）

A. 本证的腹满时痛与太阴提纲证的时腹自痛，其性质完全相同

B. 本证的病机是脾伤气滞络瘀

C. 本证尚有自利等虚寒表现

D. 本证属太阴里实证

E. 本证包括桂枝汤证的自汗出、恶风等表现

【正确答案】BD

【易错答案】错选或漏选。

【答案分析】本题考查桂枝加芍药汤，腹痛的证治。涉及知识点较多，易漏选。A选项较易排除，桂枝加芍药汤证为太阴里实证，并不是太阴病兼表证，显然C、E项亦可排除。《伤寒论》原文279条：“本太阳病，医反下之，因腹满时痛者，属太阴也，桂枝加芍药汤主之。”本条论

述太阳病误下致表邪内陷于太阴，气血凝滞于脾络，因而腹满疼痛。综上正确答案选择BD。

8. 桂枝加芍药汤与桂枝加大黄汤比较，下列说法合理的有（　　）

A. 前者是桂枝汤加芍药三两，后者是桂枝汤加大黄二两

B. 前者主治太阴阴实证，后者主治太阴阳实证

C. 前者所治的腹痛较后者轻

D. 前者所治的腹痛性质属虚，后者所治的腹痛性质属实

E. 后者是在前者的基础上加大黄

【正确答案】CE

【易错答案】错选。

【答案分析】本题考查桂枝加芍药汤与桂枝加大黄汤比较，均为太阴里实的证治，只是轻重的不同。显然BD可以排除。考查两者的药物组成中的药量，为记忆难点，易错选。桂枝加芍药汤由桂枝汤加芍药六两组成，后者是桂枝汤加大黄二两，显然A选项也不正确。综上，正确答案选择CE。

9. 伤寒脉浮而缓，手足自温者，系在太阴，若小便自利者，可有如下转归（　　）

A. 发黄　　B. 大便硬，为阳明病　　C. 暴烦下利，日十余行

D. 腹大实痛　　E. 自利而渴

【正确答案】BC

【易错答案】错选或漏选。

【答案分析】太阴病的转归，一是太阴主湿，小便不利，致湿邪内郁，影响胆汁正常疏泄，产生发黄。二是小便自利，湿有出路，不能发黄。三是经过七八日，若突然出现烦热，下利频繁，为脾阳恢复，祛湿有权，为病向愈之征，所以C项正确，A选项可以排除。B选项脾阳恢复太过，则会由寒化热，由湿化燥，而转为阳明病，故B项正确。太阴主湿，仲景明确提出“自利不渴者，属太阴”，E项可以排除。本题考查知识点较多，容易错选或漏选。综上，正确答案选择BC。

10. 下列诸症为桂枝加芍药汤证与桂枝加大黄汤证共有的是（　　）

A. 便秘　　B. 发热　　C. 汗出

D. 腹满　　E. 腹痛

【正确答案】DE

【易错答案】错选。

【答案分析】据《伤寒论》原文279条“本太阳病，医反下之，因而腹满时痛者，属太阴也，桂枝加芍药汤主之；大实痛者，桂枝加大黄汤主之”，可知D、E项正确。然而两者的腹中痛，与胃家实之腹痛有别。前者病位在脾络，后者则为大肠。如果不能正确区别，则易错选。综上，正确答案选择DE。

11. 太阴病，“设当行大黄、芍药者，宜减之”的原因不正确的有（　　）

A. 病在太阴，不宜破泄　　B. 胃气虚弱，过服伤正　　C. 脾阳不振，寒湿内盛

D. 脾气虚弱，易致腹泻　　　　E. 脾阳不振，本已自利

【正确答案】ACDE

【易错答案】漏选或错选。

【答案分析】本题主要考查《伤寒论》原文第 280 条的记忆及理解，“太阴为病，脉弱，其人续自便利，设当行大黄芍药者，宜减之，以其人胃气弱，易动故也。”少用即可，而不是过服伤正。然而对胃气虚弱宜减量，较难理解，易错选 B 项。如果用量不减则必伤胃气，导致下利。结合答案，正确选项为 ACDE。

（三）简答题

1. 太阴的含义如何？

【正确答案】太阴，即阴气较多之意。太阴为三阴之始。太阴主津液，故阴气较多，为阴中之“至阴”，又有“盛阴”“三阴”之称。

【易错答案】将太阴的含义阐述不清，或者将提纲证认为太阴病的含义。

【答案分析】三阴是根据阴气的多少，分为太阴、少阴、厥阴。太阴为阴气较多之意。

2. 试述太阴病的成因、主要脉症、病机、治法、方药及治禁。

【正确答案】成因：一是中阳不足，外受风寒，内伤生冷，太阴本身自病。二是太阳误下，中伤邪陷，转属太阴，或因阳明清下太过，损伤脾阳。主要脉症：腹满而吐，食不下，自利益甚，时腹自痛。病机：邪犯太阴，脾阳受损，气化失职，津液不能正常转输，则寒湿停聚，脾胃升降失常。治法：温中祛寒。方药：轻证用理中丸，重证则用四逆汤。治禁：由于太阴病性质为里虚寒证，故当禁用吐法、下法。

【易错答案】对太阴病成因、病机的具体描述不太全面，尤其是对太阴病治禁阐述不严谨，对细节问题多有遗漏。

【答案分析】太阴病成因有二，一是脾阳素虚，或内有寒湿，复感外邪，致脾虚不运，寒湿内停。二是三阳病误治，伤及脾阳，致脾虚不运，寒湿内停或邪陷脾络，脾络不通。所以太阴病的性质以脾脏的虚、寒、湿为特点。即以脾阳虚衰、寒湿内盛、运化失职、升降失常为基本病机，以腹满而吐、下利、食不下、腹痛为主要证候。太阴病的治法，仲景明确指出“当温之”。因太阴病以里虚寒为基本病证特点，故其治疗方法以温阳祛寒、健脾化湿为主。方药是四逆汤一类的温阳之方。

3. 太阴病有哪些证候分类？各有何特点？

【正确答案】太阴病的证候有表证、里证之分。太阴病表证，乃素具太阴体质，又复感外邪发病，以脉浮、发热恶风、肢体痛楚为主要证候特征。太阴病里证，由于体质因素及感邪程度的不同，又有里虚证与里实证之分。里虚证，以自利不渴为特点；里实证，以腹满时痛、大实痛为特点。

【易错答案】对太阴病描述不全面，不准确，对细节问题多有遗漏。

【答案分析】太阴病的证候有表证、里证之分。太阴病表证，素具太阴体质，又复感外邪发病，以脉浮、发热恶风、肢体痛楚为主要证候特点。太阴病里证，由于体质因素及感邪程度的不同，

又有里虚证与里实证之分。里虚证，以自利不渴为特点；里实证，以腹满时痛、大实痛为特点。

4. 具体分析太阴病提纲证的病机。

【正确答案】太阴在脏为脾，属土性湿，主运化而司大腹。太阴为病，脾阳虚衰，运化失职，寒湿内停，升降失常。湿阻气滞，故腹满。脾虚不运，故食不下。升降失司，浊阴不降，故呕吐。清气不升则下利，且愈利则脾愈虚，脾愈虚则利更甚。寒凝脾络，故时腹自痛，喜温喜按。

【易错答案】对太阴提纲病描述不全面，不准确。

【答案分析】太阴在脏为脾，属土性湿，主运化而司大腹。太阴为病，脾阳虚衰，运化失职，寒湿内停，升降失常。湿阻气滞，故腹满。脾虚不运，故食不下。失降失常，浊阴不降，故呕吐。清气不升则下利，且愈利则脾愈虚，脾愈虚则利更甚。寒凝脾络，故时腹自痛，喜温喜按。以上诸症，反映了脾阳不足、寒湿内盛、升降失司的本质特征，为太阴病的主要脉症，故为太阴病提纲。

5. 太阴病腹满和胃家实腹满如何区别？

【正确答案】胃家实腹满属热实内结，腑气不通，大便硬结，治以苦寒攻下。太阴病腹满为脏寒生满病，病属虚寒，自利益甚，故治当温中散寒，健脾燥湿。若以满为实，误投苦寒攻下剂，则更伤中阳，阴寒结聚，可导致胸下结硬。

【易错答案】对胃家实腹满与太阴病腹满理解有误。

【答案分析】太阳病当治以汗法，禁用攻下，今不当下而下之，故曰“反”。误下致表邪内陷于太阴，气血凝滞于脾络，因而腹满疼痛。分轻证和重证两种：轻证，脾络瘀滞不重，时通时阻，故腹满时痛；重证，脾络瘀滞较重，闭阻不通，持续作痛，痛而拒按。因病变在脾，故曰“属太阴也”。胃家实之腹满属热实内结，腑气不通，治以下法。本证为脏寒生满病，病属虚寒，故法当温中散寒，健脾燥湿。若以满为实，误投苦寒攻下剂，则更伤中阳，阴寒结聚，可导致胸下结硬。

6. 太阴虚寒证下利的特点和病机是什么？

【正确答案】太阴虚寒证下利的特点是自利不渴。病机为脾阳虚弱，运化失职，寒湿内停，清气不升。

【易错答案】把太阴虚寒下利的特点写成自利益甚。

【答案分析】自利是太阴病主症之一，由脾阳虚弱，运化失职，寒湿内停，清气不升所致。因太阴主湿，寒湿内停，故以不渴揭示太阴为病的特征。自利不渴不仅与里热下利之口渴不同，亦与少阴病自利而渴有别。故仲景明确指出“自利不渴者，属太阴”。

7. 太阴腹痛证用“大黄、芍药”二药时，为什么宜减之？

【正确答案】芍药、大黄性寒而偏破泄，脾胃气虚的患者应当慎用，因太阴病本脾胃阳虚，用芍药、大黄不慎，则恐伤脾胃，导致下利，故宜减之。

【易错答案】由于对芍药、大黄的药性及太阴病理解不透，造成答案不全或不准确。

【答案分析】《神农本草经》云：“芍药主邪气腹痛，除血痹。”故倍用芍药破血痹，通脾络，止腹痛。桂枝温阳通络，生姜温阳散寒，大枣、甘草补脾和中，缓急止痛。本方具有破血痹、通阳气、通脾络、止腹痛的功效。对脾络瘀滞较重的大实痛者，则在桂枝加芍药汤基础上再加大黄。《神农本草经》指出："大黄下瘀血……破症瘕积聚。"故加大黄活血破瘀，助芍药通络止痛。

8.“宜服四逆辈”的含义是什么？

【正确答案】“宜服四逆辈”，即根据虚寒的轻重程度，选用四逆汤、理中汤一类的方剂。如病情单一，脾胃虚寒，宜投理中汤；若病情复杂，伴肾阳虚者，宜用四逆汤。

【易错答案】常把四逆辈理解为四逆汤。

【答案分析】原文中未列具体方药，而曰“宜服四逆辈”，即根据虚寒的轻重程度，选用四逆汤、理中汤一类的方剂。如病情单一，脾胃虚寒，宜投理中汤；若病情复杂，伴肾阳虚者，宜用四逆汤。

9. 太阴中风的含义是什么？其预后如何？

【正确答案】太阴中风是脾阳素虚，寒湿内停，复感外邪所致，症见四肢烦疼。可以自愈，不愈者治用桂枝汤。

【易错答案】太阴中风的含义与预后叙述不清。

【答案分析】太阴中风是脾阳素虚，寒湿内停，复感外邪所致。脾主四肢，里湿与风邪相搏于四肢，四肢气血运行不畅，故四肢烦疼。此证较轻，经过治疗或阳气自复可以转愈，并可通过脉象进行预测。

10. 为什么自利不渴者属太阴？

【正确答案】自利是太阴病主症之一，由脾阳虚弱，运化失职，寒湿内停，清气不升所致。不渴是太阴辨证的要点，因太阴主湿，寒湿内停，故以不渴揭示太阴为病的特征，足以和少阴自利而渴相区别。

【易错答案】把自利不渴与少阴自利而渴相混淆。

【答案分析】自利是太阴病主症之一，由脾阳虚弱，运化失职，寒湿内停，清气不升所致。不渴是本条辨证的要点。因太阴主湿，寒湿内停，故以不渴揭示太阴为病的特征。自利不渴不仅与里热下利之口渴不同，亦与少阴病自利而渴有别。故仲景明确指出“自利不渴者，属太阴”。“脏有寒”是太阴里虚寒证病机的总概括。在治疗上，仲景提出“当温之”，即温阳散寒，健脾燥湿之义。

11. 太阴虚寒与阳明中寒证如何辨证？

【正确答案】太阴虚寒为邪犯太阴，脾阳受损，寒湿停滞所致，症见腹满而吐，食不下，自利益甚，时腹自痛等；阳明中寒多由平素胃阳不足，复感寒邪，或因中焦阳虚，寒从内生，致胃中虚冷所致，症见不能食，小便不利，手足濈然汗出，大便初硬后溏等。

【易错答案】对太阴虚寒与阳明中寒证区分不清，相互混淆，易造成答案不全，细节多有遗漏。

【答案分析】太阴与阳明互为表里，太阴脾与阳明胃以膜相连。胃司纳主燥，脾司运主湿，脾主升，胃主降，二者升降协调，燥湿相济，相辅相成，相互制约，共同完成对水谷的受纳、腐熟、运化、吸收及输布。太阴虚寒为邪犯太阴，脾阳受损，寒湿停滞所致，症见腹满而吐，食不下，自利益甚，时腹自痛等；阳明中寒多由平素胃阳不足，复感寒邪，或因中焦阳虚，寒从内生，致胃中虚冷所致，症见不能食，小便不利，手足濈然汗出，大便初硬后溏等。若为病胃则多属热燥实，脾则多属虚寒湿，所以又有“实则阳明，虚则太阴”之说。

12. 太阴中风与太阳伤寒证均可见四肢疼痛（烦疼），应如何鉴别？

【正确答案】太阴脾阳虚衰，虽感受风邪，却无力抗邪于外，故不发热，脾主四肢，四肢为诸阳之本，脾阳与风邪相争，故四肢烦疼；太阳伤寒为风寒外束，正邪交争，故除身疼痛外还见发热恶寒等症。

【易错答案】没能正确认识太阴中风与太阴伤寒的区别，对其鉴别点理解错误。

【答案分析】两者虽见四肢烦疼，然则病机各异。太阴中风是脾阳素虚，寒湿内停，复感外邪所致。脾主四肢，里湿与风邪相搏于四肢，四肢气血运行不畅，故四肢烦疼。此证较轻，经过治疗或阳气自复可以转愈，并可通过脉象进行预测。太阳伤寒为寒邪袭表，卫闭营郁，寒凝经脉，经气不利导致的四肢疼痛。

13. 试分析“脾家实”和“胃家实”的区别。

【正确答案】“脾家实”和“胃家实”都为病机概念，但二者的内涵不同。虽均称实，一指正气复，一指邪气盛。

“脾家实”见于《伤寒论》原文278条中。其谓“虽暴烦下利，日十余行，必自止，以脾家实，腐秽当去也”。这是脾阳恢复，运化得健，驱湿有权，停留肠中的腐秽积滞从下利而去，邪祛病愈，下利自止，此乃疾病向愈之兆。

“胃家实”见于《伤寒论》原文180条中。其谓“阳明之为病，胃家实是也”。胃家，包括胃与肠。“实”，当指有形之宿食粪便结滞于胃肠，燥热结实，形成阳明热实证。宿食粪便留滞，阻滞腑气通降，胃肠但实不虚，出现病态，称为“胃家实”。

【易错答案】脾家实与胃家实混淆。

【答案分析】“脾家实”见于《伤寒论》原文278条“虽暴烦下利，日十余行，必自止，以脾家实，腐秽当去也”。这是脾阳恢复，运化得健，祛湿有权，停留肠中的腐秽积滞从下利而去，邪祛病愈，下利自止，此乃疾病向愈之兆。胃家，包括胃与肠。“实”，当指有形之宿食粪便结滞于胃肠，燥热结实，形成阳明热实证。宿食粪便留滞，阻滞腑气通降，胃肠但实不虚，出现病态，称为“胃家实”。

14. 小建中汤证、桂枝加芍药汤证和桂枝加大黄汤证皆有腹痛，应如何区别？

【正确答案】三方证皆有腹痛，但其表现、病机和治法方药却有区别，具体如下。

小建中汤证为腹中急痛，证候表现有心中悸而烦，腹痛喜温喜按，或伴轻微恶寒发热；病机属中焦虚寒，气血不足，复被邪扰；治宜温中补虚，调和气血。

桂枝加芍药汤证为腹满时痛；病机属误下致邪陷于太阴，气血凝于脾络；治法为温阳气，通脾络，止腹痛。

桂枝加大黄汤证为腹痛较剧，持续作痛，痛而拒按；病机为脾络瘀滞较重，闭阻不通；治法宜通阳益脾，活络止痛，化瘀导滞。

【易错答案】上述三种腹痛相互混淆，书写不全面，细节多有遗漏。

【答案分析】太阳病当治以汗法，禁用攻下，今不当下而下之为误下致表邪内陷于太阴，气血凝滞于脾络，因而腹满疼痛。分轻证和重证两种：轻证，脾络瘀滞不重，时通时阻，故腹满时痛；重证，脾络瘀滞较重，闭阻不通，持续作痛，痛而拒按。因病变在脾，故曰“属太阴也”。此证虽属太阴，但与太阴病提纲证有别，彼为病在脾脏，故除见腹满时痛外，更见食不下、呕吐、下利等，当用四逆汤、理中汤一类方剂治疗；而本证病在脾络，故仅见腹满时痛或大实痛，当治以桂枝加芍药汤或桂枝加大黄汤。小建中汤证为腹中急痛，证候表现有心中悸而烦，腹痛喜温喜按，或伴轻微恶寒发热；病机属中焦虚寒，气血不足，复被邪扰；治宜温中补虚，调和气血。

15. 桂枝人参汤证与太阴兼表证（原文 276 条）如何从病因病机上鉴别？

【正确答案】桂枝加人参汤证为太阳病不解，屡用误下，表邪不去反伤脾阳所致；而太阴兼表证则为素体阳不足，内有寒湿，又复感外邪而引起。

【易错答案】对桂枝加人参汤证与太阴兼表证的病因病机阐述不准确。

【答案分析】原文 276 条论述太阴兼表证的证治。原文中举脉略症，以脉代证。推知当伴有微发热、恶风寒、身困重等症。冠太阴病，是指素体脾阳不足，又复感外邪而致病。但太阴兼表证，里阳不足，不可峻汗，只宜桂枝汤缓发其汗。此方取内调脾胃，外和营卫，从而达到扶正祛邪的目的。太阳病 163 条，论述虚寒下利的证治。其病机为太阳病不解，屡用误下，表邪不去反伤脾阳，用桂枝加人参汤温中止利，兼以解表。

16. 患者，男，55 岁。6 月中旬，恣食生冷之品，患吐泻病，四肢厥冷，头汗淋漓，面黑唇白，目眶下陷，上吐食物，下泻液样便，不臭不腥，腹雷鸣作胀，两足时有抽筋，舌淡苔白，脉微细。要求写出：中医诊断、病机分析、治法、方药。

【正确答案】

中医诊断：泄泻。

病机分析：太阴阳虚，涉及少阴，阴寒内盛。

治法：温补脾肾，回阳祛寒。

方药：理中汤合四逆汤加味（党参、炒白术、炙甘草、干姜、炮附子、肉桂、姜半夏、淮山药）。

【易错答案】看到吐泻病，表现四肢厥冷、头汗淋漓、舌淡苔白、脉微细等，就诊断为太阴虚寒，处方为四逆汤，判断太片面，未能四诊合参、全面分析，是导致错误的主要原因。

【答案分析】对整个病例要全面分析，对患者要四诊合参。案例中患者出现吐泻、四肢厥冷、头汗淋漓、舌淡苔白、脉微细等，这些症状都符合四逆汤的主症，但患者还有恣食生冷之品、上吐食物、下泻液样便、不臭不胀、腹雷鸣作胀这些症状又符合理中汤的主症，所以整个病例分析当从四逆汤合理中汤加味的角度来分析。

17. 患者素有胃病，常吐清涎，食欲不振。某日不慎受凉，头痛项强，身热恶寒，体痛，用火熏法治之，病虽缓不愈。3 日后，见口干而苦，头昏眼花，往来寒热，1 日数次，身体疼痛，上腹部胀痛，大便3日未解，苔白根部黄腻，脉弦细数。某医诊为少阳兼阳明腑实，与小柴胡调胃承气汤。药后吐泻不止，腹满更甚，有时腹部剧痛，四肢厥冷，周身疼痛，恶寒蜷卧，苔白滑，脉沉微。请分析其病因病机，并说明诊断治疗过程是否恰当，当前应如何诊断治疗？

【正确答案】本案素体脾气不足，运化失职，湿浊内阻。误用下药，更伤脾阳，导致中焦虚寒，气机郁滞，脾络瘀阻，不通则痛，治宜桂枝加芍药汤温脾阳，通脾络，止腹痛。本案若疼痛剧烈，当属大实痛，宜用桂枝加大黄汤。

【易错答案】看到往来寒热、上腹胀痛、大便3日未解、苔白根部黄腻、脉弦细数，就诊断为少阳兼阳明腑实证，判断太片面，未能分析到患者的发病原因及旧病，是导致错误的主要原因。

【答案分析】患者素有胃病，常吐痰涎，食欲不振，又不慎受凉，此证较轻，经过治疗或阳气自复可以转愈，但医生误用下药，更伤脾阳，导致中焦虚寒，气机郁滞，脾络瘀阻，不通则痛的症状。分轻证、重证两种：轻证，脾络瘀滞不重，时通时阻，故腹满时痛，治宜桂枝加芍药汤温脾阳，通脾络，止腹痛。本案若脾络瘀滞较重，闭阻不通，持续作痛，痛而拒按，疼痛剧烈，当属大实痛，宜用桂枝加大黄汤。

小 结

太阴病为里虚寒证。其病因为脾阴素虚，内有寒湿，又复感外邪所致；或三阳病失治、误治，邪气内陷，伤及脾阴，转属太阴。

太阴病本证分太阴病表证和太阴病里证两个类型。以腹满痛、下利、呕吐、食不下、脉弱而缓为其主要脉症。其病机是脾阳虚衰、寒湿内盛，治当温中散寒，方用四逆辈。

太阴病表证，以脉浮弱、发热恶风寒为特点，治当用桂枝汤解表，太阴病里证又分为里虚寒证与里实证两种。里虚寒证，以自利不渴为特征，治用四逆辈。里实证，以腹痛为特点。轻则腹满时痛者，用桂枝加芍药汤；重则腹痛拒按，即大实痛者，用桂枝加大黄汤。

太阴病之转归，脾阳恢复，祛湿有权，暴烦下利，腐秽当去，其病自愈；寒湿阻滞，形成发黄；阳复太过，邪从燥化，又可转属阳明。

第五章　辨少阴病脉证并治

◎ **重点** ◎

1. 少阴病提纲证：少阴之为病，脉微细，但欲寐也。（281）

2. 四逆汤证：少阴病，脉沉。（323）

3. 通脉四逆汤证：少阴病，下利清谷，里寒外热，手足厥逆，脉微欲绝，身反不恶寒，其人面色赤。（317）

4. 白通汤证：少阴病，下利。（314）

5. 白通加猪胆汁汤证：少阴病，下利，干呕、烦，脉微。（315）

6. 附子汤证：身体痛，手足寒，骨节痛，背恶寒，脉沉。（304，305）

7. 真武汤证：少阴病，腹痛，下利，四肢沉重疼痛，小便不利。（316）

8. 桃花汤证：少阴病，腹痛，下利，便脓血。（306）

9. 黄连阿胶汤证：少阴病，心烦，不得卧。（303）

10. 猪苓汤证：少阴病，下利，咳而呕渴，心烦不得眠。（319）

11. 麻黄细辛附子汤证：少阴病，发热，脉沉。（301）

12. 麻黄附子甘草汤证：少阴病，二三日，无证。（302）

13. 大承气汤证：少阴病，口燥咽干，自利清水，腹胀不大便。（320、321、322）

14. 吴茱萸汤证：少阴病，吐利，手足逆冷，烦躁欲死。（309）

15. 四逆散证：少阴病，四逆，其人或咳或悸，或小便不利，或腹中痛，或泄利下重。（318）

◎ **难点** ◎

1. 真武汤与附子汤药物组成及作用的区别。真武汤：茯苓、白术、芍药、生姜、附子。附子汤：茯苓、白术、芍药、人参、附子。

2. 四逆散与四逆汤在药物组成、主治证候上的不同。四逆散：柴胡、枳实、芍药、甘草。四逆汤：附子、干姜、甘草。

精选习题

扫码获取
同步习题

（一）单选题

1. 属少阴病提纲证的脉症是（　　）

A. 脉细，但欲寐　　B. 脉微细，但欲寐　　C. 脉微欲绝，但欲寐

D. 脉沉微，但欲寐　　　　E. 脉细欲绝，但欲寐

【正确答案】B

【易错答案】C

【答案分析】病入少阴，心肾阴阳气血不足，故出现脉微细，但欲寐之脉症。脉微，指脉来微弱无力，似有似无，此乃心肾阳衰，鼓动无力之征；脉细，指脉形细小如丝，此乃精血虚少，脉道不充之象；但欲寐，指精神萎靡不振，体力极度疲惫，似睡非睡的衰竭状态，以此脉症说明少阴病是以全身性虚衰为病理特征的疾病。故以“脉微细，但欲寐”为少阴病提纲证。

2. 少阴病提纲证的机制较确切的说法是（　　）

A. 邪入少阴，心肾虚衰，气血不足

B. 邪入少阴，心肾阳虚，气血不足

C. 邪入少阴，心肾虚衰，水火失济

D. 邪入少阴，心肾虚衰，阴寒内盛

E. 邪入少阴，心肾虚衰，心火独亢

【正确答案】A

【易错答案】B

【答案分析】少阴属心肾两脏，心主血，推动血行；肾主水，内潜真阴真阳。病入少阴，损伤心肾之阴精阳气，致心肾阴阳气血不足。故正确答案为A。

3. 原文：“少阴病，欲吐不吐，心烦，但欲寐，五六日自利而渴者，属少阴也，虚故饮水自救，若小便色白者，少阴病形悉具……”其中“渴”的机制是（　　）

A. 少阴阴血不足，失于濡润　　B. 少阴阳虚不能蒸化津液上承

C. 少阴阳虚火旺，灼伤肾阴　　D. 少阴水气内停，气不布津

E. 以上都不是

【正确答案】B

【易错答案】D

【答案分析】本条论少阴寒化的病机及辨证要点。少阴寒化证，总由下焦阳虚，阴寒内盛所致。肾阳虚衰，浊阴上逆则欲吐；阴盛于下，虚阳上扰则心烦；阳虚已甚，神疲不支，故虽心烦而仍但欲寐。若失治迁延，至五六日，正气更衰，脾肾阳虚，则必自利，少阴阴气本少，加之阳虚不能蒸化津液，故口渴。所以正确答案为B。

4. “少阴病，脉沉者，急温之，宜四逆汤”，“急温之”的理由是（　　）

A. 阳衰较甚，病情较重　　B. 寒邪直入少阴，病势较急　　C. 早期治疗，消患于无形

D. 太少两感，先里后表　　E. 以上都不是

【正确答案】C

【易错答案】A

【答案分析】本条中仅言脉沉，但脉沉尚未至微细或脉微欲绝，说明阳虚并不太甚。既然病

情未至危重，强调“急温之”的原因关键在于病入少阴，涉及人体根本，每每阳亡迅速，死证颇多。所以，少阴之治，贵在及早。脉沉显示了阳虚征兆，故即当急温，以防亡阳之变。若此时延误施治，则吐利、厥逆诸症接踵而至，导致病重治难。本条体现了中医“治未病”的预防治疗学思想，尤当重视。法当回阳救逆，宜四逆汤。

5. 四逆汤的药物组成是（　　）

A. 干姜、附子　　B. 炙甘草、干姜　　C. 炙甘草、干姜、附子

D. 茯苓、芍药、白术、附子　　E. 人参、附子、炙甘草、干姜

【正确答案】C

【易错答案】A

【答案分析】四逆汤用于少阴寒化证，以但欲寐、自利而渴、小便色白为其辨证要点。方中附子温补肾阳，干姜温中散寒，姜附配合，附子走而不守，干姜守而不走，二药相须为用，温阳力大且持久；炙甘草补中调药。三药共用，为回阳救逆之代表方。

6. 以下证候不属于四逆汤的主要脉症的是（　　）

A. 下利肢厥　　B. 脉沉微　　C. 身反不恶寒

D. 精神萎靡　　E. 小便清白

【正确答案】C

【易错答案】B

【答案分析】四逆汤用于少阴寒化证，以但欲寐、自利而渴、小便色白、脉沉肢厥为其辨证要点。身反不恶寒为通脉四逆汤辨证要点，故正确答案为C。

7. 少阴病，下利清谷，里寒外热，手足厥冷，脉微欲绝，身反不恶寒，其人面色赤，根据原文最适宜用（　　）

A. 四逆汤　　B. 通脉四逆汤　　C. 当归四逆汤

D. 白通加猪胆汁汤　　E. 通脉四逆加猪胆汁汤

【正确答案】B

【易错答案】A

【答案分析】少阴病，下利清谷，为脾肾阳衰，水谷不化。手足厥逆，为心肾阳衰，失于温煦。若脉微欲绝，较之少阴提纲之脉微细更为严重。以上三症，反映了少阴阳气大衰，阴寒内盛之病机。此时更见“身反不恶寒，其人面色赤”，即所谓“里寒外热”，是阴寒盛于内，虚阳格于外，阴阳有离决之势，较之四逆汤证更重一层，非四逆汤所胜任，故治以通脉四逆汤破阴回阳。

8. 原文“少阴病，下利清谷，里寒外热，手足厥逆，脉微欲绝，身反不恶寒，其人面色赤，或腹痛，或干呕，或咽痛，或利止脉不出者，通脉四逆汤主之”中，“其人面色赤”的病机是（　　）

A. 阳衰阴盛，格阳于外　　B. 表邪不解，阳气怫郁　　C. 寒邪化热，蒸腾于上

D. 病情向愈，阳气来复　　E. 以上均不是

【正确答案】A

【易错答案】B

【答案分析】少阴病下利清谷、手足厥逆、脉微欲绝三症，反映了少阴阳气大衰，阴寒内盛之病机。此时更见“身反不恶寒，其人面色赤”，即所谓“里寒外热”，是阴寒盛于内，虚阳格于外，阴阳有离决之势。阴盛格阳，虚阳格于外则身反不恶寒；虚阳格于上，故面色赤。此面色赤，当与阳明病兼表热的“面合色赤”及二阳并病的“面色缘缘正赤”相鉴别。少阴病面色赤为虚阳上浮，红而娇嫩，游移不定，且必伴有其他里寒证候；“面合色赤”及“面色缘缘正赤”，为阳气怫郁在表，面赤为满面通红，且必伴有其他热证。综上，正确答案为A。

9. 附子汤证中“背恶寒”的机制是（　　）

A. 卫阳被遏，肌表失温　　B. 表气被遏，阳气不伸　　C. 津气受伤，表气不固
D. 少阴阳虚，失于温煦　　E. 阴寒内盛，阳气郁遏

【正确答案】D

【易错答案】B

【答案分析】少阴病附子汤证的主症是背恶寒，口中和是辨证要点。少阴与太阳相表里，督脉及足太阳膀胱经皆循行于背，故背为阳之府，少阴真阳不足，既不能温煦督脉，又不能温煦太阳，故恶寒以背部为甚。以“口中和”作为与阳明病白虎加人参汤证之背恶寒的鉴别要点。阳明热证亦有背恶寒，属阳明热盛，阳郁不达，故兼见舌红苔黄、口燥渴、脉洪大等；而附子汤证之背恶寒，属少阴阳虚，失于温煦，故必见舌淡苔白、口中和。故正确答案为D。

10. 真武汤证的治法是（　　）

A. 温阳散寒，益气养血　　B. 温经散寒，祛风除湿　　C. 扶阳温经，散寒除湿
D. 扶阳温经，益气生津　　E. 温阳散寒，化气行水

【正确答案】E

【易错答案】B

【答案分析】真武汤用于少阴病之肾阳虚水泛证，以小便不利、四肢肿重疼痛、腹痛下利等症为辨证要点。肾阳虚衰为本，水气泛溢为标，故治以真武汤，温阳祛寒，化气利水。故E正确。

11. 桃花汤证的病机是（　　）

A. 脾胃虚弱，中气下陷　　B. 下焦虚寒，滑脱不禁　　C. 阳气虚衰，阴寒内盛
D. 肾气不化，水渗大肠　　E. 脾虚湿阻，寒湿下趋

【正确答案】B

【易错答案】E

【答案分析】桃花汤适用于少阴病虚寒下利、滑脱不禁、便脓血的证治。少阴经脉络小肠，少阴阳气虚衰，寒湿瘀滞小肠，小肠络脉受伤，或阳气久衰，气不摄血，故下利便脓血。因是脾肾阳虚，失于固摄，故本证下利，多滑脱不禁。又因是虚寒下利，故脓血利必腥而不臭，白多红少，甚则纯下白冻，且伴腹痛绵绵，喜暖喜按，舌淡苔白，脉沉弱等脉症。故治以桃花汤温阳固脱，涩肠止利。综上，正确答案为B。

12. 桃花汤中赤石脂的用法是（　　）

A. 吞服药末　　B. 与诸药同煎　　C. 单煎另服

D. 一半入煎，一半吞服　　E. 另煎兑入干姜、粳米煎液中

【正确答案】D

【易错答案】C

【答案分析】桃花汤重用赤石脂，温阳涩肠，固脱止利。赤石脂的用法独具新意，一半入煎，取其温涩之气，从整体求治；一半为末冲服，取其黏附肠中、加强收敛涩肠之效，从局部求治。整体、局部并举，取效尤速，可谓药治之巧。故正确答案为D。

13. 少阴病猪苓汤证的病机是（　　）

A. 阴虚火旺，心肾不交　　B. 阴虚有热，水气不化　　C. 肾阴不足，热扰胸膈

D. 郁热未清，留扰胸膈　　E. 阳虚寒盛，水气泛滥

【正确答案】B

【易错答案】A

【答案分析】猪苓汤由猪苓、茯苓、泽泻、滑石、阿胶组成，全方有清热利水、育阴润燥之功。少阴病篇猪苓汤用于少阴热化兼水气证的证治，属少阴阴虚，虚热与水邪互结于下焦的水气证。故正确答案为B。

14. 患者，女，患阴水3年，现症见周身水肿，以下肢为甚，小便不利，周身疼痛，头眩，站立不稳，舌淡，脉沉。方宜选（　　）

A. 附子汤　　B. 四逆汤　　C. 猪苓汤

D. 真武汤　　E. 五苓散

【正确答案】D

【易错答案】C

【答案分析】患者久病，肾阳日衰而水气泛滥。肾为水脏，肾阳虚气化失职，水气浸渍于肢体，则见周身水肿重痛，以下肢为甚，且伴小便不利；水气上干清阳则头晕目眩、站立不稳；脉沉亦为肾阳虚之象。故本病辨为肾阳虚衰，水气泛滥，治宜温阳祛寒化气利水，方选真武汤。

15. 患者素体阳虚，外感风寒后，恶寒，背部尤甚，手足发凉，全身关节疼痛，舌淡，脉沉紧。方宜选（　　）

A. 附子汤　　B. 四逆汤　　C. 当归四逆汤

D. 麻黄汤　　E. 麻黄细辛附子汤

【正确答案】A

【易错答案】D

【答案分析】患者素体阳虚，外感风寒后，寒湿失于温化，浸渍于肌肉，留滞于关节，故身体痛，骨节痛；阳气虚衰，寒湿留滞，阳气不能充达于四肢，故手足寒；阳虚阴盛，加之寒湿阻滞，故脉沉紧；少阴与太阳相表里，督脉及足太阳膀胱经皆循行于背，故背为阳之府，少阴真阳不

足，既不能温煦督脉，又不能温煦太阳，故恶寒以背部为甚。故本病辨证为少阴阳衰，寒湿弥漫，治宜温经散寒，除湿止痛，方选用附子汤。

16. 患者冒雨淋湿后，症见发热恶寒，无汗，周身关节沉重疼痛，舌淡，脉沉无力。方选（　　）

A. 麻黄汤　　B. 麻黄细辛附子汤　　C. 麻黄附子甘草汤

D. 桂枝汤　　E. 附子汤

【正确答案】B

【易错答案】A

【答案分析】患者冒雨淋湿后，始病则发热恶寒，无汗，为外邪束表，卫阳郁遏；阴寒之邪客于经脉，经气痹阻则可见周身关节沉重疼痛；上述之症，看似为麻黄汤证。然病在表，脉必见浮，今见脉沉无力，可知兼有少阴里虚，当属少阴表证。治宜温经解表，方选麻黄细辛附子汤。

17. 黄连阿胶汤证心烦的病机是（　　）

A. 热邪伤阴，阴虚火旺　　B. 胃热熏心　　C. 余热扰心

D. 胆热扰心　　E. 以上都不是

【正确答案】A

【易错答案】C

【答案分析】黄连阿胶汤适用于少阴热化证，多由素体阴虚，复感外邪，二三日后，邪从热化。少阴属心肾，心属火，肾属水。肾水亏虚，不能上济心火，心火独亢于上，心肾不交，水火不济，则心中烦，不得卧。临床当伴见口干咽燥、舌红少苔、脉沉细数等脉症。治宜黄连阿胶汤滋阴清热，交通心肾。综上，正确答案选A。

18. 猪苓汤证心烦不得眠的机制是什么（　　）

A. 水气内停，饮不解渴　　B. 阴虚火旺，心肾不交　　C. 无形邪热，郁留胸膈

D. 阴虚有热，热扰心神　　E. 以上都不是

【正确答案】D

【易错答案】B

【答案分析】少阴病篇猪苓汤适用于少阴热化兼水气证的证治，属少阴阴虚，虚热与水邪互结于下焦的水气证。阴虚内热，火扰心神则心烦不得眠。故正确答案选D。

19. 原文：“少阴病，下利，咽中伤，生疮，不能语言，声不出者……”其治疗方剂是（　　）

A. 甘草汤　　B. 桔梗汤　　C. 苦酒汤

D. 半夏散及汤　　E. 猪肤汤

【正确答案】C

【易错答案】B

【答案分析】少阴痰火互结于咽部，咽部红肿糜烂，咽肿闭阻气道，乃至不能语言，影响发声。故治以苦酒汤，用半夏涤痰散结；以鸡子清甘寒，润燥止痛；以苦酒消痈肿，敛咽疮，全方消肿散结，敛疮止痛。桔梗汤由甘草、桔梗组成，方中生甘草清热解毒，能消痈肿而利咽喉；

桔梗苦辛而平，辛散苦泄，宣肺利咽；全方用于少阴邪热客于咽部而引起的咽痛重证而无糜烂之象。故选择桔梗汤为错误。综上，正确答案为C。

20. 患者，男，久病，经常吐利，呕吐清水痰涎，手足逆冷，近日头痛，以颠顶为甚，舌淡苔白，脉弱。用何方主治（　　）

A. 理中汤　　B. 四逆汤　　C. 四逆散

D. 真武汤　　E. 吴茱萸汤

【正确答案】E

【易错答案】B

【答案分析】患者素有吐利病史，且伴手足逆冷。虽然吐利、手足逆冷，多见于少阴寒化证，但肝胃虚寒，脾胃升降功能失常亦可致吐利；中阳不足，四末失温亦见手足逆冷。患者在上述见症基础上出现头痛，肝脉与督脉会于颠顶，肝寒循经上逆，寒凝肝脉，气血不通，则颠顶作痛。故本病辨证为肝胃虚寒，脾胃升降功能失常，浊阴上逆而致吐利、手足逆冷、头痛。治以吴茱萸汤温肝暖胃，降浊止痛。故正确答案为E。

21. 患者近日因生气后，胸胁胀满，心悸心烦，小便不利，腹中胀痛，手足逆冷，大便不爽，舌淡苔薄，脉弦。用何方主治（　　）

A. 五苓散　　B. 四逆汤　　C. 四逆散

D. 真武汤　　E. 理中汤

【正确答案】C

【易错答案】B

【答案分析】按手足厥逆一证属阳虚不能达于四肢者为多，但本证与精神情志有关，伴胸胁胀满、脉弦，与阳虚之厥不同。乃肝胃气滞，阳气内郁，不达四末所致手足厥逆。气滞阳郁，水湿不化，则小便不利；水湿凌心则悸；气机不畅，湿浊下趋，则大便不爽；寒温凝滞，气机不畅则腹中胀痛。方用四逆散以疏达肝胃，宣通阳气。故正确答案为C。

22. 下列诸症不属于四逆散或然证的是（　　）

A. 咳　　B. 悸　　C. 小便不利

D. 躁　　E. 腹中痛

【正确答案】D

【易错答案】E

【答案分析】四逆散主治阳郁之四逆。四逆散虽然主症中仅言“四逆”，但又补充了五种或然证：水湿不化，则小便不利；水湿犯肺则咳；水湿凌心则悸；气机不畅，湿浊下趋，则泄利下重；寒温凝滞，则腹中痛。故正确答案为D。

（二）多选题

1. 下列选项属少阴寒化证的是（　　）

A. 下利清谷，四肢拘急，脉微欲绝，手足厥逆

B. 手足厥寒，脉细欲绝

C. 身体痛，手足寒，骨节痛，脉沉者

D. 下利，腹满时痛，呕吐，食不下

E. 下利便脓血，白多红少

【正确答案】ACE

【易错答案】B

【答案分析】少阴寒化证是指素体心肾阳虚，邪入少阴而从寒化，以致阳衰阴盛。代表证型为阳衰阴盛证，症见恶寒蜷卧，四肢厥逆，下利清谷，小便清长，脉微细，但欲寐；寒湿身痛证，症见身体痛，骨节痛，手足寒，背恶寒，脉沉等；下利便脓血证，症见下利，便脓血，腹痛，小便不利等。“手足厥寒，脉细欲绝”为厥阴病寒厥证；下利，腹满时痛，呕吐，食不下者，为太阴里虚寒证。故正确答案为ACE。

2. 通脉四逆汤证可见（　　）

A. 下利清谷　　B. 手足厥逆　　C. 脉微欲绝

D. 身反不恶寒，面色赤　　E. 精神萎靡

【正确答案】ABCDE

【易错答案】漏选。

【答案分析】通脉四逆汤用于少阴寒化重证，症见下利清谷，手足厥逆，脉微欲绝，精神萎靡。反映了少阴阳气大衰，阴寒内盛之病机。此时更见“身反不恶寒，其人面色赤”，即所谓“里寒外热”，是阴寒盛于内，虚阳格于外，阴阳有离决之势。故正确答案为ABCDE。

3. 真武汤证可见（　　）

A. 心下悸　　B. 头眩　　C. 小便不利

D. 四肢沉重疼痛　　E. 心烦不卧

【正确答案】ABCD

【易错答案】CD

【答案分析】真武汤在太阳病篇用于太阳病过汗损伤少阴之阳所致心悸、头眩；在少阴病篇用于肾阳虚水泛证，以小便不利、四肢肿重疼痛、腹痛下利等症为辨证要点。肾阳虚衰为本，水气泛溢为标，故治以真武汤，温阳祛寒，化气利水。两篇真武汤证虽然起因不同，脉症亦有差异，而病机皆属阳虚水泛，故均主以真武汤。故正确答案为ABCD。

4. 通脉四逆汤中用（　　）

A. 附子一枚　　B. 附子大者一枚　　C. 干姜一两半

D. 干姜三两　　E. 甘草三两

【正确答案】BD

【易错答案】AC 或 BDE

【答案分析】四逆汤组成为甘草二两、干姜一两半、附子一枚，用于治疗少阴寒化证。通脉

四逆汤用于治疗少阴寒化重证，故在四逆汤基础上加大附子、干姜剂量而成。甘草量不变，附子用大者一枚，干姜由一两半增至三两，如此则扶阳力大，消阴功显。因其具破阴回阳、救逆通脉之功，故名通脉四逆汤。故正确答案为 BD。

5. 通脉四逆汤的加减法，下列选项正确的是（　　）

A. 面色赤者加葱白九茎　　B. 腹中痛者加芍药二两　　C. 呕者加生姜二两

D. 咽痛者加桔梗一两　　E. 利止脉不出者加猪胆汁半合

【正确答案】ABCD

【易错答案】ABCDE

【答案分析】通脉四逆汤的加减法有：若面色赤者加葱，取其温通上下阳气，破除阴阳格拒；腹中痛者加芍药，取其活血和络，缓急止痛；呕者加生姜，取其温胃散寒，降逆止呕；咽痛者加桔梗，取其利咽开结；利止脉不出者加人参，取其益气生津，固脱而复脉。故利止脉不出者加猪胆汁半合为错误。故正确答案为 ABCD。

6. 下列方剂组成正确的是（　　）

A. 四逆汤加重干姜、附子用量，即通脉四逆汤

B. 四逆汤加重干姜、附子用量，再加葱白，即白通汤

C. 通脉四逆汤加猪胆汁，即通脉四逆加猪胆汁汤

D. 白通汤加猪胆汁，即白通加猪胆汁汤

E. 四逆汤加重附子用量，即干姜附子汤

【正确答案】AC

【易错答案】B、D、E

【答案分析】白通汤即四逆汤去甘草，干姜减量，加葱白而成；白通加猪胆汁汤即白通汤加入人尿、猪胆汁而成；四逆汤加甘草、加重附子用量，即干姜附子汤。故正确答案为 AC。

7. 下列选项治用附子汤的是（　　）

A. 少阴病，下利，脉微者　　B. 少阴病口中和，背恶寒者

C. 发汗后，身疼痛，脉沉迟者　　D. 少阴病，身体痛，手足寒，骨节痛，脉沉者

E. 少阴病，心下悸，头眩

【正确答案】BD

【易错答案】A

【答案分析】少阴阳衰阴盛，寒湿失于温化，浸渍于肌肉，留滞于关节，故身体痛，骨节痛；阳气虚衰，寒湿留滞，阳气不能充达于四肢，故手足寒；阳虚阴盛，加之寒湿阻滞，故脉沉而不起。治当用附子汤，温经散寒除湿止痛。少阴与太阳相表里，督脉及足太阳膀胱经皆循行于背，故背为阳之府，少阴真阳不足，既不能温煦督脉，又不能温煦太阳，故恶寒以背部为甚。证属少阴阳虚，寒湿阻遏，治法须灸、药并用，附子汤以温阳化湿，“灸之”去寒通阳。阳通湿化，背恶寒、身体痛自然易愈。故正确答案为 BD。

8. 附子汤与真武汤相同的药物有（　　）

A. 芍药　　B. 炮附子　　C. 茯苓

D. 人参　　E. 白术

【正确答案】ABCE

【易错答案】ABDE

【答案分析】附子汤证与真武汤证，同属肾阳虚兼水湿之邪为患。两方药味大部分相同，皆用附子、白术、茯苓、芍药。所不同处，附子汤附、术倍用，并配伍人参，重在温补元气；真武汤附、术半量，更佐生姜，重在温散水气。故正确答案为ABCE。

9. 少阴病热化证可见到的脉症有（　　）

A. 心烦　　B. 失眠　　C. 心悸

D. 口渴　　E. 脉细欲绝

【正确答案】ABCD

【易错答案】E

【答案分析】少阴热化证是素体阴虚，邪入少阴而从热化之证。有阴虚火旺，心肾不交，症见心烦不得眠，舌红少苔，脉细数等；有阴虚内热兼水气内结，症见下利、呕渴，心烦不得眠者。脉细欲绝为少阴寒化证之表现。故正确答案为ABCD。

10. 下列方剂治疗少阴咽痛证的有（　　）

A. 猪肤汤　　B. 桔梗甘草汤　　C. 苦酒汤

D. 芍药甘草汤　　E. 半夏散及汤

【正确答案】ABCE

【易错答案】D

【答案分析】少阴咽痛证包括：阴虚咽痛，症见咽痛、下利、胸满、心烦，治宜滋养肾阴、润喉止痛，方用猪肤汤；客热咽痛，症见咽痛，轻度红肿，治宜清热利咽，方用甘草汤、桔梗汤；痰热咽痛，症见咽伤破溃，不能语言，声不出，治宜清热涤痰，敛疮消肿，方用苦酒汤；客寒咽痛，症见咽痛、呕逆、痰多，治宜散寒涤痰开结，方用半夏散及汤。故正确答案为ABCE。

11. 下列方剂附子为炮用的有（　　）

A. 四逆汤　　B. 白通汤　　C. 真武汤

D. 附子汤　　E. 通脉四逆汤

【正确答案】CD

【易错答案】ABE

【答案分析】生附子以回阳救逆、散寒止痛为主；炮附子以温肾暖脾、补命门之火力胜。四逆汤、白通汤、通脉四逆汤均属于四逆汤类方，用于阳衰阴盛或阴盛格阳证，方中均有生附子、干姜，皆以回阳为主，故主以回阳救逆的生附子。附子汤证与真武汤证，同属肾阳虚兼水湿之邪为患，两方皆用炮附子，重在温肾阳祛寒湿。

12. 桃花汤证的证候有（　　）

A. 腹痛　　B. 下利不止　　C. 便脓血

D. 小便不利　　E. 里急后重

【正确答案】ABCD

【易错答案】E

【答案分析】桃花汤适用于少阴病虚寒下利，滑脱不禁、便脓血，白多红少，甚则纯下白冻，且伴腹痛绵绵，喜暖喜按，舌淡苔白，脉沉弱等脉症。因桃花汤证非属实属热，故无里急后重表现，故正确答案为ABCD。

13. 四逆散证见下利的病机为（　　）

A. 肠胃升降失司　　B. 木横侮土　　C. 肝气郁结

D. 脾肾两虚　　E. 热结肠胃

【正确答案】ABC

【易错答案】E

【答案分析】四逆散主治肝胃气滞，阳气内郁，不达四末所致四逆。或见咳、悸、小便不利、腹痛下利等症；若气机不畅，湿浊下趋，则泄利下重。故正确答案为ABC。

14. 下列各项属大承气汤急下证的是（　　）

A. 少阴病，得之二三日，口燥咽干者

B. 少阴病，自利清水，色纯清，心下必痛，口干燥者

C. 少阴病六七日，腹胀不大便者

D. 少阴病六七日，息高者

E. 少阴病，吐利，手足逆冷，烦躁欲死者

【正确答案】ABC

【易错答案】DE

【答案分析】少阴三急下证，症见口燥咽干，或自利清水，色纯青，心下痛，或腹胀不大便，治宜急下存阴，方用大承气汤。故正确答案为ABC。

（三）简答题

1. 简述少阴病提纲证的脉症机制。

【正确答案】少阴病脉微，指脉的搏动力小，为阳气鼓动无力；脉细，指脉的轮廓小，为精血不足，脉失充盈所致。但欲寐为心虚神不充则精神萎靡不振，肾虚精不足则体力疲惫，因此患者呈现似睡非睡、闭目蜷卧、懒言懒动等极度衰弱的病态。以此脉症说明少阴病是以全身性虚衰为病理特征的疾病。

【易错答案】回答不完整。

【答案分析】少阴病提纲证为“少阴之为病，脉微细，但欲寐也”。应重点分析其脉微、脉细以及但欲寐的机制，并且概括性说明少阴病以“脉微细，但欲寐”作为提纲证的原因。

2. 简述少阴病的病因病机。

【正确答案】少阴病的发生，有直中和转属两个方面。直中，多指素体少阴阳虚或阴虚，复感外邪，邪气直犯少阴而发病。转属的少阴病，是指病在他经失、误治，损伤了阴阳之气，转属少阴。因太阳与少阴为表里关系，故太阳病最易转入少阴。又因太阴为三阴屏障，故太阴虚寒也易传入少阴，成为脾肾阳虚证。少阴病以心肾虚衰、水火不交为主要病机。

【易错答案】只回答了病机。

【答案分析】少阴病发生的病因，有直中和转属两个方面，回答时不应遗漏。

3. 简述少阴寒化证的主要脉症、治法和代表方。

【正确答案】少阴寒化证的主要脉症是脉微细或脉沉、细、数而无力，无热恶寒，精神萎靡，但欲寐，四肢厥冷，下利清谷。治法为回阳救逆，代表方为四逆汤。

【易错答案】脉症回答不全。

【答案分析】少阴寒化证的主症为四逆汤证，尤其脉象涉及较多，勿遗漏。

4. 分析“少阴病，脉沉者，急温之”的临床意义。

【正确答案】脉沉尚未至微细或脉微欲绝，说明阳虚不甚，尚未出现厥逆、吐利等典型的少阴里虚寒证。既然病情未至危重，但又强调“急温”，关键在于病入少阴，涉及人体根本，每每阳亡迅速，死证颇多。所以，少阴之治，贵在及早。脉沉显示了阳虚征兆，故治当急温，以防亡阳之变。若此时延误施治，则吐利、厥逆诸症接踵而至，导致病重治难。体现了中医“治未病”的预防治疗学思想。

【易错答案】仅回答“脉沉”的病机，未解释“急温之”的意义。

【答案分析】本条脉沉尚未至微细或脉微欲绝，说明阳虚不甚，既然病情未至危重，为何要“急温之”？此为本题要回答的关键点。要重点解释本条文的临床意义，即中医“治未病”的预防治疗学思想。

5. 试述真武汤的主症、病机、治法和药物组成。

【正确答案】真武汤证的主症是发热（可兼有恶寒），心下悸，头眩，身目瞤动，振振欲擗地或腹痛，小便不利，四肢沉重疼痛，水肿，下利，脉沉。病机是阳虚水泛。治法是温阳利水。药物组成有白术、茯苓、生姜、芍药、炮附子。

【易错答案】回答不完整，仅回答了少阴病真武汤证的表现。

【答案分析】真武汤在太阳病篇与少阴病篇均出现过，太阳病篇真武汤证属误治，太阳病过汗损伤少阴之阳所致，以心悸、头眩、身目瞤动、振振欲擗地为主症；少阴病篇真武汤证属自然演变，是少阴素体阳虚，经四五日后，肾阳日衰所致，以小便不利、四肢肿重为主症。本题回答真武汤证的主症应兼顾二者。

6. 简述真武汤与附子汤药物组成及作用的区别。

【正确答案】附子汤与真武汤药味基本相同，皆用炮附子、白术、茯苓、芍药，所不同处，附子汤附、术倍用，重在温经散寒，祛湿止痛，配伍人参，旨在扶正祛邪；真武汤附、术半量，旨在补肾助阳，更佐生姜，重在温散水气。

【易错答案】抓不住二者差异的关键。

【答案分析】从药物组成及功效特点方面来分析二方的不同。

7. 试述四逆散证的病机、主症、治法和方药配伍作用。

【正确答案】四逆散证是由于肝胃气滞，阳郁致厥。气机不畅，阳气内郁不能达于四肢，故可出现手足轻微厥冷，升降失常，影响心则悸；影响水道的通调则小便不利；肝胃气滞则出现腹痛，泄利下重。正如原文318条所云："少阴病，四逆，其人或咳，或悸，或小便不利，或腹中痛，或泄利下重者，四逆散主之。"治宜疏肝和胃，透达郁阳，方用四逆散。方中柴胡主升，疏肝解郁以透达阳气；枳实主降，行气散结而宣通胃络；芍药、甘草制肝和脾而益阴缓急。

【易错答案】回答不完整，病机描述不确切。

【答案分析】审题应仔细，病机、主症、治法、方药配伍方面均要回答。

8. 四逆散与四逆汤在药物组成、主治证候上有何不同？

【正确答案】四逆散的药物组成有柴胡、芍药、枳实、甘草。柴胡调畅气机，透达郁阳；枳实行气散结；芍药养血通络；甘草和脾缓急。诸药合用，共奏疏畅气血、透达郁阳之效，适用于气血郁滞，阳遏内郁，不达四末所致的四逆证。症见四逆，或咳、悸、小便不利、腹中痛、泄利下重等。四逆汤的药物组成有附子、干姜、炙甘草。附子温补肾阳，干姜温中散寒，助附子温壮肾阳，炙甘草补中调药，诸药合用，共奏回阳救逆之效，适用于心肾阳衰所致少阴寒化证。可见四肢厥逆、吐利、恶寒蜷卧、脉微细、但欲寐等脉症。

【易错答案】四逆散与四逆汤证相混。

【答案分析】本题关键为二汤证的病机，四逆散证为肝郁气滞、阳气内郁之少阴类似证；四逆汤证为少阴心肾阳衰而致少阴寒化证。再来区分二者适应证的差别及药物组成的不同。

小　结

少阴病是以心肾虚衰、水火不交为主要病理变化的疾病。多系平素少阴阳虚或阴虚之人，复感外邪，邪气直犯少阴而发病，或病在他经，失治、误治损伤心肾转属少阴。以脉微细、但欲寐为主要脉证特点。

少阴病本证有表证里证之分，以里证为重点。少阴表证主要见症有发热、脉沉，无里证，用温经解表的麻黄附子细辛汤治之；表证较轻的用麻黄附子甘草汤治之。

少阴里证有寒化证、热化证、咽痛证及三急下证。其中以寒化证为重点。寒化证为阳虚化寒，属里虚寒证。除有少阴病的共同见症：脉微细、但欲寐外，尚有恶寒踡卧、四肢厥逆、下利清谷、小便清长等症，治宜回阳救逆，四逆汤为主方。阴盛格阳的真寒假热证，症见下利清谷、厥逆、脉微欲绝、身反不恶寒，治宜通达内外阳气，用通脉四逆汤。虚阳下陷的下利证，症见下利、脉微，治宜宣通上下阳气，用白通汤。服白通汤后，寒病与热药发生格拒者，症见下利不止，厥逆无脉，干呕心烦者，治宜破阴回阳，反佐寒药的白通加猪胆汁汤。阳虚水泛证，症见腹痛下利、小便不利、四肢沉重疼痛等，治宜温阳利水，用真武汤。阳虚寒湿身痛证，症见身体痛、骨节痛、手足寒、脉沉等，治宜补阳化湿、温经止痛，用附子汤。下利便脓血证，症见下利、便脓血、腹痛、小便不利等，治宜温涩固脱，用桃花汤。

少阴热化证为水虚火炽、心肾不交，主要见症有心烦不得眠、舌红、脉细数等，治宜育阴清热，用黄连阿胶汤；阴虚内热兼有水气内结者，症见下利、呕、渴、心烦不寐，治宜育阴清热利水，用猪苓汤。

少阴咽痛证：阴虚咽痛，主要见症有咽痛、下利、胸满、心烦，用猪肤汤滋肾润肺益脾。客热咽痛，主要见症有咽痛、咽部轻度红肿，用甘草汤、桔梗汤清热开结。痰热咽痛，主要见症有咽伤破溃、不能语言、声不出，用苦酒汤清热涤痰、敛疮消肿。客寒咽痛，主要见症有咽痛、呕逆、痰多，咽部一般无红肿，用半夏散及汤散寒涤痰开结。

少阴三急下证，为土燥水竭，主要见症有腹胀、不大便，自利清水，色纯青，心下痛，口干舌燥等，以大承气汤急下泻阳明，救少阴。

第六章　辨厥阴病脉证并治

◎ **重点** ◎

1. 厥阴病的概念。

病入厥阴，则肝失条达，气机不利，故厥阴病的特征，以上热下寒、寒热错杂为主。

2. 厥阴病的证型、诊断、治则。

（1）厥阴病的证型：分为厥阴病本证、厥热胜复证、厥逆证、呕哕下利证四类。厥阴病本证包括太厥阴寒热错杂证、厥阴寒证、厥阴热证；厥逆证分为热厥、寒厥、痰厥、水厥；呕哕下利证包括阳虚阴盛证、邪传少阳证、痈脓致呕证、误治胃寒证、哕而腹满证、实热下利证、虚寒下利证。

（2）厥阴病的诊断：以“消渴，气上撞心，心中疼热，饥而不欲食，食则吐蛔”为辨证提纲。

（3）厥阴病的治则：寒热并用，随证治之。

3. 厥阴病的提纲与分型。

（1）厥阴病的提纲：厥阴之为病，消渴，气上撞心，心中疼热，饥而不欲食，食则吐蛔，下之利不止。（326）

（2）厥阴病的分型。

4. 厥阴病本证。

蹶阴寒热错杂证（338、359、357），厥阴寒证（351、352、378），厥阴热证（371）。

5. 厥热胜复证。（331、334、336、341、342、332、333）

6. 厥逆证（337）。

热厥（335、339、350），寒厥（353、354、340），痰厥（355），水厥（356）。

7. 呕哕下利证。

阳虚阴盛证（377），邪传少阳证（379），痈脓致呕证（376），误治胃寒证（380），哕而腹满证（381），实热下利证（374、375），虚寒下利证（370、364、360、361、363、366、367、368、369）。

8. 厥证治禁与寒厥灸法（330、347、349）。

9. 厥阴病预后。

正复可愈证（327、329），正衰危重证（343、344、345、346、348、362）。

10. 厥阴病欲解时（328）。

◎ **难点** ◎

1. 厥热胜复证：病至厥阴，正邪相争，阴阳消长，而有阴阳胜复的特点。因阴胜则厥，阳复则热，阴阳互有争胜，故表现为手足厥逆与发热交替出现，则为厥热胜复证。此证可根据厥逆与发热时间的长短、程度的轻重，来判断阴阳消长、病势的进退及预后。

2. 热厥的特点：伤寒一二日，热病初期，发热不厥。至四五日，发为厥逆，则多属热厥。热厥临床有三种证候特征：一是厥热并存，即“厥者必发热”。二是先发热渐至厥冷，即“前热者 后必厥”。三是由热转厥需要四五日的发展过程，即厥是热的深化。热厥是热邪内闭，阳郁不达四肢所致。所以热厥病机的特点是热闭程度越深重，则肢体厥冷越甚；热闭程度越轻浅，则肢体厥冷越轻，即“厥深者热亦深，厥微者热亦微”。

精选习题

扫码获取
同步习题

（一）单选题

1. 厥阴病提纲证的病机是（　　）

A. 正伤邪陷，寒热错杂　B. 上热下寒，寒热错杂　C. 阴阳盛复，寒热错杂

D. 表邪未解，上热下寒　E. 上热下寒，寒热格拒

【正确答案】B

【易错答案】E

【答案分析】肝为厥阴之脏，内寄相火，藏血而主疏泄。若邪入厥阴，一方面相火炽盛，横逆上冲；另一方面乘犯脾土，使脾虚肠寒，结果出现上热下寒，寒热错杂证，故正确答案为 B。而上热下寒，寒热格拒为厥阴病疑似证之胃热脾寒证的病机；伤寒本自虚寒下利，医误用吐下，导致表热内陷于上，阳气更伤于下，形成寒热格拒的胃热脾寒证。

2. 厥阴病提纲证反映的病变特点是（　　）

A. 肝热　B. 肝寒　C. 阴尽阳生，上热下寒

D. 肝火犯胃　E. 脾胃虚寒

【正确答案】C

【易错答案】A

【答案分析】厥阴病是肝脏功能失常的疾病，是具有阴尽阳生、寒热错杂、厥热往来特殊病理及证候特征的疾病。其提纲证是反映阴尽阳生、阴阳转化失常病变特点的上热下寒证。故正确答案为 C。

3. 下列属厥阴病提纲证变证的是（　　）

A. 消渴　B. 利不止　C. 饥不欲食

D. 心中疼热　E. 气上撞心

【正确答案】B

【易错答案】C

【答案分析】《伤寒论》原文第 326 条：“厥阴之为病，消渴，气上撞心，心中疼热，饥而

不欲食，食则吐蛔。下之利不止。”为厥阴病提纲证，其中“消渴，气上撞心，心中疼热，饥而不欲食，食则吐蛔”为提纲证本证；若以火为实，妄用攻下，必更伤下阳，使脾胃虚寒加重，清阳不升，则利不止。故“利不止”为厥阴病提纲证之变证。

4. 当归四逆汤证的病机是（ ）

A. 寒邪凝滞，血脉不畅　　B. 血虚感寒，寒邪凝滞，气血不畅

C. 血虚感寒，阳衰阴盛　　D. 气血两虚，经脉失养

E. 以上都不是

【正确答案】B

【易错答案】D

【答案分析】“手足厥寒，脉细欲绝者，当归四逆汤主之。”当归四逆汤证，辨证的关键为“脉细欲绝”，细主血虚，故其病机为平素肝血虚少，复感寒邪，寒凝经脉，血行不畅，四末失于温养，而致手足厥寒。故正确答案为B。

5. 下列症状治用当归四逆加吴茱萸生姜汤的是（ ）

A. 手足厥寒，脉细欲绝，便溏呕呃

B. 手足不温，脉沉实有力，腹痛便秘

C. 手足热甚，脉洪大，呃逆纳差

D. 手足汗出，脉浮缓，发热恶风

E. 手足寒，脉沉微，下利清谷

【正确答案】A

【易错答案】E

【答案分析】当归四逆加吴茱萸生姜汤用于血虚寒厥兼脏腑久寒的证治。所谓“久寒”，是指肝胃脏腑素有的陈寒痼冷，典型者见有腹痛、便溏、纳呆、呕恶等症。治疗应在当归四逆汤的基础上，再加吴茱萸、生姜，温肝祛寒，和胃止呕。故正确答案为A。

6. 吴茱萸汤主治虚寒下利，见于（ ）

A. 阳明病　　B. 少阴病　　C. 太阳病

D. 太阴病　　E. 厥阴病

【正确答案】B

【易错答案】E

【答案分析】《伤寒论》中吴茱萸汤证共3条：一为阳明病“食谷欲呕”（243条），论述阳明中寒证；二为少阴病“吐利，手足逆冷，烦躁欲死”（309条），从少阴病类似证角度，提出少阴寒化危证的鉴别诊断；三为厥阴病“干呕，吐涎沫，头痛”（378条），论述厥阴本证。三条症状有别，位置不同，但病在肝胃、阴寒内盛、浊阴上逆的病机一致，故均用吴茱萸汤主治。在少阴病主治虚寒下利，故正确答案为B。

7. 患者初病表现为手足不温，身易恶寒，指尖发青，继而发展为面色苍白，唇甲色淡，小腹冷痛，手足冷凉，脉细欲绝。治用（ ）

A. 通脉四逆汤　　B. 通脉四逆加猪胆汁汤　　C. 当归四逆汤

D. 四逆加人参汤　　E. 白通汤

【正确答案】C

【易错答案】A

【答案分析】少阴寒化证手足厥逆必兼脉微欲绝，且手足寒凉的程度严重，当治用四逆汤类回阳救逆；本患者手足厥寒则见脉细欲绝，伴有面色苍白、唇甲色淡等血虚表现，说明病在经脉血分，且阳虚不甚，手足寒凉程度较轻。故不用姜附类温脏回阳，而用当归四逆汤温通肝经，养血散寒。正确答案为C。

8. 四逆汤证与当归四逆汤证均为虚寒证，当归四逆汤证的辨证关键是（　　）

A. 脉细欲绝　　B. 脉微欲绝　　C. 脉沉微

D. 面色赤　　E. 大汗出

【正确答案】A

【易错答案】B

【答案分析】四逆汤证与当归四逆汤证均为虚寒证，均可见手足厥逆。四逆汤证之手足厥逆必兼脉微欲绝，且手足寒凉的程度严重，当治用四逆汤类回阳救逆；当归四逆汤证之手足厥寒则见脉细欲绝，辨证的关键为“脉细欲绝”，细主血虚，说明病在经脉血分，且阳虚不甚，手足寒凉程度较轻。故不用姜附类温脏回阳，而用当归四逆汤温通肝经，养血散寒。正确答案为A。

9. 吴茱萸汤证呕吐的病机是（　　）

A. 阴寒极盛，阳气虚衰　　B. 胃中虚冷，水谷不化

C. 寒邪犯胃，浊阴上逆　　D. 胃虚痰阻，虚气上逆

E. 脾阳不运，寒湿内停

【正确答案】C

【易错答案】E

【答案分析】吴茱萸汤在厥阴病篇用于肝胃虚寒，浊阴上逆的证治。厥阴内寒，失于疏泄，肝寒犯胃，胃寒生浊，浊阴上逆，故干呕、吐涎沫。故正确答案为C。

10. 吴茱萸汤证与当归四逆加吴茱萸生姜汤证的治疗均用吴茱萸、生姜，应用吴茱萸、生姜的目的为（　　）

A. 解表散寒　　B. 温胃降逆　　C. 解表和胃

D. 温脏祛寒，和胃止呕　　E. 和胃散水，温肝暖胃

【正确答案】D

【易错答案】E

【答案分析】吴茱萸汤在厥阴病篇用于肝胃虚寒，浊阴上逆的证治；当归四逆加吴茱萸生姜汤用于血虚寒厥兼脏腑久寒，即肝胃脏腑素有的陈寒痼冷的证治。二方均用吴茱萸、生姜，以温脏祛寒，和胃止呕。故正确答案为D。

11. 白头翁汤证与桃花汤证的鉴别要点是（　　）

A. 口渴　　B. 下利　　C. 后重

D. 便脓血　　E. 腹痛

【正确答案】C

【易错答案】A

【答案分析】白头翁汤与桃花汤均治下利便脓血，但白头翁汤证属热，脓血便红多白少，伴肛门灼热、下重、舌红苔黄；下重，为白头翁汤证的辨证关键，后世称里急后重，见腹痛急迫，肛门坠重，利下不爽。故正确答案为C。

12. 麻黄升麻汤证见于（　　）

A. 少阴病　　B. 太阳病　　C. 太阴病

D. 厥阴病　　E. 阳明病

【正确答案】D

【易错答案】B

【答案分析】麻黄升麻汤用于厥阴病之伤寒误治导致正虚阳郁、肺热肠寒的证治。故选D。

13. 厥证的基本病机是（　　）

A. 气滞血瘀，气机不行　　B. 寒热错杂，气机逆乱　　C. 阴阳二气不相顺接

D. 阳气虚衰　　E. 阴液亏虚

【正确答案】C

【易错答案】B

【答案分析】“凡厥者，阴阳气不相顺接，便为厥。”说明厥证的基本病机为“阴阳气不相顺接”，阴主内，阳主外，阴阳气不相顺接，应指表里内外之气不相接续。但导致厥的原因有很多，选项ABD等均为厥证发生的原因之一。故正确答案为C。

14. 下列方证除哪一项外，均可出现厥逆（　　）

A. 乌梅丸证　　B. 柴胡桂枝干姜汤证　　C. 瓜蒂散证

D. 茯苓甘草汤证　　E. 白虎汤证

【正确答案】B

【易错答案】C

【答案分析】乌梅丸可用于蛔厥证，见手足逆冷；瓜蒂散可用于痰厥证，见手足厥冷；茯苓甘草汤证可用于水厥证，见肢厥；白虎汤可用于热厥证，见四肢厥冷；柴胡桂枝干姜汤用于少阳病兼水饮内结证，无手足厥逆之表现。故正确答案为B。

15. “厥者必发热，前热者后必厥”论述的是（　　）

A. 气厥的病机　　B. 血厥的病机　　C. 热厥的病机

D. 水厥的病机　　E. 痰厥的病机

【正确答案】C

【易错答案】E

【答案分析】伤寒一二日，热病初期，发热不厥。至四五日，发为厥逆，则多属热厥。热厥临床特征有三种：一是厥热并存，即“厥者必发热”。二是先发热渐至厥冷，即“前热者后必厥”。三是由热转厥需要四五日的发展过程，即厥是热的深化。热厥病机是热邪内闭，阳郁不达四肢。故正确答案为C。

16. 病者遍身皆冷，四肢厥逆，躁动无有安时，脉微。辨证为（　　）

A. 热厥　　B. 蛔厥　　C. 血虚寒厥

D. 脏厥　　E. 痰厥

【正确答案】D

【易错答案】B

【答案分析】脏厥属阳衰寒厥，具有三个特点：其一，厥逆程度严重，可冷过肘膝，甚至通体皆冷。其二，必见脉微，甚至脉微欲绝。其三，阴盛格阳，虚阳躁动，神气浮躁，且无暂安时。必嗜卧神迷，反映了真阳大虚、脏气垂绝的寒厥危候。蛔厥因蛔虫窜扰，阴阳气不相顺接，而非阳衰，也有三个特点：其一，厥逆程度较轻，一般不会冷过肘膝，更不会通体皆冷。其二，有吐蛔病史（常自吐蛔）。其三，不躁而烦，且时静时烦，有阵发性的发病特点。故正确答案为D，而非蛔厥。

17. 患者，男。下利，里急后重，排黏液性血便，伴见发热，心烦口渴，舌红苔黄腻，脉数。治宜首选（　　）

A. 葛根黄芩黄连汤　　B. 白头翁汤　　C. 黄芩汤

D. 桃花汤　　E. 乌梅丸

【正确答案】B

【易错答案】A 或 D

【答案分析】白头翁汤与葛根黄芩黄连汤均治热利，但白头翁汤主治肝热痢疾，以下利脓血、里急后重伴见发热，心烦口渴，舌红苔黄腻，脉数为特征；葛根黄芩黄连汤主治湿热泄泻，以泻水样便、发热汗出为特征。白头翁汤与桃花汤均治下利便脓血，但白头翁汤证属热，脓血便红多白少，伴肛门灼热、舌红苔黄；桃花汤证属寒，脓血便白多红少，伴滑脱不禁、舌淡苔白。故正确答案为B，而非葛根黄芩黄连汤或桃花汤。

（二）多选题

1. 乌梅丸的主要适应证有（　　）

A. 蛔厥　　B. 脏厥　　C. 久利

D. 热厥　　E. 痰厥

【正确答案】AC

【易错答案】AB

【答案分析】乌梅丸用于厥阴病之蛔厥证，病机是蛔虫扰乱气机，造成寒热交错，虚实夹杂，治宜温阳益气养血、泄热散寒、安蛔止痛。乌梅丸又主久利，久利为慢性长期泄利，不但气血双虚，且易致阴阳紊乱，寒热错杂。乌梅丸中，乌梅味酸，既滋补阴液，又酸敛固脱；热性药，温阳散寒以止利；寒性药，清热厚肠以止利；当归、人参气血双补，扶正祛邪。全方清、温、补、涩诸功俱全，且剂型为丸，尤善治慢性之疾，故为治久利良方。

2. 乌梅丸的药物组成包括（　　）

A. 乌梅、细辛、干姜　B. 黄连、当归、附子　C. 蜀椒、桂枝、人参、黄柏

D. 乌梅、黄芩、生姜　E. 黄连、黄芩、人参

【正确答案】ABC

【易错答案】BCD

【答案分析】乌梅丸用于厥阴病之蛔厥证。病机是蛔虫扰乱气机，造成寒热交错，虚实夹杂；治宜温阳益气养血，泄热散寒，安蛔止痛。方中乌梅、醋、黄柏、黄连酸苦泄热；细辛、桂枝、蜀椒、干姜散寒；人参、附子、当归扶正。

3. 当归四逆加吴茱萸生姜汤证可见（　　）

A. 面色苍白　B. 腹中冷痛　C. 手足厥逆

D. 唇甲色淡　E. 呕恶

【正确答案】ABCDE

【易错答案】漏选。

【答案分析】当归四逆加吴茱萸生姜汤用于血虚寒厥兼脏腑久寒的证治，其主症是在当归四逆汤证的基础上，兼有脘腹冷痛、便溏、纳呆、呕恶等症。而当归四逆汤证的主症为手足厥逆、脉细欲绝，并可伴见头晕，面色苍白，肢节、少腹冷痛等。故正确答案为ABCDE。

4. 能导致厥证的病因是（　　）

A. 邪热深伏　B. 蛔动不安　C. 痰食壅滞

D. 胃虚饮停　E. 肝胃气滞

【正确答案】ABCDE

【易错答案】漏选E。

【答案分析】能导致厥证的原因有很多，邪热深伏可致热厥，即白虎汤证；蛔动不安可致蛔厥，即乌梅丸证；痰食壅滞可致痰厥，即瓜蒂散证；胃虚饮停可致水厥，即茯苓甘草汤证；肝胃气滞可致气厥，即四逆散证。故上述选项均可导致人体阴阳气不相顺接而发生厥证。

5. 治疗热厥宜用（　　）

A. 汗法　B. 温法　C. 下法

D. 补法　E. 清法

【正确答案】CE

【易错答案】BD

【答案分析】热厥，虽手足冷凉，但身有发热，胸腹尤甚，为真热假寒，应以攻下邪热为正治；

即使宣散透达郁热，亦不可用辛温发汗法，否则必助热伤阴，火邪炎上，而导致“口伤烂赤”。故正确答案为CE。

（三）简答题

1. 简述厥阴病提纲证的病机特点。

【正确答案】厥阴内寄相火，功主疏泄。厥阴为病，相火内炽，疏泄失常，气机逆乱。肝气横逆上冲，则气上撞心；肝火横逆犯胃，则心中疼热；肝火炽盛，消灼阴液，则见消渴。火盛消谷则易饥，木不疏土则虽饥而不欲食。肝热上炎，火失敷布，则脾虚肠寒，蛔虫喜温恶寒，不安躁动而上窜，则随气逆而吐出。以上诸症反映了厥阴病的病机是上热下寒，寒热错杂。

【易错答案】审题不仔细，仅回答了厥阴病提纲证的表现，未分析病机。

【答案分析】重点回答提纲证脉症的病机以及由脉症而反映的厥阴病总病机。

2. 试述当归四逆汤证的病机、主症及治疗方药。

【正确答案】“手足厥寒，脉细欲绝者，当归四逆汤主之。”当归四逆汤用于厥阴血虚寒凝证的证治。病变主在经脉血分，阳虚不甚，且兼血虚，故治用当归四逆汤温通肝经，养血散寒。方中当归合芍药，养血通络；桂枝合细辛，温经散寒；大枣、甘草补益气血；通草专通血脉。

【易错答案】回答不完整。

【答案分析】脉症、病机、治法、方药不能有遗漏，回答应完整。

3. 当归四逆汤证的辨证关键是什么？

【正确答案】当归四逆汤证的辨证关键为“脉细欲绝”。因为本证病机核心为平素肝血虚少，复感寒邪，寒凝经脉，血行不畅，导致四末失于温养，见手足厥寒，脉象上反映为脉细欲绝。

【易错答案】手足厥寒，面色苍白，头晕，脉细欲绝者。

【答案分析】审题不仔细，问的是当归四逆汤证的辨证关键，而非所有脉症。

4. 说出血虚寒厥与阳虚阴盛致厥的证治区别。

【正确答案】血虚寒厥是由素体血虚，复感寒邪，寒凝经脉，血行不畅，四肢失温而致。症见手足厥寒、脉细欲绝等，治用温通经脉、养血散寒的当归四逆汤。阳虚阴盛致厥为阳衰阴盛，病从寒化，阳气不能温通四末而致。症见四肢厥逆、恶寒蜷卧、下利清谷、脉沉微等，方用四逆汤类以回阳救逆。

【易错答案】二者辨证论治相混。

【答案分析】从病机、主症、治法、方剂方面找出二者的区别。

5. 当归四逆汤证与茯苓四逆汤证的病机、症状、治法有何不同？

【正确答案】当归四逆汤证的病机为血虚寒凝，血脉不畅，症状主要为手足厥寒、脉细欲绝，治法为养血通脉、温经散寒，方用当归四逆汤。茯苓四逆汤证的病机为少阴阳虚，阴液不足，症状主要为昼日烦躁不得眠、手足厥逆、恶寒、脉微细，治法为回阳益阴、宁心安神，方用茯苓四逆汤。

【易错答案】二者辨证论治相混。

【答案分析】从病机、主症、治法方面找出二者的区别。

6. 试述《伤寒论》厥证的辨治。

【正确答案】①脏厥：脉症为手足厥，肤冷，下利清谷，小便清长，脉微，治宜回阳救逆，方选四逆汤。②蛔厥：症状为手足厥，烦躁时作，呕吐蛔虫，治宜和胃安蛔，方选乌梅丸。③痰厥：症状为手足厥，胸中痞硬，气上冲喉咽不得息，治宜涌吐痰实，方选瓜蒂散。④水厥：症状为手足厥，心下悸，胃中有水声，治宜和胃散水，方选茯苓甘草汤。⑤热厥：脉症为手足厥，胸腹灼热，口鼻气热，脉滑，治宜清透邪热，方选白虎汤。⑥气厥：症状为手足厥，或咳，或悸，或小便不利，或腹中痛，或泄利下重，治宜舒畅气机，透达郁阳，方选四逆散。⑦血厥：脉症为手足厥，脉细欲绝，治宜温通肝经，养血散寒，方选当归四逆汤。

【易错答案】审题不仔细，回答不全面，尤其易遗漏第⑥点。

【答案分析】问题是《伤寒论》中所有厥证的辨治而不是仅在厥阴病篇所见厥证，应为7个方面，回答要全面。

7. 热厥的病机是什么？热与厥的关系如何？

【正确答案】热厥的病机是阳热内郁而不外达。热与厥之间的关系是厥深者热亦深，厥微者热亦微，“指头寒”，属厥阴热厥轻证。里热内闭，病情深重，则形成厥阴热厥重证，见手足厥，呕逆，胸胁烦满等症。

【易错答案】阴阳气不相顺接。未回答热与厥的关系。

【答案分析】未对热厥的具体病因病机进行分析，是阳热内郁造成阴阳气不相顺接。热与厥之间的关系是厥深者热亦深，厥微者热亦微。

8. 白虎汤与四逆汤均治厥证，各自的症状、病机、治法如何？

【正确答案】白虎汤治疗热厥，主要脉症为手足厥，胸腹灼热，发热，口渴，苔黄，脉滑，病机为邪热内炽，治法为清透邪热。四逆汤治疗寒厥，主要脉症为手足厥，下利清谷，小便清长，苔白滑，脉微，病机为阳虚阴盛，治法为回阳救逆。

【易错答案】回答不完整，尤其各自脉症方面。

【答案分析】从病机、主症、治法方面找出二者的区别。

9. 桃花汤与白头翁汤均可治疗下利便脓血，其证候特点、病因病机有何不同？

【正确答案】①桃花汤证属寒，病机为脾肾阳虚、寒湿凝滞，症见滑脱不禁，脓血腥而不臭，白多红少，甚则纯下白冻，伴见腹痛绵绵，喜暖喜按，舌淡苔白，脉沉弱。②白头翁汤证属热，病机为肝热下迫大肠，湿热郁滞，损伤肠络。症见热利下重，渴欲饮水，脓血便红多白少，伴见肛门灼热，舌红苔黄。

【易错答案】二方证相混。

【答案分析】对两汤证从病因、病机、脉症方面进行鉴别。

10. 白头翁汤、葛根黄芩黄连人参汤、桃花汤、理中汤均治下利，各自的症状、病机、治法如何？

【正确答案】白头翁汤主治厥阴热利，脉症为下利脓血，里急后重，肛门灼热，舌红，苔黄，脉弦数，治法为清热燥湿，凉肝解毒。葛根黄芩黄连汤主治表邪未解，里热下利，症状为下利不止，喘而汗出，治法为解表清热，燥湿止利。桃花汤主治少阴虚寒下利，脉症为下利脓血色暗味腥，下利滑脱不禁，腹痛绵绵，舌淡，脉沉弱，治法为温阳涩肠，固脱止利。理中汤治疗太阴虚寒下利，脉症为下利不止，腹满时痛，喜温喜按，纳呆呕吐，手足不温，治法为温中健脾，散寒除湿。

【易错答案】各方证的脉症相混，病机回答不严密。

【答案分析】从各自的病机、脉症、治法方面进行分析鉴别，尤其是白头翁汤、葛根黄芩黄连人参汤、桃花汤之间的类证鉴别要区分清楚，这也是记忆的难点与重点。

11. 结合吴茱萸汤的相关条文，分析各条的意义所在。

【正确答案】《伤寒论》中阐述吴茱萸汤证共 3 条，各有用意，当明辨之。一为阳明病篇“食谷欲呕”（243 条），主要论述阳明寒证，以揭示阳明非但热实、亦有虚寒之变证，突出了双向辨证思维。二为少阴病篇“吐利，手足逆冷，烦躁欲死”（309 条），主要从少阴病类似证的角度，揭示少阴寒化危证鉴别诊断的辨证意义。三为厥阴病篇“干呕，吐涎沫，头痛者”（378 条），主要论述厥阴病本证，并与厥阴热证相类比，揭示厥阴肝病，寒有上逆（呕吐）、热有下注（热利）的逆向病机与证型。三条见症有别，但病在肝胃、阴寒内盛、浊阴上逆的病机却是一致的。而吴茱萸汤，主温肝胃，又善降逆，所以异病而同治。

【易错答案】仅回答了厥阴病篇吴茱萸汤证。

【答案分析】《伤寒论》中阐述吴茱萸汤证共 3 条，分别见于阳明病篇、少阴病篇、厥阴病篇，各有用意，当明辨之。

12. 怎样辨治太阳、少阳、厥阴病头痛？

【正确答案】太阳头痛主要表现为头项强痛，与发热恶寒并见，其脉多浮，治用麻黄汤、桂枝汤类。少阳头痛主要表现为头两侧痛，多见往来寒热，其脉多弦细，治用小柴胡汤类。厥阴头痛主要表现为头颠顶痛，多见干呕吐涎沫，其脉多弦，治用吴茱萸汤。

【易错答案】抓不住头痛部位及兼症等区别要点。

【答案分析】从疼痛部位、兼症、治疗方面进行鉴别。

13. 患者，男，54 岁。2003 年 6 月 18 日初诊。患者偏头痛多年，发作时头顶痛特甚，伴呕吐涎沫，食欲不振，脉弦细。请写出病名、证候病机、治法、方药。

【正确答案】

病名：厥阴头痛。

证候病机：肝胃虚寒、浊阴上逆。

治法：温肝暖胃、降浊止痛。

方药：吴茱萸汤（吴茱萸、生姜、人参、大枣）。

【易错答案】少阳病头痛。

【答案分析】患者偏头痛多年，发作时头顶痛甚。《伤寒论》六经辨证，三阳病和厥阴病有头痛，此与三阳经脉和厥阴经脉上走于头密切相关。太阳头痛为头项痛，脉浮；阳明头痛为前额痛，脉大；少阳头痛为偏头痛，脉弦细；厥阴头痛为颠顶痛，常与干呕、吐涎沫并见。故本病为厥阴病头痛。肝脉与督脉会于颠顶，肝寒循经上逆，寒凝肝脉，气血不通，则颠顶作痛；厥阴内寒，失于疏泄，肝寒犯胃，胃寒生浊，浊阴上逆，故干呕、吐涎沫、食欲不振。治宜吴茱萸汤，温肝暖胃，降浊止痛。方中吴茱萸辛苦温，温胃散寒，降逆止呕。生姜辛温，既能温散寒气，亦能和胃止呕。人参甘平，大枣甘温，补虚和胃。

小　结

厥阴属肝，内寄相火，功主疏泄，又具有阴尽阳生、阴阳转化的特征，所以厥阴为病，以寒热错杂，相火内炽为提纲证。厥阴病本证中有三，即寒热错杂证、厥阴寒证、厥阴热证；此外，厥阴病中，尚有厥热胜复证、厥逆证、呕哕下利证等。

厥阴寒证，包括寒厥证（当归四逆汤证、当归四逆加吴茱萸生姜汤证）与寒呕证（吴茱萸汤证）；厥阴热证，包括热厥轻证与热利证（白头翁汤证）。

厥阴病篇除本证外，类似证最多。如厥热胜复证、厥逆证、呕哕下利证等。厥热胜复证，是厥与热交替往来出现，反映厥阴阳气进退转换之机制，为厥阴病所独有，尤能体现阴尽阳生之病理特点。

厥逆证有四，即热厥、寒厥、痰厥、水厥证。热厥又可分为厥热轻证和厥热重证，治以白虎汤；寒厥有阳虚阴盛厥和冷结关元厥，治以四逆汤或当归四逆加吴茱萸生姜汤；痰厥乃痰食阻滞于胸所致，治以瓜蒂散；水厥治以茯苓甘草汤。

呕哕下利证中，呕证有三，即阳虚阴盛证（四逆汤）、邪传少阳证（小柴胡汤）、痈脓致呕证（不可只呕，脓尽自愈）；哕证有二，即误治胃寒证和哕而腹满证；下利证有二，即实热下利证（小承气汤、栀子豉汤等）和虚寒下利证（通脉四逆汤；若兼表证，当先以四逆汤治其里，再与桂枝汤解其表）。

厥阴病预后，仍以阳气的盛衰进退为标准。阳气回复者，预后良好，大多主生；阳气衰亡者，预后不良，大多主死。

第七章　辨霍乱病脉证并治

◎ **重点** ◎

1. 熟悉霍乱的概念、成因、病机。

（1）概念：霍乱是以突发呕吐下利为主要临床表现的病证。霍，有急骤、猝然之意；乱，即缭乱、变乱之意。因其发病突然，顷刻之间升降失序，吐泻交作，故名曰霍乱。

（2）成因：其病因多由外感（寒、暑、湿、疫疠之邪），或内伤饮食，生冷不洁，伤及脾胃。

（3）病机：中焦升降失职，清浊相干，气机逆乱。

2. 了解霍乱的表现、分类及鉴别诊断。

（1）表现：突发呕吐下利。

（2）分类：①湿霍乱，即上吐下泻，挥霍无度；②干霍乱，即欲吐不吐，欲泻不泻，腹中绞痛，烦闷不安，短气汗出。

（3）鉴别诊断：与伤寒相鉴别（383）。

3. 掌握霍乱的脉证、证候特点。

（1）脉证：呕吐而利（382）。

（2）证候特点：起病急骤，吐利交作。

4. 霍乱的治法。

五苓散证、理中丸证（386），四逆汤证（388、389），通脉四逆加猪胆汁汤证（390），四逆加人参汤证（385），桂枝汤证（387）。

5. 四逆汤证（388、389）。

6. 通脉四逆加猪胆汁汤证（390）。

7. 四逆加人参汤证（385）。

8. 桂枝汤证（387）。

9. 阴阳易的证治。

10. 枳实栀子豉汤证（393）、牡蛎泽泻散证（395）、竹叶石膏汤证（397）。

◎ **难点** ◎

1. 霍乱兼表证及其与伤寒的鉴别：霍乱病在胃肠，但有因感受外邪而发者，除吐利交作外，可兼有发热、头痛、恶寒等表证。霍乱表里同见者最易与伤寒相混淆，需注意鉴别。霍乱以吐利为主，且初起即见吐利交作。伤寒初起发热恶寒、头身疼痛，邪传入里方见吐利。

2. 霍乱里和而表未解证及愈后调理：霍乱里和而表未解证（387 条），愈后调理（391 条）。

3. 霍乱阳亡阴竭证、霍乱亡阳液脱证：亡阳液脱证（388条），阳亡阴竭证（390条）。

精选习题

扫码获取
同步习题

（一）单选题

1. 霍乱的特征性症状是（　　）

A. 发热恶寒　　B. 猝然发作的剧烈呕吐、下利

C. 头痛身疼　　D. 腹满而吐

E. 脉微细

【正确答案】B

【易错答案】C

【答案分析】发热恶寒，头痛身疼可见于太阳病，亦可见于霍乱兼表证，然不是霍乱的特征性症状。霍乱是以吐利交作为主要临床表现的病证。太阴病与霍乱均可见吐利、腹痛等症，与腹满而吐有别，然易混淆。腹满而吐为太阴病脾阳虚衰，因失治伤脾阳，或复感外邪发病，与霍乱突发性胃肠功能紊乱所致腹痛吐利，为性质不同的两种病证。脉微细为少阴病提纲证之一，结合如上所述，正确答案应选择B项。

2. 霍乱，头痛发热，身疼痛，热多欲饮水者，当治以（　　）

A. 理中汤　　B. 猪苓汤　　C. 五苓散

D. 四逆汤　　E. 葛根黄芩黄连汤

【正确答案】C

【易错答案】B

【答案分析】霍乱必伴有吐利之症，同时伴见头痛发热身痛等表证，为表里同病。根据具体证候区分表里寒热不同。渴欲饮水者，系三焦紊乱，决渎失职，津液不能正常输布，故上吐下利伴口渴。属于霍乱偏表偏热的证治。五苓散解表通阳，化气行水，通利三焦。理中汤为寒多不用水，病机为中焦阳虚，寒湿内盛，清气不升，浊气上逆，而导致的吐利。猪苓汤之下利为少阴阴虚，阴虚与水邪互结与下焦的水气证。四逆汤为霍乱亡阳厥冷的证治。此题皆为热象，故不选。葛根黄芩黄连汤为太阳病桂枝证反误下，导致的肠热下利。结合本题正确答案选择C项。

3. 霍乱吐利，头痛发热，身疼痛，口和不渴，腹中冷痛，当治以（　　）

A. 四逆汤　　B. 理中汤　　C. 白通汤

D. 四逆加人参汤　　E. 通脉四逆加猪胆汁汤

【正确答案】B

【易错答案】C

【答案分析】四逆汤为霍乱亡阳厥冷的证治。白通汤为少阴虚寒下利的证治。四逆加人参汤为霍乱亡阳脱液的证治。通脉四逆加猪胆汁为霍乱阳亡阴竭的证治。本题显然不符。故不选A、

C、D、E 项。理中汤为温补方剂，适用中焦虚寒之证，正确答案选择 B 项。

4. 服理中汤后应注意的事项是（　　）

A. 腹中未热，加量再服

B. 服汤后如食顷，饮热粥一升余，微自温，勿发揭衣被

C. 服汤后，糜粥自养

D. 服后饮热稀粥一升余，温覆一时许

E. 白饮合服

【正确答案】B

【易错答案】D

【答案分析】考生如将理中汤的服法与桂枝汤混淆，易误选 D 项。理中丸的服法，腹中未热，则可增加丸药的用量或改为汤剂。服汤后如食顷，饮热粥一升余，微自温，勿发揭衣被。为增强疗效，服药后可喝热粥，温覆取暖，以助中阳。综合选项正确答案应选择 B 项。

5. 理中丸证若见渴欲得水者，当作如下的加减（　　）

A. 加术，足前成四两半　　B. 去术加桂四两　　C. 加茯苓二两

D. 加天花粉三两　　E. 加人参至四两半

【正确答案】A

【易错答案】D

【答案分析】忽略题干内容，因天花粉具有生津止渴功效，故误选为 D 项。渴欲饮水为脾不散精，虽渴仍不能多饮，当重用白术健脾输津。所以正确答案选择 A 项。

6. 霍乱阳亡阴竭，症见吐已下断，汗出而厥，四肢拘急不解，脉微欲绝者，当用下列何方主之（　　）

A. 四逆汤　　B. 通脉四逆汤　　C. 白通汤

D. 通脉四逆加猪胆汁汤　　E. 白通加猪胆汁汤

【正确答案】D

【易错答案】A

【答案分析】四逆汤为治疗霍乱亡阳厥冷和亡阳里寒外热的证治。然霍乱亡阳厥冷并无脉微欲绝，与题意不符，排除 A 项。霍乱亡阳里寒外热证中也有脉微欲绝，易产生误选，但结合题干并无假热之象，应以排除。霍乱阳亡阴竭治疗必须回阳兼顾其阴，故用回阳重剂通脉四逆汤，并加猪胆汁。B、D 选项相参排除 B 选项。白通汤为少阴虚寒下利的证治。而白通加猪胆汁汤为寒药格拒热药的证治。综上，正确答案应选择 D 项。

7.《伤寒论》原文第 385 条四逆加人参汤证，“利止，亡血也”之“亡血”是指（　　）

A. 亡失津液　　B. 亡失血液　　C. 亡失阳气

D. 亡失阳气阴液　　E. 亡失元阳

【正确答案】A

【易错答案】D

【答案分析】四逆加人参汤为霍乱亡阳脱液的证治，故容易误选择D项。《灵枢·邪客》篇曰："荣气者，泌其津液，注之以脉，化以为血。"四逆汤为回阳救逆，加入人参为益气生津。结合本题正确答案应选择A项。

8. 霍乱里和而表未解，表现为"吐利止而身疼痛不休者"，宜以下列何方"小和之"（　　）

A. 小柴胡汤　　B. 柴胡桂枝汤　　C. 桂枝汤

D. 桂枝人参汤　　E. 小建中汤

【正确答案】C

【易错答案】B

【答案分析】小柴胡汤为治疗伤寒少阳证，临床的辨证要点与题意不符。柴胡桂枝汤证属太阳少阳并病，为太阳表证未罢，而邪入少阳。它既有发热、微恶寒、肢节烦疼的太阳证，又有轻度呕逆、心下支结的少阳证，其表邪未罢之证与题中"身痛不休"相似，所以易误选B项。然本题题干为霍乱，论述霍乱愈后身痛的证治。吐利止，示里气已和；身痛不休，示表邪未尽，营卫不和。故用桂枝汤调其营卫，祛其表邪。桂枝人参汤为虚寒下利，与题意不符，应排除。小建中汤为中焦里虚，不耐邪扰的证治。所以正确答案选择C项。

9. 患者，男，60岁。6月中旬恣食生冷之品，致上吐食物，下泻水样便。脘腹冷痛，畏寒肢冷，舌淡苔白，脉沉迟。治当以（　　）

A. 五苓散　　B. 理中丸　　C. 葛根黄芩黄连汤

D. 白头翁汤　　E. 桂枝人参汤

【正确答案】B

【易错答案】E

【答案分析】脘腹冷痛，畏寒肢冷，舌质、苔、脉显然是中焦虚寒之证，易排除A、C、D项。然桂枝人参汤治疗"协热寒利"其证所出现的下利稀溏，舌淡苔白，有相似之处，易错选E项。但此题系因误食生冷，致吐泻交作属霍乱无疑。联系中焦虚寒之征，故用理中汤，补中阳不足，所以正确答案选择B项。

10. 患者，男，5岁。昨日中午误食不洁食物，于下午2时许，突然腹中绞痛，下利十余次，渐呈水样便，伴呕吐频繁，今晨起干呕频频，下利止，汗出如珠，面如土色，眼眶凹陷，气息奄奄，手足厥逆，时有腓肠肌痉挛，脉微欲绝，舌淡，治当用（　　）

A. 四逆汤　　B. 四逆加人参汤　　C. 通脉四逆汤

D. 通脉四逆加猪胆汁汤　　E. 白通汤

【正确答案】D

【易错答案】B

【答案分析】本题所述为霍乱阳亡阴竭的证候，四逆加人参汤证与通脉四逆加猪胆汁汤证同为阳亡阴竭，所以易错选B选项。然四逆加人参汤证相对而言病轻，故只见恶寒，脉微，厥逆，下利止等，通脉四逆加猪胆汁汤证病重，不仅阳亡势急，阴竭亦甚，且多有格拒之势，表现为吐已下断，汗出而厥，四肢拘急，脉微欲绝。故正确答案选择D项。

11. 霍乱吐利频繁，数日后，吐止泄利不作，但却出现汗出不止，四肢厥冷而拘急，脉微欲绝，治疗宜用（　　）

A. 四逆汤　　B. 四逆加人参汤　　C. 通脉四逆加猪胆汁汤

D. 白通加猪胆汁汤　　E. 理中汤

【正确答案】C

【易错答案】A、B

【答案分析】此属霍乱阳亡阴竭的证治。B、C项证皆为阳亡阴竭，易误选B项，然两者区别在于轻重。四逆汤亡阳里寒外热正也出现脉微欲绝，易误选A项，然本题并无里寒外热之象。所以正确答案选择C项。

12. 霍乱吐利，汗出，发热恶寒，伴有四肢拘急，手足厥冷，治疗宜用（　　）

A. 四逆汤　　B. 四逆加人参汤　　C. 通脉四逆加猪胆汁汤

D. 白通加猪胆汁汤　　E. 理中汤

【正确答案】A

【易错答案】C

【答案分析】霍乱阳亡阴竭也出现四肢拘急不解，所以易误选C项。然此题并无汗出而厥，脉微欲绝等证，则能排除。诸证反映的是霍乱亡阳厥冷的证治，故用四逆汤回阳救逆即可。所以正确答案选择A项。

13. 白通加猪胆汁汤的方药组成是（　　）

A. 炙甘草、干姜、附子、猪胆汁、人尿

B. 干姜、附子、葱白、人尿、猪胆汁

C. 干姜、附子、葱白

D. 炙甘草、干姜、附子、人参、人尿

E. 炙甘草、干姜、附子、猪胆汁

【正确答案】B

【易错答案】A

【答案分析】白通汤为四逆汤去甘草，干姜减量，加葱白而成。正确答案为B项。然对方药组成记忆不牢，易误选A项。

14. 通脉四逆加猪胆汁汤的方药组成是（　　）

A. 炙甘草、干姜、附子、猪胆汁、人尿

B. 干姜、附子、葱白、人尿、猪胆汁

C. 干姜、附子、葱白

D. 炙甘草、干姜、附子、人参、人尿

E. 炙甘草、干姜、附子、猪胆汁

【正确答案】E

【易错答案】A

【答案分析】通脉四逆加猪胆汁汤中，通脉四逆破阴回阳，加入苦寒之猪胆汁，一者补阴液以救阴竭，二者引阳入阴以为反佐。其方药组成为炙甘草、干姜、附子、猪胆汁。综上，正确答案选择E项。

（二）多选题

1. 关于霍乱，下列说法正确的是（　　）

A. 霍乱的病机是胃肠功能紊乱，清浊相干，升降失常。

B. 霍乱以慢性发作、上吐下泻为临床表现。

C. 霍乱的词义为迅速猝然的变乱。

D. 霍乱的临床特点是病起于顷刻之间，吐泻交作，挥霍缭乱。

E. 本病也属于外感伤寒病。

【正确答案】AD

【易错答案】ACD

【答案分析】霍乱以猝然发作，上吐下泻为主要临床表现特征。对霍乱的词义不清者易认为C项也是正确的。霍，有急骤、猝然、迅速之意，乱即缭乱、变化之意。而不是猝然变乱。因发病急骤、剧烈吐泻，顷刻间即有挥霍缭乱之状。其形成是由于饮食不节，或邪中肠胃，致使功能紊乱，清扬不升，浊气不降，清浊相干而吐利。霍乱与伤寒是有区别的，有表证，还有吐利者叫作霍乱；不吐不利发热者，叫作伤寒。所以正确答案选择AD。

2. 霍乱的临床表现可见（　　）

A. 发热头痛　　B. 身疼恶寒　　C. 吐利

D. 腹痛　　E. 心下痞

【正确答案】ABCD

【易错答案】漏选。

【答案分析】霍乱以猝然发作、上吐下泻为主要临床表现特征。霍乱兼表证中，因霍乱病在胃肠，但有因感受外邪而发者，除吐利交作外，可兼有头痛、发热恶寒、身疼等表证。心下痞多因伤寒表邪未解，误用下法，或内伤元气不足，痰湿郁热蕴结所致，其主要表现为胃脘满闷、按之柔软不痛的证候。正确答案选择ABCD。

3. 干霍乱的临床特征是（　　）

A. 欲吐不吐　　B. 欲泻不泻　　C. 短气汗出

D. 烦闷不安　　E. 腹中绞痛

【正确答案】ABCDE

【易错答案】漏选。

【答案分析】霍乱分湿霍乱与干霍乱两种类型：上吐下泻，吐利交作者为湿霍乱；脘腹绞痛，欲吐不吐，欲泻不泻，烦闷不安，短气汗出者为干霍乱。所以正确答案应选择ABCDE。因干霍乱的临床特征较多，需记忆清楚，否则易漏选。

4. 下列属理中汤加减法的是（　　）

A. 脐上筑者，去术加桂四两　　B. 吐多者，去术加生姜三两　　C. 腹中痛者，芍药三两

D. 腹满者，去术加附子一枚　　E. 悸者，加茯苓二两

【正确答案】ABDE

【易错答案】漏选。

【答案分析】此题考查理中汤的加减，较灵活。C选项芍药具有酸敛肝阴作用，能养血柔肝止痛，所以易误选C项。理中汤加减：腹中痛者，是因中气虚者，重用人参以补中益气；若脐上筑，是肾中水气上冲，去白术之升散，加桂枝四两壮心阳，制肾水；若吐多是胃寒气逆，去白术之升散，加生姜三两温胃降逆；若腹满者，是脏寒生满病，去白术之补益，加附子一枚散寒通阳除满；若心下悸，是水气凌心，加茯苓二两淡渗利水，宁心定悸。所以正确答案应选择ABDE。

5. 理中丸（汤）服法的内容包括（　　）

A. 服汤后，如食顷，饮热粥一升许

B. 服丸时，以白饮和服

C. 服后腹中未热，益至三四丸

D. 丸药药效不及汤剂

E. 当以沸汤和丸，温服，日三四，夜二服

【正确答案】ACDE

【易错答案】多选。

【答案分析】此题考查理中汤的服法内容，属于记忆性知识。

6. 四逆加人参汤中加人参的意义在于（　　）

A. 大补气血　　B. 益气升阳　　C. 益气固脱

D. 回阳救逆　　E. 生津滋液

【正确答案】CE

【易错答案】A

【答案分析】此题容易多选A项，因对四逆加人参汤条文中“亡血”的理解产生错误，误将“亡血”认为亡失气血。然“亡血”之意实为亡失津液，所以排除A项。四逆加人参汤为四逆汤加人参而成，四逆汤回阳救逆，加人参益气生津固脱。所以正确答案是CE。

7. 通脉四逆加猪胆汁汤证的临床表现包括（　　）

A. 汗出　　B. 手足厥逆　　C. 四肢拘急

D. 脉微欲绝　　E. 吐已下断

【正确答案】ABCDE

【易错答案】漏选。

【答案分析】此题考查通脉四逆汤加猪胆汁证的条文记忆。“吐已下断，汗出而厥，四肢拘急不解，脉微欲绝者，通脉四逆汤加猪胆汁汤主之。”若对条文记忆不深刻，则容易漏选。正确答案为 ABCDE。

8. 通脉四逆加猪胆汁汤中猪胆汁的作用有（　　）

A. 苦寒泄热　　B. 直补阴液以救阴竭　　C. 苦能燥湿

D. 滑能润肠通便　　E. 引阳入阴以为反佐

【正确答案】BE

【易错答案】AC

【答案分析】通脉四逆汤加猪胆汁汤为霍乱阳亡阴竭的证治。通脉四逆汤破阴回阳救逆，但其辛热太甚，对于汗出而厥、脉微欲厥的阴寒重证恐其格拒不受，加苦寒之猪胆汁，其意，一者直补阴液以救阴竭；二者引阳入阴以为反佐。如果没有认真审题，容易将 AC 也视为正确答案。AC 固然正确，但是与题意不符。所以正确答案选择 BE。

9. 通脉四逆加猪胆汁汤的煎服法包括（　　）

A. 用水三升，先煮诸药，去滓，再内猪胆汁

B. 用水三升，内猪胆汁，与诸药同煎

C. 分温再服，其脉即来

D. 附子生用

E. 无猪胆，羊胆亦可用

【正确答案】ACDE

【易错答案】B

【答案分析】此题考查通脉四逆汤加猪胆汁的煎服法，属于难点，应加强记忆。猪胆汁为苦寒之品，为向导之用。不可与诸药同煎。所以排除 B 选项，正确答案选择 ACDE。

（三）简答题

1. 什么是霍乱？

【正确答案】霍乱是以剧烈吐利为主要临床表现的突发性胃肠疾病。因发病急骤，剧烈吐泻，顷刻间即有挥霍缭乱之状，故名霍乱。

【易错答案】答题中缺少突发性或剧烈吐利及胃肠中的一项或多项。

【答案分析】霍乱主要突出“吐利交作”为主症。以“突发性”为发病特点。以“胃肠”为发病部位的疾病。霍，有急骤、猝然、迅速之意，乱即缭乱、变乱之意。

2. 霍乱的病因、主要脉症、病机、治法、方药如何？

【正确答案】霍乱的发病原因，多是饮食不节，冷热不调，或感受暑湿、寒湿、疫疠之气，伤及脾胃，使中焦升降失职，清浊相干，气机逆乱而呈现上吐下泻，吐利交作，且常伴有头痛，发热恶寒，身疼等症状。其证治分以下两种：霍乱吐利而渴欲饮水兼表者，治用五苓散解表通阳，

化气利水；偏寒湿内盛，不欲饮水，当温中散寒，用理中丸。

【易错答案】对霍乱的病因、脉症、病机书写不全面。

【答案分析】霍乱是伤寒的一个类证，《黄帝内经》记载霍乱是脾胃病，和湿邪有关。《医宗金鉴》说“霍乱风寒暑湿水，杂病为病正气伤”，指出霍乱的病因很多。

3. 干霍乱与湿霍乱如何区别？

【正确答案】霍乱分湿霍乱与干霍乱两种类型：上吐下泻，吐利交作者为湿霍乱；脘腹绞痛，欲吐不吐，短气汗出者为干霍乱。

【易错答案】对干霍乱与湿霍乱的概念不清。

【答案分析】湿霍乱是能吐出来，能泻出来；干霍乱是欲吐而不出，欲利而不下。

4. 霍乱兼表证与伤寒都可出现呕吐及下利，两者临床上应如何鉴别？

【正确答案】霍乱兼表证及其与伤寒的鉴别：霍乱病在胃肠，但有因感受外邪而发者，除吐利交作外，可兼有发热、头痛、恶寒等表证。霍乱表里同见者最易与伤寒相混淆，需注意鉴别。霍乱以吐利为主，且初起即见吐利交作。伤寒初起发热恶寒、头身疼痛，邪传入里方见吐利。

【易错答案】误认为伤寒与霍乱兼表证出现呕吐及下利，属于同一阶段。

【答案分析】伤寒与霍乱兼表证的区别点：有表证还有吐利的叫作霍乱；不吐不利，只有发热者叫作伤寒。伤寒开头没有吐利，脉见浮紧。而霍乱一开始便有吐利，脉见微涩还具有发热。

5. 通脉四逆加猪胆汁汤的组方意义是什么？

【正确答案】通脉四逆汤破阴回阳救逆，但其辛热太甚，对于汗出而厥、脉微欲绝的阴寒重证，恐其格拒不受，故加苦寒的猪胆汁，一者直补阴液以救阴竭，二者引阳入阴以为反佐。

【易错答案】对加入猪胆汁的意义两个方面书写不全。

【答案分析】通脉四逆加猪胆汁汤为治疗霍乱亡阳阴竭的证治。本证吐利已下断而无此佳兆，与“汗出而厥，四肢拘急不解，脉微欲绝”等脉症同见，知属病情恶化。治疗必须回阳兼顾其阴，故在回阳的基础上加入猪胆汁，补阴液，并起到反佐作用。

6. 四逆加人参汤证与通脉四逆加猪胆汁汤证同为阳亡阴竭，试将两者加以比较。

【正确答案】两者有轻重之别：四逆加人参汤证相对而言病轻，故只见恶寒，脉微，厥逆，下利止等，通脉四逆加猪胆汁汤证病重，不仅阳亡势急，阴竭亦甚，且多有格拒之势，表现为吐已下断，汗出而厥，四肢拘急，脉微欲绝。

【易错答案】只言各自的临床表现，没有从两者的轻重加以比较。

【答案分析】从两者之轻重入手，两者相比较，虽同属于阳亡阴竭之候，但前者重在阳气下托，阴液内竭；后者重在阳气外亡；阴液枯竭；常有阴阳格拒之势，病情尤为严重。正如尤在泾所说：“吐下已止，阳气当复，阴邪当解，乃汗出而厥。四肢拘急，而又脉微欲绝，则阴无退散之期，阳有散亡之象，于法为较危矣。”

小 结

霍乱是发病急骤，剧吐剧泻，挥霍缭乱的胃肠疾患。其病多因饮食不节，或感受时邪而致。

本篇所述霍乱，多属后世之“湿霍乱”，而证偏寒湿者多。其证治大致可分以下几种：霍乱吐利而渴欲饮水兼表者，为三焦紊乱，决渎失职，治用五苓散解表通阳，化气行水，通利三焦；偏寒湿内盛，不欲饮水者，治当温中散寒，用理中丸。霍乱吐利，亡阳厥逆者，治用四逆汤回阳救逆。若吐利而亡阳脱液者，当用四逆加人参汤，回阳救逆，兼顾益气生津。霍乱阳亡阴竭者，用通脉四逆加猪胆汁汤回阳救逆，益阴救液。霍乱初愈，正气未复，而表未和者，宜用桂枝汤调和营卫，小和其外以解微邪。另外，霍乱病愈，正气未复之际，当节饮食，慎起居，注意调养。

第八章 辨阴阳易差后劳复病脉证并治

◎ **重点** ◎

1. 阴阳易的临床表现：伤寒阴阳易之为病，其人身体重，少气，少腹里急，或引阴中拘挛，热上冲胸，头重不欲举，眼中生花，膝胫拘急者，烧裈散主之。（392）

2. 枳实栀子豉汤证：大病差后，劳复者，枳实栀子豉汤主之。（393）

3. 牡蛎泽泻散证：大病差后，从腰以下有水气者，牡蛎泽泻散主之。（395）

4. 竹叶石膏汤证：伤寒解后，虚羸少气，气逆欲吐，竹叶石膏汤主之。（397）

◎ **难点** ◎

1. 阴阳易机制：伤寒热病初愈，正气尚虚，气血未复，余邪未尽，当此之际，唯宜慎起居，调饮食，静养调理预防疾病复发。若病后因房事导致男女之间互相染邪而发生的病证，称为阴阳易。

2. 差后劳复机制：由于饮食起居失常，过劳伤正，疾病复发者，称为差后劳复。其中因劳而发者，称为劳复；因饮食调理不当而发者，称为食复。

精选习题

扫码获取
同步习题

（一）单选题

1. “大病差后，喜唾，久不了了，胸上有寒”，用以治疗的方剂是（　　）

A. 理中丸　　B. 五苓散　　C. 小青龙汤

D. 茯苓桂枝白术甘草汤　　E. 十枣汤

【正确答案】A

【易错答案】E

【答案分析】此题考查条文：“大病差后，喜唾，久不了了，胸上有寒，当以丸药温之，宜理中丸”。五苓散为太阳蓄水证的证治，表邪不解，内传太阳膀胱腑，膀胱气化不利，而水蓄下焦，容易排出，故排除B项。小青龙汤证的病机为风寒外感，寒饮停肺，C项显然不合题意。D项茯苓桂枝白术甘草汤证的病机是脾阳不足导致的痰饮。十枣汤证的病机为饮停胸胁，主要以咳唾引痛等为辨证要点，若学生误把十枣汤中“咳唾”与“喜唾”混淆，则易错选E项。本条是大病新愈，脾胃虚寒的见证，由于脾胃虚寒，水饮不化，上溢于胸，外出于口，以致口吐涎沫而久不了了，故用理中丸温补脾胃，使脾胃健运，水湿得化，其病自愈。综上，正确答案选择A项。

2. 下列需用“清浆水”煎煮的方剂是（　　）

A. 栀子干姜汤　　B. 枳实栀子豉汤　　C. 栀子厚朴汤

D. 栀子甘草豉汤　　E. 竹叶石膏汤

【正确答案】B

【易错答案】D

【答案分析】此题为考查用“清浆水”煎煮的方剂，为记忆性知识。如果把栀子甘草豉汤与枳实栀子豉汤相混淆，则易误选D项，正确答案选择B。

3. 原文“大病差后，劳复者”，用以治疗的方剂是（　　）

A. 竹叶石膏汤　　B. 栀子厚朴汤　　C. 栀子甘草豉汤

D. 牡蛎泽泻汤　　E. 枳实栀子豉汤

【正确答案】E

【易错答案】D

【答案分析】此题为记忆性知识。学生容易将栀子甘草豉汤与枳实栀子豉汤混为一谈，而错选C项，正确答案应选择E。

4. 原文“大病差后，从腰以下有水气者”，用以治疗的方剂是（　　）

A. 五苓散　　B. 牡蛎泽泻散　　C. 茯苓桂枝白术甘草汤

D. 茯苓桂枝甘草大枣汤　　E. 茯苓甘草汤

【正确答案】B

【易错答案】A

【答案分析】此题考查原文395条“大病差后，从腰以下有水气者，牡蛎泽泻散主之”，为记忆性知识。A项五苓散治疗太阳蓄水证以小便不利为见症，临床表现有水肿症状，易将答案误选成A项。C项茯苓桂枝白术甘草汤主治中阳不足之痰饮。D项茯苓桂枝甘草大枣汤治疗寒水上逆之奔豚证。E项茯苓甘草汤主治胃脘有饮邪，显然均不合题意，正确答案选择B。

5. 牡蛎泽泻散的功效是（　　）

A. 清热利湿，养阴活血　　B. 通阳化气利水

C. 养阴清热，软坚散结　　D. 清热化湿，逐水消肿

E. 逐水清热，益气活血

【正确答案】D

【易错答案】C

【答案分析】此题考查原文395条“大病差后，从腰以下有水气者，牡蛎泽泻散主之”。论述大病差后，湿热下注，腰以下肿的证治，A、E项均有“活血”显然不合题意可以排除。B项为真武汤的功效，亦可排除。方中牡蛎、海藻软坚散结，化痰行水，学生易不假思索误选C项，而此证湿热下注，腰以下肿是水气不行，滞留下焦，属水肿实证，需清热化湿，逐水消肿，显然正确答案选择D项。

6. 应用枳实栀子豉汤时，若患者有宿食内阻者，其加减为（　　）

A. 加厚朴　　B. 去栀子，加大黄　　C. 加芒硝

D. 加大黄　　E. 不用加减

【正确答案】D

【易错答案】B

【答案分析】A 选项厚朴偏于气滞腹胀，C 选项芒硝泄热，润燥，软坚，而题中“内阻”为宿食积滞，故 A、C 选项可以排除。宿食积滞可以加大黄荡涤肠胃，推陈致新。B 选项也加入了大黄，与 D 选项难以取舍，易选错。枳实栀子豉汤是栀子豉汤加重豆豉用量而成，显然 B 选项可以排除，所以正确答案选择 D 项。

7. 竹叶石膏汤的功效是（　　）

A. 辛寒清热　　B. 益气生津　　C. 生津益气，清热降逆

D. 养阴清热生津　　E. 清热燥湿

【正确答案】C

【易错答案】D

【答案分析】此题竹叶石膏汤方剂学功效为清热益气，养阴生津，学生不假思索则易误选 D 项。而此题是考查原文 397 条“伤寒解后，虚羸少气，气逆欲吐，竹叶石膏汤主之”。其中“气逆欲吐”是胃中余热不清，气失和降所致。方中半夏降逆止呕，全方共奏生津益气、清热降逆之功，所以正确答案选择 C 项。

8. 竹叶石膏汤证可见到除下列哪项以外的脉症（　　）

A. 发热　　B. 虚羸少气　　C. 气逆欲吐

D. 脉洪大　　E. 脉虚数

【正确答案】D

【易错答案】E

【答案分析】此题考查原文 397 条“伤寒解后，虚羸少气，气逆欲吐，竹叶石膏汤主之”，显然 B、C 两项可以排除。竹叶石膏汤是热病后期气液两伤，余热未清的证治，显然 A 项可以排除。D 选项脉洪大主要指热邪亢盛，显然与竹叶石膏汤证不符，与 E 选项比较更是矛盾。综上，正确答案选择 D 项。

9. 竹叶石膏汤的药物组成为（　　）

A. 竹叶、石膏、半夏、麦门冬、人参、甘草、粳米

B. 竹叶、石膏、知母、麦门冬、人参、粳米、甘草

C. 竹叶、石膏、黄芪、半夏、麦门冬、人参、粳米

D. 竹叶、石膏、半夏、麦门冬、白术、甘草、粳米

E. 竹叶、石膏、半夏、天门冬、人参、甘草、粳米

【正确答案】A

【易错答案】E

【答案分析】此题为记忆性知识，麦门冬偏于生津，而天门冬偏于滋阴，对两者功效特点记忆不清者易混淆，而误选E项。正确答案选择A项。

10. 患者，男，40岁。患者于1周前患流感，体温38.8℃，经治疗后热退。病愈后即投入紧张工作，2天前始觉心中烦热，胸脘痞闷，食少纳呆，夜难入寐。舌红苔薄黄，脉滑数。证属（　　）

A. 竹叶石膏汤证　　B. 栀子豉汤证　　C. 枳实栀子豉汤证

D. 小柴胡汤证　　E. 栀子厚朴汤证

【正确答案】C

【易错答案】B

【答案分析】栀子豉汤证的病机为热邪扰于胸膈，也会出现心中烦热，胸脘痞闷等症，貌似很合题意，考生如不加思索，容易错选B项。然而，此病属于大病新差劳复的证治。病机为余热复聚，热郁胸膈，治当清热除烦，宽中行气，方用枳实栀子豉汤，所以正确答案选择C项。

（二）多选题

1. 大病初愈引起复发的原因主要有（　　）

A. 饮食不节　　B. 劳倦所伤　　C. 复感外邪

D. 余邪复炽　　E. 正气未复

【正确答案】ABCDE

【易错答案】漏选。

【答案分析】此题考查大病初愈引起复发的主要原因，其中饮食不节、劳倦所伤、复感外邪、余邪复炽、正气未复均可以致余邪复发，学生需要对知识有整体全面的把握，否则容易漏选，综上正确答案选择ABCDE。

2. 枳实栀子豉汤的煎服法包括（　　）

A. 清浆水七升，内枳实，栀子煎煮下豉

B. 清浆水七升，空煮取四升，内枳实、栀子煎煮，煮取二升，下豉，更煮五六沸，去滓

C. 温分再服

D. 若有宿食者，内大黄如博棋子大五六枚

E. 覆令微似汗

【正确答案】BCDE

【易错答案】多选或漏选。

【答案分析】此题考查枳实栀子豉汤的煎服法，为记忆难点。考生必须牢记：上三味，清浆水七升，空煮取四升，内枳实、栀子，煮取二升，下豉，更煮五六沸，去滓。温分再服。复令微似汗。若有宿食者，内大黄如博棋子大五六枚，服之愈。所以正确答案选择BCDE。

3. 牡蛎泽泻散的主要脉症有（　　）

A. 腰以下肿，小便不利　　B. 腰以上肿，恶寒无汗　　C. 四肢肿而小便不利

D. 脉沉　　E. 脉浮

【正确答案】AD

【易错答案】多选或漏选。

【答案分析】此题考查原文 395 条“大病差后，从腰以下有水气者，牡蛎泽泻散主之”。显然 B 选项可排除。牡蛎泽泻散主要治疗水肿实证，脉必沉实有力，E 选项也可排除。C 选项四肢肿属于牡蛎泽泻散的或然证，而不是主要脉症，然而有的学生认为 C 选项为 A 选项的范围内，而导致错选，作答时应注意审题，抓关键词“主要脉症”，正确答案选择 AD。

4. 牡蛎泽泻散的药物组成为（　　）

A. 牡蛎、泽泻　　B. 葶苈子、商陆　　C. 蜀漆、海藻、栝蒌根

D. 牡蛎、泽泻、昆布　　E. 商陆、葶苈子、生姜

【正确答案】ABC

【易错答案】错选、漏选或多选。

【答案分析】此题考查牡蛎散的药物组成，容易错选、漏选或多选。组成为牡蛎、海藻、葶苈子、泽泻、蜀漆、商陆根、栝楼根，所以正确答案选择 ABC。

5. 根据原文，“伤寒差以后，更发热”，选用的治法有（　　）

A. 和解　　B. 发汗　　C. 化痰

D. 活血　　E. 攻下

【正确答案】ABE

【易错答案】漏选或多选。

【答案分析】此题考查伤寒解后，更发热有 3 种证治，原文 394 条：“伤寒差以后，更发热者，小柴胡汤主之。脉浮者，以汗解之；脉沉实者，以下解之。”此题为记忆知识，若记忆不清则容易漏选或多选，结合原文，正确答案选择 ABE。

6. 竹叶石膏汤证的临床表现有（　　）

A. 心烦少寐　　B. 发热口渴　　C. 虚羸少气

D. 气逆欲吐　　E. 脉虚数

【正确答案】ABCDE

【易错答案】漏选。

【答案分析】此题考查原文 397 条“伤寒解后，虚羸少气，气逆欲吐，竹叶石膏汤主之”。学生容易只根据原文将 C、D 选项选出，而遗漏其他选项。竹叶石膏汤证的病机为热病后期，气液两伤，余热未清。临床多伴有低热不退、心烦口渴、舌红苔少、脉细数等脉症，所以正确答案选择 ABCDE。

7. 竹叶石膏汤的药物组成有（　　）

A. 知母、阿胶　　B. 竹叶、石膏　　C. 半夏、麦冬

D. 生地黄、芍药　　E. 人参、炙甘草、粳米

【正确答案】BCE

【易错答案】漏选。

【答案分析】此题为记忆知识容易漏选，竹叶石膏汤生津益气，清热降逆，其药物组成为石膏、竹叶、人参、麦冬、半夏、甘草、粳米。结合选项，正确答案选择BCE。

8. 竹叶石膏汤证的病机包括（　　）

A. 风寒束表　　B. 气阴两伤　　C. 湿热内蕴

D. 余热未清　　E. 瘀热内结

【正确答案】BD

【易错答案】多选。

【答案分析】竹叶石膏汤证的病机为热病后期，气液两伤，余热未清，全方共奏生津益气、清热降逆之功，如果对竹叶石膏汤证的病机和该方的功效掌握不牢则易多选。综上，正确答案选择BD。

（三）问答题

1. 试述伤寒解后，更发热的3种证治机制？

【正确答案】治疗差后劳复发热当分析具体原因辨证施治。如邪犯少阳，发热多伴喜呕、胸胁满闷等症，用小柴胡汤枢转少阳之邪，使热除病愈。小柴胡汤是退热补虚之剂，最适用于差后劳复发热，故本条列之于前。如表邪未尽而复发，身热当伴脉浮、恶寒等在表脉症，可用汗法解除表邪。如身热而见脉沉实，多是阳明积滞不尽，燥热复炽，大便复硬，治以下法解之。仲景对汗、下未举出具体方药，临床当灵活选方，不必拘泥。

【易错答案】将第394条原文当作答案，本题是考查三者的证治机制。

【答案分析】根据原文394条“伤寒差以后，更发热者，小柴胡汤主之。脉浮者，以汗解之；脉沉实者，以下解之”，分而言之，小柴胡汤枢转少阳之邪，使热除病愈，脉浮提示有表证，可用汗法解除表邪；脉沉实，多为阳明积滞，燥热复炽，大便复硬，用下法解之。

2. 牡蛎泽泻散证与真武汤证应如何鉴别？

【正确答案】真武汤与牡蛎泽泻散都可治疗四肢水肿，但真武汤证为阳气虚弱，阳不制水，水气外溢所致，以手足不温、恶寒、苔白为特点，治当温阳利水；而牡蛎泽泻散证为湿热壅滞，气不化水，水饮外溢所致，以身热、苔黄为特点，治当清热利水。

【易错答案】将两者的病机、症状，及治法一一罗列。

【答案分析】鉴别主要是从相同点、不同点两个方面阐述。二者均可以治疗四肢水肿，但真武汤证为阳气虚弱，阳不制水，水气外溢所致，以手足不温、恶寒、苔白为特点，治当温阳利水；牡蛎泽泻散证为湿热壅滞，气不化水，水饮外溢所致，以身热、苔黄为特点，治当清热利水。应先叙述两者的共同点，然后分别以病机、症状特点以及治法方面比较两者的不同。

3. 简述枳实栀子豉汤的证治。

【正确答案】枳实栀子豉汤在《伤寒论》中治疗大病差后劳复。大病新差，正气尚虚，气血未复，余热未清，此时若过劳则疾病复发，名为“劳复”，本条虽未列脉症，但以方测症，当有余热复扰胸脘的心中懊侬、胸腹满闷等见症。治以清热除烦，宽中行气。枳实栀子豉汤方中药味包括枳实、栀子、香豉、清浆水。

【易错答案】将枳实栀子豉汤混同于栀子豉汤。

【答案分析】差后劳复或食复而致烦热痞满者，其中差后劳复方用枳实栀子豉汤除烦、宽中下气，方中栀子清热除烦，豆豉宣散郁热，枳实宽中行气，清浆水性凉善走，用其通关开胃。如兼有宿食者，加大黄下其积滞。

4. 简述牡蛎泽泻散汤的证治。

【正确答案】牡蛎泽泻散治大病差后，从腰以下有水气者。大病差后，湿热未尽，水气不行，滞留下焦。病证以腰以下水肿为特征。本证水气壅塞较甚，一般利水剂恐力量不够，故治以牡蛎泽泻散清热化湿，逐水消肿。牡蛎泽泻散药味包括牡蛎、泽泻、蜀漆、葶苈子、商陆根、海藻、栝楼根。

【易错答案】把牡蛎泽泻散混同于治水诸方。

【答案分析】方中牡蛎、海藻软坚散结，化痰行水；葶苈子泻肺气以利水道；泽泻渗湿利水；蜀漆、商陆根清热，逐水消肿；栝楼根清热，化痰消肿。诸药合用，软坚散结，利湿消肿，清热逐水。湿热壅结于下焦者尤为适用。

小　结

阴阳易差后劳复篇主要论述伤寒病后的调理与保养问题，分别以阴阳易、差后劳复等方面，列述了可能出现的各种疾病的证治、方药。阴阳易是指病后男女性交更伤精气而致体重少气、少腹里急或引阴中拘挛、热上冲胸、头重不欲举、眼中生花、膝胫拘急等证候，治以烧裈散。另外有差后劳复或食复而致烦热痞满者，用枳实栀子豉汤除烦、宽中下气，兼有宿食积滞可加大黄以下其积滞。差后复发热者，要辨清病属何经病变，分别施以汗、和、下三法。从腰以下有水气者，多为湿热壅滞下焦，用牡蛎泽泻汤清热逐水消肿。病差后喜唾是脾脏虚寒、运化失职而致，用理中丸温运脾阳。病后虚羸少气，气逆欲吐者，是气液两伤、余热未清，用竹叶石膏汤生津益气、清热降逆。本篇条文虽少，但提示了病后调养护理的重要性，具有较大的临床意义。

模拟试卷

扫码获取
同步习题

A卷

一、选择题（本大题共35小题，每小题1分，共35分）

（一）A型题（20分）：在备选答案中只有一个最佳答案。

1.《伤寒论》的主要学术成就是（　）

A．首创六经辨证　B．首论外感病诊治

C．方药结合　D．篇章体例

E．条文体例

2．“伤寒表不解，心下有水气”，针对这一病机，宜用（　）

A．五苓散　B．猪苓汤

C．真武汤　D．小青龙汤

E．大青龙汤

3．以下经方中用炮制附子的有（　）

A．茯苓四逆汤　B．四逆汤

C．附子汤　D．白通汤

E．干姜附子汤

4．根据原文，“伤寒二三日，心中悸而烦者”，宜用（　）

A．五苓散

B．调胃承气汤

C．小建中汤

D．茯苓桂枝白术甘草汤

E．厚朴生姜半夏甘草人参汤

5．营气不足，筋脉失养引起的身疼痛，治用（　）

A．附子汤　B．真武汤

C．甘草附子汤　D．桂枝新加汤

E．桂枝附子汤

6．根据原文，以下属于抵当汤主治证候是（　）

A．其人如狂，少腹急结

B．其人烦惊谵语

C．惊狂，卧起不安

D．身黄，脉沉结

E．喜忘，大便溏泄

7．根据原文，以下属于竹叶石膏汤主治证候的是（　）

A．发热　B．头眩

C．振振欲擗地　D．少气

E．心下悸

8．以下不属于太阴病的病机是（　）

A．脾阴亏虚，饮食停滞

B．脾阳虚衰

C．寒湿内盛

D．脾运失职，清阳不升

E．邪陷脾络，气血不和

9．葛根黄芩黄连汤证中“下利”的机制是（　）

A．太阳中风误下，损伤中阳

B．太阳病误下，表邪未解，内有饮邪下注

C．太阳病表邪传里，邪迫阳明

D．太阳中风误下，里热挟表邪内陷肠道

E．太阳邪郁，化热下迫大肠

10．大柴胡汤可用于治疗“心中痞硬”，伴见（　）

A．恶寒　B．无汗
C．呕吐下利　D．色黄
E．小便不利者

11．原文"伤寒无大热，口燥渴，心烦，背微恶寒者"，当治以（　）
A．白虎汤　B．附子汤
C．麻黄汤　D．五苓散
E．白虎加人参汤

12．栀子柏皮汤的功效是（　）
A．温中化湿退黄
B．泄热逐瘀退黄
C．解表散邪，清热利湿
D．清解火逆，和中祛湿
E．清热利湿退黄

13．根据原文，最适合小柴胡汤的主治证候是（　）
A．谵语　B．腹满痛
C．心中痞硬　D．郁郁微烦
E．往来寒热

14．以下方药组成不正确的是（　）
A．桂枝人参汤：桂枝、芍药、生姜、甘草、大枣、人参
B．茯苓四逆汤：茯苓、附子、干姜、甘草、人参
C．茯苓甘草汤：茯苓、桂枝、甘草、生姜
D．葛根汤：葛根、麻黄、桂枝、芍药、甘草、生姜、大枣
E．桂枝加大黄汤：桂枝、芍药、生姜、甘草、大枣、大黄

15．属少阴病提纲脉症的是（　）
A．脉细，但欲寐
B．脉微细，但欲寐
C．脉微欲绝，但欲寐
D．脉沉微，但欲寐
E．脉细欲绝，但欲寐

16．根据原文，"自利不渴者"属（　）
A．太阳　B．少阳
C．太阴　D．少阴
E．厥阴

17．以下不属于白头翁汤证的症状是（　）
A．热利　B．口渴
C．胁满　D．里急后重
E．肛门灼热

18．麻黄升麻汤中含有（　）
A．茯苓、白术　B．羌活、桂枝
C．代赭石、甘草　D．茯苓、生姜
E．石膏、寒水石

19．患者，男，68岁。因操劳过甚而感邪发病，发热头痛，无汗，浑身关节皆痛，已二三日，曾自服西药土霉素等未效。刻诊：两脉浮紧带数，舌苔薄白，身灼热无汗，微喘，气息稍粗，骨节酸楚烦疼较甚。治宜（　）
A．桂枝附子汤　B．麻黄汤
C．大青龙汤　D．葛根汤
E．甘草附子汤

20．患者，男，25岁。7月15日就诊。长期腹疼隐隐，无急迫欲便及便后肛门重坠不爽感。利下脓血，或纯下白冻，口不渴，恶寒。查体：舌质淡，苔白，脉细弱。大便常规检查：红细胞（+）、脓细胞（+++）。方选（　）
A．葛根黄芩黄连汤　B．葛根汤
C．黄芩汤　D．白头翁汤
E．桃花汤

（二）B型题（10分）：每题只有一个最佳答案。每个备选答案可用一次或几次或不用。

［21~22］

A．大黄黄连泻心汤

B．大承气汤

C．茵陈蒿汤

D．抵当汤

E．桃核承气汤

21．方中用大黄以泄热消痞的是（　）

22．方中用大黄以泻下通便的是（　）

［23~25］

A．桂枝加桂汤　B．五苓散

C．黄连汤　D．炙甘草汤

E．桃核承气汤

23．方中用桂枝以宣通上下阳气，消除寒热格拒的是（　）

24．方中用桂枝以温通血脉的是（　）

25．方中用桂枝温阳平冲降逆气是（　）

［26~27］

A．阳虚阴盛，四肢失温

B．阳气内郁，不达四末

C．里热内结，阻遏阳气

D．血虚寒凝，血脉不畅

E．蛔虫扰动，气机逆乱，四肢失温

26．乌梅丸主治厥逆的病机是（　）

27．当归四逆汤主治厥逆的病机是（　）

［28~30］

A．四逆汤

B．麻黄细辛附子汤

C．附子汤

D．桂枝汤

E．桂枝加附子汤

28．“少阴病，始得之，反发热，脉沉者”，治宜（　）

29．“少阴病，脉沉者，急温之”，治宜（　）

30．“少阴病，身体痛，手足寒，骨节痛，脉沉者”，治宜（　）

（三）X型题（5分）：在备选答案中，至少有两项是正确的。

31．伤寒脉浮而缓，手足自温者，系在太阴，若小便自利者，可有如下转归（　）

A．发黄

B．大便硬，为阳明病

C．暴烦下利，日十余行

D．腹大实痛

E．自利而渴

32．白通加猪胆汁汤与通脉四逆加猪胆汁汤中不相同的药物是（　）

A．干姜　B．附子

C．人尿　D．炙甘草

E．葱白

33．不以水与清酒共煎的方剂是（　）

A．吴茱萸汤

B．茯苓桂枝白术甘草汤

C．乌梅丸

D．当归四逆汤

E．四逆散

34．根据原文，霍乱出现阴阳亡脱，采用的方剂有（　）

A．四逆汤

B．白通汤

C．附子干姜汤

D．通脉四逆加猪胆汁汤

E．桂枝汤

35．以下当治以猪苓汤的病证有（　）

A．脉浮发热

B. 小便不利

C. 少阴病，吐利躁烦，四逆者

D. 少阴病，吐利，手足逆冷，烦躁欲死者

E. 渴欲饮水

二、原文填空（本大题共15题，每空1分，共20分）

36. 伤寒________，________，但重，乍有轻时，________，大青龙汤发之。

37. 中风发热，六七日不解而烦，________，渴欲饮水，水入则吐者，名曰________，五苓散主之。

38. 伤寒下后，心烦腹满，卧起不安者，________主之。

39. 伤寒中风，________，但见一证便是，不必悉具。

40. 伤寒脉浮，________，亡阳，必惊狂，卧起不安者，桂枝去芍药加蜀漆牡蛎龙骨救逆汤主之。

41. 心下痞，按之濡，________，大黄黄连泻心汤主之。

42. 伤寒发汗，若吐若下，解后心下痞鞕，________，旋覆代赭汤主之。

43. 阳明病，若能食，名中风；________，名中寒。

44. 伤寒六七日，________，睛不和，无表里证，大便难，________，此为实也，急下之，宜大承气汤。

45. 伤寒，________，头痛发热者，属少阳。________，发汗则谵语。此属胃，胃和则愈，胃不和，烦而悸。

46. 少阴病，________，心中烦，不得卧，黄连阿胶汤主之。

47. 少阴病，得之一二日，________，其背恶寒者，当灸之，附子汤主之。

48. 呕而发热者，________主之。

49. 厥阴之为病，消渴，气上撞心，________，饥而不欲食，食则吐蛔，下之利不止。

50. 吐利止，而身痛不休者，当消息和解其外，宜________小和之。

三、原文分析题（分析原文划线部分的证候机理，共5题，每题1分，共5分）

51. 太阳病，项背强几几，无汗恶风，葛根汤主之。

52. 伤寒表不解，心下有水气，干呕，发热而咳，或渴，或利，或噎，或小便不利，少腹满，或喘者，小青龙汤主之。

53. 小结胸病，正在心下，按之则痛，脉浮滑者，小陷胸汤主之。

54. 二阳并病太阳证罢，但发潮热，手足漐漐汗出，大便难而谵语，下之则愈，宜大承气汤。

55. 蛔厥者，其人当吐蛔。令病者静，而复时烦者，此为脏寒，蛔上入其膈，故烦，须臾复止，得食而呕，又烦者，蛔闻食臭出，其人常自吐蛔。蛔厥者，乌梅丸主之。又主久利。

四、简答题（本大题共4题，共30分）

56. 解释下列名词术语。（10分）

（1）酒客 （2）合病 （3）坏病 （4）脚挛急 （5）干噫食臭

57. 分别解释大陷胸汤与小陷胸汤在主治证候、治法、药物上的区别。（5分）

58. （1）用原文回答厥证的病理和证候特点。（5分）

（2）《伤寒论》中有哪几种厥证？分别写出其主治方。（5分）

59. 如何理解原文101条“伤寒中风，有柴胡证，但见一证便是，不必悉具”？（5分）

五、病案分析题（本大题共10分）

60. 真武汤治验神经官能症1例：

患者，女，47岁，禹城县廿里堡公社双新大队社员。1976年4月28日初诊。患者于产后40天，始觉两臂震颤，以后逐渐加重，发展至全身不自主震颤，已两个半月。阵发性加剧，影响睡眠及进食，患者就诊时亦不能稳坐片刻，并伴有舌颤、言语不利、憋气，以长息为快。食欲差. 曾多次就医，各方求治不验，曾在山东医学院附属医院检查，神经系统无异常，诊断为“神经官能症”，服西药无效。也服过中药，补气养血，柔肝舒筋，疏肝理气，平肝潜阳等剂，亦不见效果。诊视：舌质尖部略红，左侧有瘀斑，舌苔白，两手脉俱沉滑弱。

治宜温阳镇水，真武汤加味：茯苓30克，白术24克，制附子12克，白芍15克，生姜12克，桂枝9克，半夏12克，生龙、牡各3克，炙甘草6克。水煎服二剂。

4月30日复诊：患者自述，29日晨8时服第一剂药，至当日下午6时，颤动基本停止，腹内鸣响。当晚又进第二剂，颤动停止。晚上睡眠明显好转，仅有时自觉头有阵阵轰鸣。上方加白芍改用30克，加钩藤12克，磁石30克，再取三剂，已巩固疗效。

（1）结合《伤寒论》条文，分析真武汤治验神经官能症的证候机制。（4分）

（2）茯苓桂枝白术甘草汤也可用于治疗心下悸，请分别说明真武汤与茯苓桂枝白术甘草汤的主治证候特点。（6分）

A卷答案解析

一、选择题

（一）A型题

1. A。**解析：**《伤寒论》作为一本中医经典著作，最大的贡献就是创造性地运用六经辨证辨治外感热病。所以正确答案选择A。

2. D。**解析：**《伤寒论》原文40条：“伤寒表不解，心下有水气，干呕发热而咳，或渴，或利，或噎，或小便不利，少腹满，或喘者，小青龙汤主之。”所以正确答案选择D。

3. C。**解析：**A选项茯苓四逆汤主治汗下后阴阳两虚烦躁的证治，并以阳虚为主，故用生附子回阳救逆；B选项四逆汤作为少阴寒化证的主方，主治少阴阴盛阳衰，故用生附子温肾救阳；D选项白通汤主治少阴阴盛阳戴的证治，下利，面赤，恶寒蜷卧，四肢逆冷，脉微细等症，故用生附子温补肾阳以壮其先天之本；E选项干姜附子汤是四逆汤去炙甘草而成，主治肾阳虚烦躁的证治，用生附子就将脱之阳气；C选项附子汤主治少阴阳虚寒湿疼痛的证治，同样是肾阳虚，附子汤证较其他四方阳虚程度较轻，故用炮附子温经散寒，以祛经络中寒湿。所以正确答案选择C。

4. C。**解析：**《伤寒论》原文102条：“伤寒二三日，心中悸而烦者，小建中汤主之。”所以正确答案选择C。

5. D。**解析:** A选项附子汤治疗的身疼痛是少阴阳虚寒湿疼痛引起的; B选项真武汤治疗的“四肢沉重疼痛”是肾阳虚水泛引起的；C 选项甘草附子汤是治疗伤寒表证未解兼里虚而误汗后阴阳两虚，脚挛急的主方；E 选项桂枝附子汤是治疗风寒挟湿侵袭肌肉筋脉的主方。所以正确答案选择 D。

6. D。**解析：**《伤寒论》原文 125 条：“太阳病身黄，脉沉结，少腹硬，小便不利者，为无血也。小便自利，其人如狂者，血证谛也，抵当汤主之。”A 为桃核承气汤证，B 为柴胡加龙骨牡蛎汤证，C 为桂枝去芍药加蜀漆牡蛎龙骨救逆汤证，E 为抵当汤证。所以正确答案选择 D。

7. D。**解析：**《伤寒论》原文 397 条：“伤寒解后，虚羸少气，气逆欲吐，竹叶石膏汤主之。”所以正确答案选择 D。

8. A。**解析：**太阴病以脾阳虚弱，运化失职，寒湿内盛，升降失常为基本病机。A 错误，所以正确答案选择 A。

9. D。**解析：**葛根黄芩黄连汤证中“下利”的机制是邪束于表，热传入里，下迫大肠，故利遂不止。所以正确答案选择 D。

10. C。**解析：**《伤寒论》原文 165 条：“伤寒发热，汗出不解，心中痞硬，呕吐而下利者，大柴胡汤主之。”所以正确答案选择 C。

11. E。**解析：**《伤寒论》原文 168 条：“伤寒无大热，口燥渴，心烦，背微恶寒者，白虎加人参汤主之。”所以正确答案选择 E。

12. E。**解析：**栀子柏皮汤用于湿热发黄，热重于湿的证治，用以清热利湿退黄。所以正确答案选择 E。

13. E。**解析：**《伤寒论》原文 96 条：“伤寒五六日，中风，往来寒热，胸胁苦满，嘿嘿不欲饮食，心烦喜呕，或胸中烦而不呕，或渴，或腹中痛，或胁下痞硬，或心下悸，小便不利，或不渴，身有微热，或咳者，小柴胡汤主之。”所以正确答案选择 E。

14. A。**解析：**桂枝人参汤组成为桂枝、炙甘草、白术、人参、干姜，故 A 错，正确答案选择 A。

15. B。**解析：**少阴病提纲原文：“少阴之为病，脉微细，但欲寐。”所以正确答案选择 B。

16. C。**解析：**《伤寒论》原文 277 条：“自利不渴者，属太阴，以其脏有寒故也，当温之，宜服四逆辈。”所以正确答案选择 C。

17. C。**解析：**《伤寒论》原文 370 条：“热利，下重者，白头翁汤主之。”原文 372 条：“下利，欲饮水者，以有热故也，白头翁汤主之。”所以正确答案选择 C。

18. A。**解析：**麻黄升麻汤的组成为麻黄、升麻、当归、知母、黄芩、菖蒲、芍药、天门冬、桂枝、茯苓、炙甘草、石膏、白术，所以正确答案选择 A。

19. C。**解析：**桂枝附子汤原文为“太阳病，发汗，隧漏不止，其人恶风，小便难，四肢微急，难以屈伸者，桂枝加附子汤主之”，麻黄汤原文为“太阳病，头痛，发热，身疼，腰痛，骨节疼痛，恶风，无汗而喘者，麻黄汤主之”。大青龙汤原文为“太阳中风，脉浮紧，发热恶寒，身疼痛，不汗出而烦躁者，大青龙汤主之”。葛根汤原文为“太阳病，项背强几几，无汗恶风，葛根汤主之”。甘草附子汤原文为“风湿相搏，骨节疼痛，掣痛不得伸屈，近之则痛剧，汗出短气，小便不利，恶风不欲去衣，或身微肿者，甘草附子汤主之”。麻黄汤证与题干中患者“发热头痛，无汗，浑身关节皆痛”症状相符，所以正确答案选择 C。

20. E。**解析：**葛根黄芩黄连汤条文为“太阳病，桂枝证，医反下之，利遂不止，脉促者，表未解也；喘而汗出者，葛根黄芩黄连汤主之”。该下利症见水样便溏，属协热下利，由表热内陷大肠所致。葛根汤原文为“太阳病，项背僵几几，无汗恶风，葛根汤主之”。无下利症状，不符合题意，排除。黄芩汤原文为“太阳与少阳合病，自下利者，与黄芩汤”，该下利症见大便黏秽，腹痛后重，肛门灼热，为少阳郁火，内迫阳明，下趋大肠所致。白头翁汤条文为“热利下重者，白头翁汤主之”，主治肝热痢疾，该下利症见下痢脓血、红多白少，或纯下鲜血，里急后重。桃花汤条文为“少阴证，下利便脓血者，桃花汤主之”，该下利为虚寒下利，症见脓血利腥而不臭，白多红少，兼虚寒的症状，如腹痛绵绵，喜温喜按等。该患者“长期腹疼隐隐”，为虚寒证，又见“无便后肛门重坠不爽”“痢下脓血，或纯下白冻”，所以正确答案选择 E。

（二）B型题

21. A。**解析：**大黄黄连泻心汤中大黄苦寒，苦则泻心消痞，寒则清泄热邪。大承气汤中大黄荡涤肠胃，泄热通便。茵陈蒿汤中大黄清泄瘀热，推陈致新，使湿热浊气从后阴而出。抵当汤中大黄泄热下瘀。桃核承气汤中大黄攻逐瘀血，导热下行。所以正确答案选择 A。

22. B。解析同上，所以正确答案选择 B。

23. C。**解析：**桂枝加桂汤中桂枝温通心阳，平冲降逆。五苓散中桂枝通阳化气行水，兼以解表。黄连汤中桂枝温通，宣达上下阳气，以消除寒热格拒。炙甘草汤中桂枝温通心阳。桃核承气汤中桂枝温通经络，畅利血行。所以正确答案选择 C。

24. E。解析同上，所以正确答案选择 E。

25. A。解析同上，所以正确答案选择 A。

26. E。**解析：**乌梅丸论治蛔厥，病机为蛔虫扰动，气机逆乱，四肢失温。所以正确答案选择 E。

27. D。**解析：**当归四逆汤为厥阴血虚寒凝致厥，病机为平素肝血虚少，复感寒邪，寒凝经脉，血行不畅，四末失于温养，而致手足厥寒。所以正确答案选择 D。

28. B。**解析：**麻黄附子细辛汤原文为“少阴病，始得之，反发热，脉沉者，麻黄附子细辛汤主之”，所以正确答案选择 B。

29. A。**解析：**四逆汤原文为“少阴病，脉沉者，急温之，宜四逆汤”，所以正确答案选择 A。

30. C。**解析：**附子汤原文为“少阴病，身疼痛，手足寒，骨节痛，脉沉者，附子汤主之”，所以正确答案选择 C。

（三）X型题

31. BC。**解析：**《伤寒论》原文 278 条：“伤寒脉浮而缓，手足自温者，系在太阴。太阳当身发黄，若小便自利者，不能发黄。至七八日，虽暴烦下利，日十余行，必自止，以脾家实，腐秽去故也。”原文 187 条：“伤寒脉浮而缓，手足自温者，系在太阴。太阳当身发黄，若小便自利者，不能发黄。至七八日大便硬者，为阳明病也。”所以正确答案选择BC。

32．CDE。**解析：**白通加猪胆汁汤组成为葱白、干姜、附子、人尿、猪胆汁。通脉四逆加猪胆汁组成为炙甘草、干姜、生附子、猪胆汁。两方不同的药物组成为葱白、人尿、炙甘草，所以正确答案选择CDE。

33．ABCDE。**解析：**吴茱萸汤、茯苓桂枝白术甘草汤、当归四逆汤用水煎服，乌梅丸为丸剂，吞服；四逆散为散剂，白饮和服。故正确答案选择ABCDE。

34．AD。**解析：**四逆汤见《伤寒论》原文388条“吐利汗出，发热恶寒，四肢拘急，手足厥冷者，四逆汤主之”，治疗霍乱亡阳厥冷。通脉四逆加猪胆汤见《伤寒论》原文390条“吐已下断，汗出而厥，四肢拘急不解，脉微欲绝者，通脉四逆加猪胆汤主之”，治疗霍乱亡阳阴竭。所以正确答案选择AD。

35．ABE。**解析：**猪苓汤见《伤寒论》原文223条“若脉浮发热，渴欲饮水，小便不利者，猪苓汤主之”。所以正确答案选择ABE。

二、原文填空题

36．**答案：**脉浮缓，身不疼，无少阴证者

37．**答案：**有表里证，水逆

38．**答案：**栀子厚朴汤

39．**答案：**有柴胡证

40．**答案：**医以火迫劫之

41．**答案：**其脉关上浮者

42．**答案：**噫气不除者

43．**答案：**不能食

44．**答案：**目中不了了，身微热者

45．**答案：**脉弦细，少阳不可发汗

46．**答案：**得之二三日以上

47．**答案：**口中和

48．**答案：**小柴胡汤

49．**答案：**心中疼热

50．**答案：**桂枝汤

三、原文分析题

51．**答案：**项背强几几：太阳经气不利，津液不布，筋脉失养。

52．**答案：**噎：水气上逆咽喉。

53．**答案：**脉浮滑：痰热互结于胸膈胃脘。

54．**答案：**潮热：表证已罢，热聚胃府，且随日晡阳明气旺之时炽张外达，是里实已成之征。

55．**答案：**久利：慢性长期泄利，气血双虚，寒热错杂。

四、简答题

56．**答案：**（1）酒客：平素嗜好饮酒的人。

（2）合病：两经或三经症状同时出现者。

（3）坏病：此指因误治使病情恶化，难以用六经正名者。

（4）脚挛急：脚，即小腿。脚挛急，即小腿肌肉痉挛，屈伸不利。

（5）干噫食臭：噫，同嗳。即嗳气带有伤食气味。

57．**答案：**大陷胸汤主治水热互结的热实结胸证，病情较重，病势较急，症见心下痛，按之石硬，甚则从心下至少腹硬满而痛不可近，不大便，日晡所小有潮热，脉沉紧，治以大陷胸汤泄热逐水破结，以甘遂峻逐水饮，大黄破结而导下，芒硝软坚而泻下。

小陷胸汤主治痰热互结之小结胸证，病情较轻，病势较缓，其病位局限，正在心下，按之则痛，脉浮滑。治以小陷胸汤清热涤痰开结，以半夏辛开化痰，黄连清热燥湿，栝楼实清热涤痰。

总之，前者水热互结，后者痰热互结；前者病位广泛，后者病位局限；前者疼痛严重，后者疼痛较轻。

解析：大陷胸汤与小陷胸汤所治皆为热实结胸，但二者所治结胸邪结程度有深浅之别，病变部位有广狭之异，症状有轻重之不同，病势有缓急之区分，治疗有峻下与缓消之别。大陷胸汤所治为水热互结，病位以心下为主可以旁及两胁，下至少腹，上涉胸肺颈项；其临床表现可见心下硬满疼痛，不可触近，其脉沉紧；证重势急，故用大黄、芒硝、甘遂泄热逐水。小陷胸汤所治为痰热互结，病位较局限，正在心下，按之则痛，不按不痛，其脉浮滑；证轻势缓，故用黄连、半夏、栝楼实清热化痰开结。

58．（1）**答案：**凡厥者，阴阳气不相顺接便为厥。厥者，手足逆冷者是也。

解析：《伤寒论》原文第 337 条：凡厥者，阴阳气不相顺接，便为厥。厥者，手足逆冷是也。

（2）**答案：**热厥——白虎汤，寒厥——四逆汤，蛔厥——乌梅丸，痰厥——瓜蒂散，水厥——五苓散。

解析：《伤寒论》中的厥证类型及治疗如下：①热厥——白虎汤（脉滑而厥）；②寒厥——四逆汤（下利厥逆而恶寒）；③蛔厥——乌梅丸（有吐蛔史，时烦时静，四肢厥但轻）；④痰厥——瓜蒂散（手足厥冷，脉浮紧，心下满而烦，饥不能食）；⑤水厥证——茯苓甘草汤（厥而心下悸）。

59．**答案：**这是小柴胡汤的使用原则。“一证”“如往来寒热”“胸胁苦满”“呕而发热”“伤寒脉弦细”等都是。而这些症状，又不一定同时出现，所以本条提出临证运用小柴胡汤的一条原则：就是“有柴胡证，但见一证便是，不必悉具”。但这“一证”，必须能反映出其病理是少火被郁，或邪结胁下，方可运用小柴胡汤，否则便不可用之。

解析：使用原则是“但见一证便是，不必悉具”，但这“一证”必须是能反映出其病理是少火被郁，或邪结胁下，方可运用小柴胡汤，否则便不可用之。可见这“一证”并非毫无准则，如“往来寒热，胸胁苦满，呕而发热，伤寒脉弦细”等都是，其有重要的临床意义。

五、案例分析题

60. （1）**答案：**本患者除舌尖稍红之外，别无热象表现，而且诊前多次服过柔肝、舒肝、平肝等药，却毫无效果，则风热实证可以排除。患者脉象沉弱，又发生在产后，确实应该从虚证上来考虑。但已服过补养气血之剂，并未见效，这就不仅仅是虚，而且还要考虑兼有水饮。《伤寒论》原文 82 条的真武汤证，也提到“身瞤动”一症，都和本患者的震颤相符合。从脉象上来分析：脉沉滑者，主有水气。而本病患者的脉象，恰好是沉滑而弱，所以本证的关键，不仅是虚，而且兼有水邪泛滥。既然是水泛，就必是虚在肾。因为肾为水脏，脉弱脉沉，就是肾阳虚，不能治水，所以用真武汤壮肾阳以镇水，服药后腹内鸣响，就是肾阳蒸动，水饮有不能自容之势。

方药中，苓术合用，健脾利水；术附合用，暖肌补中；生姜散水；白芍使术、附化湿而不伤阴。尤其加入桂枝，能外通腠理，下达膀胱，温通三焦水道，不但取防己茯苓汤用桂枝通阳有制止肌肉瞤动之意，而且兼有温化水饮以治短气的作用。以半夏蠲饮，龙牡潜镇，方药对证，所以二剂痊愈。

解析：《伤寒论》原文 82 条：“太阳病发汗，汗出不解，其人仍发热，心下悸，头眩，身瞤动，振振欲擗地者，真武汤主之。”其症状与临床相符。

（2）**答案：**茯苓桂枝白术甘草汤治疗的心下悸属中阳不振，水湿为患。

“伤寒，若吐，若下后，心下逆满，气上冲胸，起则头眩，脉沉紧，发汗则动经，身为振振摇者，茯苓桂枝白术甘草汤主之。”吐下伤脾，脾阳被伤，运化失职，不能散精，而致脾虚水停证。脾虚失运，水停心下，心下悸。

茯苓桂枝白术甘草汤可以温脾阳，化水饮。本方正合“病痰饮者，当以温药和之”的精神。

真武汤主治阳虚水泛证。肾阳虚衰，失于封藏，不能制水，水气泛滥为患。水气上凌心，则心下悸。本证与茯苓桂枝白术甘草汤证均属阳虚水泛证，但一在脾，一在肾。二者病机、证治有别。

解析：真武汤证与五苓散证均属下焦水邪为患。五苓散证为太阳表邪不解，随经入腑，邪与水结，膀胱气化失职，水蓄膀胱之腑，证以小便不利、口渴欲饮、少腹里急为主，治宜化气行水，兼以解表。真武汤证由肾阳虚衰，不能制水，水邪泛溢而成，证以下利、腹痛、四肢沉重、疼痛、小便不利为主，兼见阳虚寒盛之象，治当温阳化气以行水。真武汤证与茯苓桂枝白术甘草汤证皆属阳虚水停为患，但二者病变部位与疾病程度不同。茯苓桂枝白术甘草汤证以心脾阳虚为主，水饮停聚中焦，故见心下逆满，气上冲胸，起则头眩，其病为轻；真武汤证以肾阳虚为主，水寒之气泛溢周身上下，证见心下悸、头眩、身动、振振欲地、腹痛、小便不利、四肢沉重疼痛、自下利，或咳，或小便利，或下利，或呕等，其病为重。在治法上也有温肾利水与温化水饮之别。两方虽同用茯苓、白术，但茯苓桂枝白术甘草汤用桂枝、甘草温补心脾之阳，而真武汤用附子温补肾阳，并用生姜散水通阳，用芍药利水敛阴和营。另从原文 67 条看，茯苓桂枝白术甘草汤证若误用发汗，再伤其阳，也会发展为真武汤证。

B卷

扫码获取
同步习题

一、单项选择题（本大题共10题，每题1分，共10分）

1．第一次对《伤寒论》进行搜集整理出现在（　）

A．唐朝　B．宋朝
C．金元　D．明朝
E．晋朝

2．干姜附子汤的服法，应该是（　）

A．少少频服　B．顿服
C．日三服　D．分温再服
E．昼三夜二

3．以下方中人参、附子共享的有（　）

A．四逆汤　B．真武汤
C．附子汤　D．麻黄细辛附子汤
E．桂枝加附子

4．大青龙汤证的病机是（　）

A．寒邪束表，内郁化热
B．风邪袭表，营卫不和
C．寒邪袭表，营阴郁滞
D．风寒外袭，少阴阳虚
E．外感寒邪，水饮内停

5．原条文要求麻黄连轺赤小豆汤的煎煮溶剂是（　）

A．清酒　B．清水
C．甘澜水　D．潦水
E．东流水

6．猪苓汤证的主要病机是（　）

A．脾阳虚，水气停
B．肾阳虚，水气停
C．水停膀胱
D．水气凌心
E．水热互结兼阴虚

7．桃核承气汤证的主要脉症是（　）

A．如狂，少腹急结
B．发狂，少腹硬满
C．惊狂，卧起不安
D．身黄，脉沉结
E．喜忘，大便色黑

8．大陷胸汤证的病机是（　）

A．水寒互结　B．水热互结
C．痰热互结　D．瘀热互结
E．燥热互结

9．调胃承气汤证见“蒸蒸发热”的机制是（　）

A．阳明湿热蕴蒸
B．阳明郁热上达
C．上焦木火上煽
D．阳明燥热外蒸
E．少阴阴虚发热

10．麻子仁丸证的治法是（　）

A．破气消滞攻下
B．泄热润肠通便
C．峻下热实燥结
D．泄热和胃润燥
E．泄热除满通便

二、多项选择题（本大题共5题，每题2分，共10分）

11．据原文，吴茱萸汤可治疗（　）

A．阳明病，食谷欲呕
B．少阴病，吐利，手足厥冷，烦躁欲死
C．厥阴病，干呕，吐涎沫，头痛

D．少阴病，吐利，躁烦四逆

E．手足厥冷，脉细欲绝

12．霍乱的临床表现可见（　）

A．发热头痛　　B．身疼恶寒

C．吐利　　D．腹痛

E．心下痞

13．据原文，心下痞可见于（　）

A．大黄黄连泻心汤证

B．五苓散证

C．旋覆代赭汤证

D．甘草泻心汤证

E．生姜泻心汤证

14．太阴病提纲证的典型脉症包括（　）

A．腹满而吐　　B．自利益甚

C．时腹自痛　　D．食不下

E．胸下结硬

15．去滓再煎之法，要求用于以下哪些方中？（　）

A．旋覆代赭汤　　B．小柴胡汤

C．大柴胡汤　　D．半夏泻心汤

E．四逆散

三、原文填空题（本大题共16题，每空1分，共30分）

16．太阳中风，阳浮而阴弱。阳浮者，热自发，阴弱者，汗自出。________，__________，__________，__________，桂枝汤主之。

17．伤寒，__________，__________，炙甘草汤主之。

18．此为坏病，桂枝不中与之也。__________，__________，__________。

19．伤寒七八日，身黄如橘子色，小便不利，腹微满者，__________主之。

20．伤寒中风，有柴胡证，__________，不必悉具。

21．自利不渴者，属太阴，__________，当温之，宜服__________。

22．少阴病，二三日不已，至四五日，腹痛，小便不利，四肢沉重疼痛，自下利者，__________。其人或咳，或__________，或下利，或呕者，真武汤主之。

23．发汗后，__________，脉沉迟者，桂枝加芍药生姜各一两人参三两新加汤主之。

24．凡厥者，__________，便为厥。厥者，__________。

25．太阳病，下之后，__________者，桂枝去芍药汤主之。

26．太阳病，桂枝证，医反下之，__________，脉促者，表未解也。喘而汗出者，葛根黄芩黄连汤主之。

27．若其人内有久寒者，宜__________。

28．太阳病不解，__________，其人如狂，血自下，下者愈。其外不解者，尚未可攻，当先解其外；外解已，但少腹急结者，乃可攻之，宜桃核承气汤。

29．问曰：阳明病外证云何？答曰：身热，__________，不恶寒，反恶热也。

30．三阳合病，__________，身重难以转侧，口不仁，面垢，谵语，__________。发汗则谵语，下之则额上生汗，__________。若自汗出者，白虎汤主之。

31．少阴病，__________，里寒外热，手足厥逆，__________，身反不恶寒，其人面色赤，__________，或干呕，或咽痛，或利止脉不出者，__________。

四、名词解释题（本大题共5题，每题2分，共10分）

32．酒客　　33．下利清谷

34．水逆　　35．协热而利

36．劳复

五、简答题（本大题共3题，共30分）

37．麻黄汤、桂枝加厚朴杏子汤、小青龙汤、麻黄杏仁甘草石膏汤皆可治喘，请结合原文，分析其各自病机及证候特点。（8分）

38．结合原文96、97条，写出小柴胡汤证临床表现、病机、治法及药物组成。（10分）

39．对划线部分的原文进行分析（12分）

（1）手足厥寒，脉细欲绝者，当归四逆汤主之。（351）

（2）伤寒热少微厥，指头寒，嘿嘿不欲食，烦躁，数日小便利……（339）

（3）伤寒六七日，发热，微恶寒，肢节烦疼，微呕，心下支结，外证未去者，柴胡桂枝汤主之。（146）

（4）伤寒二三日，心中悸而烦者，小建中汤主之。（102）

（5）热利下重者，白头翁汤主之。（371）

（6）伤寒解后，虚羸少气，气逆欲吐，竹叶石膏汤主之。（397）

六、名家医案讨论题（10分）

40．患者，男，7岁。在平县人，于1975年7月12日，来省中医院门诊。患儿多饮多尿，在当地医院曾检查尿比重为1.007，诊断为尿崩症，治疗无效，遂来济南。经余诊视，神色脉象，亦无异常，惟舌色淡，有白滑苔，象刷一层薄厚不均的糨糊似的。因思此证可能是水饮内结，阻碍津液输布，所以才渴欲饮水，饮不解渴。其多尿之是多饮所致，属于诱导性的。能使不渴、少饮，尿量自会减少。因与五苓散方：白术12g，茯苓9g，泽泻6g，桂枝6g，猪苓6g。水煎服。上方共服2剂，7月14日其家长来述症状见轻，又于原方2剂，痊愈。（选自《李克绍医学文集》）

（1）关于太阳蓄水证的病位有水停膀胱、水停三焦等不同说法，谈一下你对这一问题的认识。（3分）

（2）结合五苓散证的方后注“多饮暖水，汗出愈”，谈谈你对五苓散的应用的认识。（3分）

（3）五苓散证的主症是“小便不利”，先生“多尿”反而用之，说明了什么问题？（4分）

B卷答案解析

一、单项选择题

1．E。**解析：**西晋太医令王叔和“搜采仲景旧论”，进行整理编次，其伤寒部分，复又成书，名为《伤寒论》，此为《伤寒论》第一次收集整理；唐代孙思邈、王焘分别撰写《千金翼方》《外台秘要》，对《伤寒论》进一步收集整理；金代出现第一本逐条注解《伤寒论》的著作，即成无己的《注解伤寒论》；明清两代是《伤寒论》研究的繁荣时期。所以正确答案选择E。

2．B。**解析：**《伤寒论》顿服的方子有干姜附子汤、桂枝麻黄各半汤、桂枝甘草汤、调胃承气汤；昼三夜二服用的方子有黄连汤、理中丸；少少频服的方子有五苓散。所以正确答案选择B。

3．C。**解析：**四逆汤的组成为附子、甘草、干姜；真武汤的组成为附子、生姜、茯苓、芍药、白术；附子汤的组成为附子、人参、茯苓、芍药、白术；桂枝加附子汤的组成为附子、生姜、桂枝、芍药、甘草、大枣。所以正确答案选择 C。

4. A。**解析：**B 选项为桂枝汤证的病机；C 选项为麻黄汤证的病机；D 选项为麻黄细辛附子汤的病机；E 选项为小青龙汤的病机。所以正确答案选择 A。

5. D。**解析：**清酒煎煮的方子有当归四逆加吴茱萸生姜汤、炙甘草汤；甘澜水煎煮的方子有茯苓桂枝甘草大枣汤。所以正确答案选择 D。

6. E。**解析：**A 选项为茯苓桂枝白术甘草汤的基本病机；B 选项为真武汤的主要病机；C 选项为五苓散的主要病机；D 选项为茯苓桂枝白术甘草汤的主要病机。所以正确答案选择 E。

7. A。**解析：**B、D 与 E 选项为抵当汤的脉症；C 选项为桂枝去芍药加蜀漆牡蛎龙骨汤的脉症。所以正确答案选择 A。

8. B。**解析：**A 选项为三物白散；C 选项为小陷胸汤；D 选项为抵当汤、桃核承气汤、抵挡丸；E 选项为承气汤类。所以正确答案选择 B。

9. D。**解析：**《伤寒论》248 条所谓“蒸蒸发热”，即里热炽盛，如热气蒸腾，自内外达，是阳明热结在里而发热的重要特征。常伴不大便，腹胀满或心烦谵语、舌苔黄燥等症。本证燥热初结肠腑，故用调胃承气汤泄热和胃。所以正确答案选择 D。

10. B。**解析：**麻子仁丸由小承气汤加麻子仁、杏仁、芍药，蜂蜜和丸而成。方中重用火麻仁滋阴润肠通便为主药，杏仁能润肠降气以通便，芍药补养阴液，蜂蜜肺滋燥润肠。以上四药重在养阴滋燥，润肠通便，以治脾弱。大黄、枳实、厚朴，泄热通便，行气导滞，以治胃热。所以正确答案选择 B。

二、多项选择题

11. ABC。**解析：**D 选项为阳亡不治；E 选项为当归四逆汤。所以正确答案选择 ABC。

12. ABC。**解析：**《伤寒论》382 条：“问曰：病有霍乱者何？答曰：呕吐而利，此名霍乱。”383 条：“问曰：病发热头痛，身疼恶寒，吐利者，此为何病？答曰：此名霍乱。霍乱自吐下，又利止，复更发热也。”所以正确答案选择 ABC。

13. ABCDE。**解析：**A 选项为气痞证，《伤寒论》154 条：“心下痞，按之软，其脉关上浮者，大黄黄连泻心汤主之。”B 选项为痞证类似证，156 条：“本以下之，故心下痞，与泻心汤。痞不解，其人渴而口燥烦，小便不利者，五苓散主之。”C 选项为痞证类似证，161 条：“伤寒，发汗，若吐，若下，解后心下痞硬，噫气不除者，旋覆代赭汤主之。”D 与 E 选项为痞硬证，157 条：“伤寒，汗出解之后，胃中不和，心下痞硬，干噫食臭，胁下有水气，腹中雷鸣，下利者，生姜泻心汤主之。”158 条：“伤寒中风，医反下之，其人下利，日数十行，谷不化，腹中雷鸣，心下痞硬而满，干呕，心烦不得安，医见心下痞，谓病不尽，复下之，其痞益甚，此非结热，但以胃中虚，客气上逆，故使硬也，甘草泻心汤主之。”所以正确答案选择 ABCDE。

14. ABCD。**解析：**E 选项为太阴病治禁。所以正确答案选择 ABCD。

15. ABCD。**解析：**四逆散为捣筛，白饮和服方寸匕，日三服。所以正确答案选择 ABCD。

三、填空题

16．**答案**：啬啬恶寒，淅淅恶风，翕翕发热，鼻鸣干呕者

17．**答案**：脉结代，心动悸

18．**答案**：观其脉证，知犯何逆，随证治之

19．**答案**：茵陈蒿汤

20．**答案**：但见一证便是

21．**答案**：以其脏有寒故也，四逆辈

22．**答案**：此为有水气，小便利

23．**答案**：身疼痛

24．**答案**：阴阳气不相顺接，手足逆冷者是也

25．**答案**：脉促胸满者

26．**答案**：利遂不止

27．**答案**：当归四逆加吴茱萸生姜汤

28．**答案**：热结膀胱

29．**答案**：汗自出

30．**答案**：腹满，遗尿，手足逆冷

31．**答案**：下利清谷，脉微欲绝，或腹痛，通脉四逆汤主之

四、名词解释题

32．**答案**：平素嗜好饮酒的人。

33．**答案**：腹泻中夹有未消化的食物。

34．**答案**：宿水内停，新水不能受纳，以致渴欲饮水，水入即吐。

35．**答案**：协，合也。热，指表热。协热而利，指表热不解而兼下利。

36．**答案**：大病初愈，因劳累而病复发者，名劳复。

五、简答题

37．**答案**：麻黄汤证的病机为寒邪外束，卫阳郁遏，表闭则肺气不利而见喘；证候以外感风寒表实证为主，喘属兼证，且不甚重。桂枝加厚朴杏子汤证的病机为风寒迫肺，肺气上逆而为喘；以表证为主，喘不甚重。小青龙汤证的病机为水寒射肺，肺气上逆而为喘；兼恶寒苔白、吐痰清稀等。麻黄杏仁甘草石膏汤证的病机为肺热壅盛，肺气上逆而为喘；兼发热汗出、舌红脉数等。

38．**答案**：小柴胡汤证的临床表现分为主症和或然证。主症是往来寒热，胸胁苦满，嘿嘿不欲饮食，心烦喜呕。或然证是或胸中烦而不呕，或渴，或腹中痛，或胁下痞硬，或心下悸、小便不利，或不渴、身有微热，或咳。

病机：邪入少阳，枢机不利，邪结较轻，偏于半表。

治法：和解少阳。

药物组成：柴胡、黄芩、人参、半夏、甘草、生姜、大枣。

39. **答案：**（1）手足厥寒：肝血虚少，复感寒邪，寒凝经脉，血行不畅。

（2）指头寒：厥阴微厥，说明阳气内闭较轻。

（3）心下支结：即患者自觉心下有物支撑结聚，与胸胁苦满同类而轻，外邪已入少阳。

（4）心中悸而烦：里虚不耐邪扰之故。中焦阳气不足，化源不继，气血亏虚，心神失养。

（5）热利下重：肝失疏泄，热盛气滞，下迫大肠，湿热火毒，郁滞肠道，损伤肠络所致。

（6）虚羸少气：气液两虚，肌体失养，则身体虚羸；中气不足，则气息低微短促。

六、名家医案讨论题

40.（1）**答案：**水蓄三焦，气化不利。

（2）**答案：**上五味，捣为散，以白饮和服方寸匕，日三服。多饮暖水，汗出愈，如法将息。因本方具有淡渗利湿之功效，故临床上诸多水湿病证，都是通过本方的温阳化气，水走三焦而取效。

（3）**答案：**《伤寒论》中用五苓散的有以下几种症状："脉浮，发热，渴欲饮水，小便不利者""水入即吐者""伤寒汗出而渴者"、下后"心下痞，其人渴而口烦躁，小便不利者"、霍乱"热多欲饮水者"。《金匮要略·痰饮咳嗽篇》还有"瘦人脐下有悸，吐涎沫而癫眩"者，连同以上两案，都说明五苓散对人体的水液代谢有明显的促进作用。由于本方的药性稍偏于温，所以凡有于水液代谢失调所形成的各种症状，而又宜于温性药的，都可以考虑应用本方。伤寒方应用万殊，理本一贯，关键问题是抓病机，要举一反三，灵活运用。

扫码获取同步习题

C卷

一、选择题（本大题共35小题，每小题1分，共35分）

（一）A型题（20分）：在备选答案中只有一个最佳答案。

1. 由国家校订刊行的《伤寒论》版本出现在（　）

A. 唐朝　　B. 宋朝
C. 金元　　D. 明朝
E. 清朝

2. “伤寒表不解，心下有水气”，针对这一病机，宜用（　）

A. 五苓散　　B. 猪苓汤
C. 真武汤　　D. 小青龙汤
E. 大青龙汤

3. 以下经方中用生附子的有（　）

A. 茯苓四逆汤　　B. 真武汤
C. 附子汤　　D. 麻黄细辛附子汤
E. 桂枝加附子汤

4. 根据原文，“发汗后，腹胀满者”，宜用（　）

A. 五苓散
B. 调胃承气汤
C. 理中汤
D. 茯苓桂枝白术甘草汤
E. 厚朴生姜半夏甘草人参汤

5. 大青龙汤适用病证的病机是（　）

A. 寒邪束表，内郁化热
B. 风邪袭表，营卫不和
C. 寒邪袭表，营阴郁滞
D. 风寒外袭，少阴阳虚
E. 寒邪袭表，经俞不利

6. 根据原文，以下属于桃核承气汤主治证候的是（　）

A. 其人如狂，少腹急结
B. 其人发狂，少腹硬满
C. 惊狂，卧起不安
D. 身黄，脉沉结
E. 喜忘，大便色黑

7. 根据原文，以下不属于白虎汤主治证候的是（　）

A. 腹满身重，难以转侧
B. 口不仁，面垢
C. 谵语，遗尿
D. 脉滑而厥
E. 大烦渴不解

8. 太阴病的主要病机是（　）

A. 脾阳亏虚，饮食内停
B. 脾阳虚衰，寒湿内盛
C. 湿邪内盛，脾胃不和
D. 脾运失职，清阳不升
E. 肝脾不和，运化失职

9. 麻子仁丸的主要功效是（　）

A. 破气消滞攻下
B. 泄热润肠通便
C. 峻下热实燥结
D. 泄热和胃润燥
E. 泄热除满通便

10. 小柴胡汤可用于治疗“头痛发热”，伴见（　）

A. 但头汗出者
B. 身疼，腰痛，骨节疼痛
C. 脉弦细者
D. 汗出恶风者

E．小便不利者

11．根据原文，以下不属于猪苓汤与五苓散主治证候的是（　）

A．脉浮　　B．发热

C．水逆　　D．口渴

E．小便不利

12．茵陈蒿汤的功效是（　）

A．温中化湿退黄

B．泄热逐瘀退黄

C．解表散邪，清热利湿

D．和解少阳，清热祛湿

E．清热利湿退黄

13．根据原文，以下不属于大柴胡汤主治证候的是（　）

A．呕　　B．腹满痛

C．心中痞硬　　D．郁郁微烦

E．往来寒热

14．以下方药组成正确的是（　）

A．桂枝人参汤：桂枝、芍药、生姜、甘草、大枣、人参

B．茯苓四逆汤：茯苓、附子、干姜、甘草

C．茯苓甘草汤：茯苓、桂枝、甘草、大枣

D．葛根汤：葛根、麻黄、桂枝、杏仁、甘草

E．桂枝加大黄汤：桂枝、芍药、生姜、甘草、大枣、大黄

15．通脉四逆汤主治病证的病机特点是（　）

A．邪从寒化，阳不外达

B．阴寒内盛，阳不化津

C．阴寒内盛，格阳于外

D．阴寒内盛，寒湿凝滞

E．病情向愈，阳气复来

16．根据原文，“自利而渴者”属（　）

A．太阳　　B．少阳

C．太阴　　D．少阴

E．厥阴

17．白通汤与通脉四逆汤中相同的药物是（　）

A．干姜、附子　　B．附子、甘草

C．附子、葱白　　D．甘草、干姜

E．干姜、葱白

18．下列属于乌梅丸主治病证的是（　）

A．脏厥　　B．寒格

C．久利　　D．邪热伤阴

E．热利下重

19．患者，女，65岁。心烦少寐，尤以入夜为甚，心中躁扰，常欲四处奔走，舌红少苔，脉细数。方选（　）

A．猪苓汤　　B．黄连阿胶汤

C．栀子豉汤　　D．真武汤

E．干姜附子汤

20．患者，男，25岁。7月15日就诊。2小时前突发腹疼，急迫欲便，便后肛门重坠不爽。痢下鲜紫脓血，渴甚，头痛烦躁。查体温：39.3℃，舌质红绛，苔黄燥，脉滑数。大便常规检查：红细胞（+++）、脓细胞（+++）。方选（　）

A．葛根黄芩黄连汤　　B．葛根汤

C．黄芩汤　　D．白头翁汤

E．桃花汤

（二）B型题（10分）：每题只有一个最佳答案。每个备选答案可用一次或几次或不用。

［21~22］

A．大黄黄连泻心汤

B. 大承气汤

C. 茵陈蒿汤

D. 抵当汤

E. 桃核承气汤

21. 方中用大黄以泄热消痞的是（　）

22. 方中用大黄以泻下通便的是（　）

［23~25］

A. 桂枝加桂汤　　B. 五苓散

C. 黄连汤　　D. 炙甘草汤

E. 桃核承气汤

23. 方中用桂枝以宣通上下阳气，消除寒热格拒的是（　）

24. 方中用桂枝以温通血脉的是（　）

25. 方中用桂枝温阳平冲降逆的是（　）

［26~27］

A. 阳虚阴盛，四肢失温

B. 阳气内郁，不达四末

C. 里热内结，阻遏阳气

D. 血虚寒凝，血脉不畅

E. 蛔虫扰动，气机逆乱，四肢失温

26. 乌梅丸主治厥逆的病机是（　）

27. 当归四逆汤主治厥逆的病机是（　）

［28~30］

A. 四逆汤

B. 麻黄细辛附子汤

C. 附子汤

D. 桂枝汤

E. 桂枝加附子汤

28. “少阴病，始得之，反发热，脉沉者”，治宜（　）

29. “少阴病，脉沉者，急温之”，治宜（　）

30. “少阴病，身体痛，手足寒，骨节痛，脉沉者”，治宜（　）

（三）X型题（5分）：在备选答案中，至少有两项是正确的。

31. 根据原文，“心中懊憹”可见于（　）

A. 大结胸证　　B. 阳明里实证

C. 脏结　　D. 湿热发黄证

E. 虚烦证

32. 根据原文，下列属于少阴急下证的有（　）

A. 少阴病，得之二三日，口燥咽干者

B. 少阴病六七日，息高者

C. 少阴病六七日，腹胀不大便者

D. 少阴病，自利清水，色纯清，心下必痛，口干燥者

E. 少阴病，恶寒而蜷，时自烦，欲去衣被者

33. 以水与清酒共煎的方剂是（　）

A. 炙甘草汤　　B. 茯苓桂枝白术甘草汤

C. 乌梅丸　　D. 当归四逆汤

E. 当归四逆加吴茱萸生姜汤

34. 根据原文，柴胡桂枝干姜汤治疗的症状有（　）

A. 胸胁满微结

B. 小便不利，渴而不呕

C. 微呕，肢节烦疼

D. 往来寒热，心烦

E. 不大便而呕

35. 以下当治以吴茱萸汤的病证有（　）

A. 食谷欲呕，属阳明也

B. 干呕，吐涎沫，头痛者

C. 少阴病，吐利躁烦，四逆者

D. 少阴病，吐利，手足逆冷，烦躁欲死者

E. 大病差后，喜唾，久不了了

二、原文填空（本大题共15题，每空1分，共20分）

36. 太阳中风，阳浮而阴弱，阳浮者，__________，阴弱者，__________，啬啬恶寒，淅淅恶风，翕翕发热，__________者，桂枝汤主之。
37. 太阳与阳明合病者，必自下利，__________主之。
38. 伤寒脉浮缓，身不疼，但重，__________，无少阴证者，大青龙汤发之。
39. 发汗后，其人__________者，欲作奔豚，茯苓桂枝甘草大枣汤主之。
40. 伤寒下后，心烦腹满，卧起不安者，__________主之。
41. 伤寒中风，有柴胡证，__________，不必悉具。
42. 伤寒脉浮，医以火迫劫之，亡阳，必惊狂，__________者，桂枝去芍药加蜀漆牡蛎龙骨救逆汤主之。
43. 伤寒，脉结代，__________，炙甘草汤主之。
44. 阳明病，若能食，名__________；不能食，名__________。
45. 伤寒，阳脉涩，阴脉弦，法当腹中急痛，先与__________，不差者，小柴胡汤主之。
46. 少阴病，__________者，桃花汤主之。
47. 少阴病，二三日不已，至四五日，腹痛，小便不利，__________，自下利者，此为有水气。其人或咳，或__________，或下利，或呕者，真武汤主之。
48. 厥阴之为病，__________，气上撞心，__________，饥而不欲食，食则吐蛔，下之利不止。
49. 吐利止，而身痛不休者，当消息和解其外，宜__________小和之。
50. 大病差后，从腰以下有水气者，__________主之。

三、原文分析题（分析原文划线部分的证候机理，共5题，每题1分，共5分）

51. 太阳病，<u>项背强几几</u>，反汗出恶风者，桂枝加葛根汤主之。
52. 太阳病发汗，汗出不解，其人<u>仍发热</u>，心下悸，头眩，身瞤动，振振欲擗地者，真武汤主之。
53. 伤寒六七日，结胸热实，脉沉而紧，<u>心下痛，按之石硬者</u>，大陷胸汤主之。
54. 二阳并病太阳证罢，但发潮热，<u>手足漐漐汗出</u>，大便难而谵语，下之则愈，宜大承气汤。
55. 少阴病，<u>咽中痛</u>，半夏散及汤主之。

四、简答题（本大题共3题，共30分）

56. 解释下列名词术语。（10分）

（1）伤寒　（2）虚烦

（3）并病　（4）郑声

（5）劳复

57. 请用原文回答以下问题。（8分）

（1）厥证的病理和证候特点

（2）小柴胡汤的使用原则

（3）坏病的治疗原则

（4）小柴胡汤治疗“不大便”的机制

58. 桂枝新加汤、麻黄汤、附子汤皆可用治身疼痛，请结合原文说明其主症特点、证候机制。（12分）

五、病案分析题（本大题共10分）

59. 李克绍先生案例：女，年约六旬，春季失眠症复发。屡治不愈，日渐严重，竟至烦躁不食，昼夜不眠，每日只能服安眠药片，才能勉强略睡一时。按其脉涩而不流利，舌苔黄厚黏腻，显系内蕴湿热，因问其胃脘满闷否？答曰，非常满闷，并云大便数日未行，腹部并无胀痛。处方半夏泻心汤原方加枳实。傍晚服下，当晚就酣睡了一整夜，满闷烦躁，都大见好转，接着又服了几剂，终至食欲恢复，大便畅行，一切基本正常。

（1）半夏泻心汤主治痞证，李老用其治疗失眠，请分析证候机制。（2分）

（2）半夏泻心汤寒热并用，《方剂学》谓其主治寒热错杂痞，李老用此方治疗内蕴湿热证，请谈一下您对此方功用的认识。（2分）

（3）旋覆代赭汤、五苓散、十枣汤皆可用于治疗心下痞，请分别说明其证候机制。（6分）

C卷答案解析

一、选择题

（一）A型题

1．B。**解析：**宋代治平年间国家成立校正医书局，广征书籍，得一版本，经林亿、高保衡等校勘整理并雕版刊印，至此《伤寒论》得以广泛流传。所以正确答案选 B。

2．D。**解析：**原文 40 条：“伤寒表不解，心下有水气，干呕，发热而咳，或渴，或利，或噎，或小便不利，少腹满，或喘者，小青龙汤主之。”所以正确答案选 D。

3．A。**解析：**茯苓四逆汤中为附子一枚生用，其余皆为炮附子，所以正确答案选 A。

4．E。**解析：**原文 66 条：“发汗后，腹胀满者，厚朴生姜半夏甘草人参汤主之。”所以正确答案选 E。

5．A。**解析：**B 为桂枝汤证的病机；C 为麻黄汤证的病机；D 为麻黄附子细辛汤证的病机；E 为葛根汤证的病机。所以正确答案选 A。

6．A。**解析：**原文 106 条：“太阳病不解，热结膀胱，其人如狂，血自下，下者愈，其外不解者，尚未可攻，当先解其外，外解已，但少腹急结者，乃可攻之，宜桃核承气汤。” B、D、E 为抵挡汤原文；C 为桂枝去芍药加蜀漆牡蛎龙骨救逆汤原文。所以正确答案选 A。

7．E。**解析：**原文 26 条：“服桂枝汤，大汗出后，大烦渴不解，脉洪大者，白虎加人参汤主之。”另据 219 条、350 条，A、B、C、D 均为白虎汤的主治证候，所以正确答案选 E。

8．B。**解析：**邪犯太阴，伤及脾阳，运化失职，即可形成太阴病，所以太阴病的性质，以脾阳虚衰、寒湿内盛为特点。所以正确答案选 B。

9．B。**解析：**麻子仁丸由小承气汤加麻仁、杏仁、芍药而成。其中麻仁润肠滋燥，通利大便，为主药；杏仁润肠通便，又能肃降肺气，肺与大肠相表里，飞起下行，有利于传导之官；芍药滋阴和营养血，共为肠燥津亏之图以治脾约，所以正确答案选 B。

10．C。**解析：**原文 265 条：“伤寒，脉弦细，头痛发热者属少阳，少阳不可发汗，发汗则谵语，此属胃，胃和则愈，胃不和，烦而悸。”所以正确答案选C。

11. C。**解析**：原文223条：“若脉浮发热，渴欲饮水，小便不利者，猪苓汤主之。”原文71条：“太阳病，发汗后，大汗出，胃中干，烦躁不得眠，欲得饮水者，稍稍与饮之，令胃气和则愈，若脉浮，小便不利，微热消渴者，五苓散主之。”可见五苓散与猪苓汤主治涉及A、B、D、E选项；原文74条：“中风发热，六七日不解而烦，有表里证，渴欲饮水，水入则吐者，名曰水逆，五苓散主之。”所以正确答案选C。

12. E。**解析**：茵陈蒿汤为治疗湿热发黄的经典方剂，是清热利湿退黄之名方。方中茵陈清热利湿退黄，为治黄之要药；栀子清泄三焦，通调水道，使湿热之邪从前阴下泄；大黄清泄瘀热，推陈致新，使湿热浊气从后阴而出。如此前后分消，湿热易散，退黄最速。所以正确答案选E。

13. B。**解析**：原文103条：“太阳病，过经十余日，反二三下之，后四五日，柴胡证仍在者，先与小柴胡。呕不止，心下急，郁郁微烦者，为未解也，与大柴胡汤，下之则愈。”原文136条：“伤寒十余日，热结在里，复往来寒热者，与大柴胡汤；但结胸，无大热者，此为水结在胸胁也，但头微汗出者，大陷胸汤主之。”原文165条：“伤寒，发热，汗出不解，心中痞硬，呕吐而下利者，大柴胡汤主之。”其中分别涉及A、C、D、E选项，所以正确答案选B。

14. E。**解析**：桂枝人参汤组成为桂枝、甘草、人参、白术、干姜；茯苓四逆汤组成为茯苓、人参、甘草、干姜、附子；茯苓甘草汤组成为茯苓、桂枝、甘草、生姜；葛根汤组成为葛根、麻黄、桂枝、生姜、甘草、芍药、大枣；桂枝加大黄汤组成为桂枝、芍药、生姜、甘草、大枣、大黄。所以正确答案选E。

15. C。**解析**：通脉四逆汤治疗少阴病阴盛格阳，能大力回阳，温通脉气。所以正确答案选C。

16. D。**解析**：原文277条：“自利不渴者，属太阴，以其脏有寒故也，当温之，宜服四逆辈。”原文282条：“少阴病，欲吐不吐，心烦，但欲寐，五六日，自利而渴者，属少阴也……”所以正确答案选D。

17. A。**解析**：白通汤组成为葱白、干姜、附子一枚（生，去皮，破八片）；通脉四逆汤组成为甘草、附子大者一枚（生用，去皮，破八片）干姜。所以正确答案选A。

18. C。**解析**：原文338条：“伤寒脉微而厥，至七八日肤冷，其人躁无暂安时者，此为脏厥，非蛔厥也。蛔厥者，其人当吐蛔。今病者静，而复时烦者，此为脏寒。蛔上入其膈，故烦，须臾复止，得食而呕，又烦者，蛔闻食臭出，其人常自吐蛔。蛔厥者，乌梅丸主之。又主久利。”所以正确答案选C。

19. B。**解析**：首先从舌红少苔，脉细数等判断病机为阴虚。A选项病机为水热互结；C选项病机为热郁胸膈；D、E选项病机为阳虚。原文303条：“少阴病，得之二三日以上，心中烦，不得卧，黄连阿胶汤主之。”符合病机与症状表现，所以正确答案选B。

20. D。**解析**：腹疼，急迫欲便，便后肛门重坠不爽、痢下鲜紫脓血为痢疾的典型症状。白头翁汤与葛根黄芩黄连汤均治热利，但白头翁汤主治肝热痢疾，以下痢脓血、里急后重为特征；葛根黄芩黄连汤主治湿热泄泻，以泻水样便、发热汗出为特征。白头翁汤与桃花汤均治下利便脓血，但白头翁汤证属热，脓血便红多白少，伴肛门灼热、舌红苔黄；桃花汤证属寒，脓血便白多红少，伴滑脱不禁、舌淡苔白。所以正确答案选 D。

（二）B型题

21．A。**解析：**大黄黄连泻心汤主治气痞（热痞），方中大黄泄热消痞，黄连清心火，麻沸汤渍之取其气之轻清上行。所以正确答案选 A。

22．B。**解析：**大承气汤适用于阳明燥热结实俱重的病证，具有攻下实热、荡涤燥屎的作用，方中大黄泄热荡实，推陈致新，后入，取其气锐行速。所以正确答案选 B。

23．C。**解析：**黄连汤主治上热下寒之证（伤寒，胸中有热，胃中有邪气，腹中痛，欲呕吐者），具有清上温下、宣通阳气之功。方中桂枝温通，宣达上下阳气，以清除寒热格拒。所以正确答案选 C。

24．E。**解析：**桃核承气汤治疗太阳蓄血证，有活血逐瘀、通下热邪之功。方中桂枝温通经络，畅利血行，且防大黄、芒硝过寒凝血。所以正确答案选 E。

25．A。**解析：**桂枝加桂汤治疗心阳虚已作奔豚的证治。方中重用桂枝，意在温通心阳，以制肾水，共奏温通心阳、平冲降逆之功。所以正确答案选 A。

26．E。**解析：**原文 338 条，从病机来看，蛔厥为“脏寒”导致的蛔虫内动，气血逆乱。治当温脏补虚以安蛔，方用乌梅丸。所以正确答案选 E。

27．D。**解析：**当归四逆汤主治病变主在经脉血分，阳虚不甚，且兼血虚的血虚寒凝致厥证。所以正确答案选 D。

28．B。**解析：**原文 301 条：“少阴病，始得之，反发热，脉沉者，麻黄细辛附子汤主之。”所以正确答案选 B。

29．A。**解析：**原文 323 条：“少阴病，脉沉者，急温之，宜四逆汤。”所以正确答案选 A。

30．C。**解析：**原文 305 条：“少阴病，身体痛，手足寒，骨节痛，脉沉者，附子汤主之。”所以正确答案选 C。

（三）X型题

31．ABDE。**解析：**选项 A 见于原文 134 条：“太阳病，脉浮而动数，浮则为风，数则为热，动则为痛，数则为虚。头痛发热，微盗汗出，而反恶寒者，表未解也。医反下之，动数变迟，膈内拒痛，胃中空虚，客气动膈，短气躁烦，心中懊侬，阳气内陷，心下因硬，则为结胸，大陷胸汤主之。若不结胸，但头汗出，余处无汗，剂颈而还，小便不利，身必发黄。”

选项 B 见于原文 238 条：“阳明病，下之，心中懊恼而烦，胃中有燥屎者，可攻。腹微满，初头硬，后必溏，不可攻之。若有燥屎者，宜大承气汤。”

选项 D 见于原文 199 条：“阳明病，无汗，小便不利，心中懊侬者，身必发黄。”

选项 E 见于原文 76 条：“发汗后，水药不得入口，为逆。若更发汗，必吐下不止。发汗吐下后，虚烦不得眠，若剧者，必反复颠倒，心中懊侬，栀子豉汤主之；若少气者，栀子甘草豉汤主之；若呕者，栀子生姜豉汤主之。”所以正确答案选 ABDE。

32．ACD。**解析：**少阴急下证见于原文 320 条：“少阴病，得之二三日，口燥咽干者，急下之，宜大承气汤。”321 条：“少阴病，自利清水，色纯清，心下必痛，口干燥者，急下之，宜大承气汤。”322 条：“少阴病六七日，腹胀不大便者，急下之，宜大承气汤。”所以正确答案选 ACD。

33．AE。**解析**：炙甘草汤原文 177 条方后注：“上九味，以清酒七升，水八升，先煮八味，取三升，去滓。内胶烊消尽。温服一升，日三服。一名复脉汤。”当归四逆加吴茱萸生姜汤原文 352 条方后注：“上九味，以水六升，清酒六升和，煮取五升，去滓，温分五服。”所以正确答案选 AE。

34．ABD。**解析**：原文 147 条：“伤寒五六日，已发汗而复下之，胸胁满，微结，小便不利，渴而不呕，但头汗出，往来寒热，心烦者，此为未解也，柴胡桂枝干姜汤主之。”所以正确答案选 ABD。

35．ABD。**解析**：吴茱萸汤见于原文 243 条：“食谷欲呕，属阳明也，吴茱萸汤主之，得汤反剧者，属上焦也。”309 条：“干呕，吐涎沫，头痛者，吴茱萸汤主之。”378 条：“少阴病，吐利，手足逆冷，烦躁欲死者，吴茱萸汤主之。”所以正确答案选 ABD。

二、原文填空题

36．**答案**：热自发，汗自出，鼻鸣干呕

37．**答案**：葛根汤

38．**答案**：乍有轻时

39．**答案**：脐下悸

40．**答案**：栀子厚朴汤

41．**答案**：但见一证便是

42．**答案**：卧起不安

43．**答案**：心动悸

44．**答案**：中风，中寒

45．**答案**：小建中汤

46．**答案**：下利便脓血

47．**答案**：四肢沉重疼痛，下便利

48．**答案**：消渴，心中疼热

49．**答案**：桂枝汤

50．**答案**：牡蛎泽泻散

三、原文分析题

51．**答案**：项背强几几：太阳经气不利，津液不布，筋脉失养。

52．**答案**：仍发热：表证未解。

53．**答案**：心下痛，按之石硬者：水热互结于胸膈胃脘。

54．**答案**：手足漐漐汗出：热盛伤津，胃腑已燥，没有足够的津液作汗外出，只能蒸发于四肢。

55. **答案：**咽中痛：风寒客于少阴经脉，痰邪阻于咽部。

四、简答题

56. **答案：**（1）广义伤寒指一切外感病的总称；狭义伤寒指外感寒邪而导致的外感病。

（2）虚烦：指无形邪热扰于胸膈而导致的烦躁。虚，非正气虚，乃与有形实热相对而言，意指热邪之无形。

（3）并病：指一经症状未罢，又出现另一经的症状，此时两经症状同时存在，但有先后之序。

（4）郑声：神识不清，语言重复，声音低微。

（5）劳复：大病初愈，因劳累而病复发者。

57. **答案：**（1）厥证的病理和证候特点：凡厥者，阴阳气不相顺接便为厥。厥者，手足逆冷者是也。

（2）小柴胡汤的使用原则：伤寒中风，有柴胡证，但见一证便是，不必悉具。

（3）坏病的治疗原则：观其脉证，知犯何逆，随证治之。

（4）小柴胡汤治疗“不大便”的机制：上焦得通，津液得下，胃气因和，身濈然汗出而解。

解析：（1）原文337条：“凡厥者，阴阳气不相顺接便为厥。厥者，手足逆冷者是也。”

（2）原文101条：“伤寒中风，有柴胡证，但见一证便是，不必悉具。”“一证”如“往来寒热”“胸胁苦满”“呕而发热”“伤寒脉弦细”等都是。而这些症状，又不一定同时出现，所以本条提出临证运用小柴胡汤的一条原则：就是“有柴胡证，但见一证便是，不必悉具”。但这“一证”，必须能反映出其病理是少火被郁，或邪结胁下，方可运用小柴胡汤，否则便不可用之。

（3）原文16条：“太阳病三日，已发汗，若吐、若下、若温针，仍不解者，此为坏病，桂枝不中与之也。观其脉证，知犯何逆，随证治之。”

（4）原文230条：“阳明病，胁下硬满，不大便而呕，舌上白苔者，可与小柴胡汤。上焦得通，津液得下，胃气因和，身濈然汗出而解。”

58. **答案：**桂枝新加汤：“发汗后，身疼痛，脉沉迟”，汗后荣血虚，筋脉失养；麻黄汤：“太阳病，身疼腰痛，骨节疼痛，恶风，无汗而喘者”，外感风寒，卫闭营郁；附子汤“少阴病，身体痛，手足寒，骨节痛，脉沉者”，少阴阳虚，寒湿凝滞于肢体关节。

解析：桂枝新加汤与麻黄汤均见于太阳病篇，结合原文62条“发汗后，身疼痛，脉沉迟者，桂枝加芍药生姜各一两人参三两新加汤主之”及原文35条“太阳病，头痛发热，身疼，腰痛，骨节疼痛，恶风，无汗而喘者，麻黄汤主之”分析，前者为发汗不当所致不荣之身痛；后者为营卫郁滞所致不通之身痛。

附子汤见于少阴病篇，原文305条“少阴病，身体痛，手足寒，骨节痛，脉沉者，附子汤主之”，为少阴阳虚，寒湿凝滞于肢体关节。

五、病案分析题

59.（1）**答案：**由于胃气不和，湿浊壅聚，心下痞满，胃不和则卧不安，导致失眠。

解析：从患者症状看，其脉涩而不流利，舌苔黄厚粘腻，且有胃脘满闷，为湿热内蕴之证。

由于胃气不和，湿浊壅聚，心下痞满，胃不和则卧不安，导致失眠。

（2）**答案：**半夏泻心汤寒热药物的比例大致相当，黄连、黄芩与干姜配伍，辛开苦降。

解析：半夏泻心汤在原文149条中为误下邪陷心下，胃气呆滞，湿浊壅聚，形成痞硬证。半夏泻心汤中寒热药物的比例大致相当，方中半夏燥湿化痰，开结降逆，和胃消痞，为方中主药。黄连、黄芩与干姜配伍，辛开苦降，宣达结气，此外干姜尚能化饮，黄芩、黄连尚能清热燥湿。人参、大枣、甘草补益脾胃，复其升降之职。全方辛开苦降，祛湿和胃，共奏消痞散结之功。

（3）**答案：**旋覆代赭汤治疗痰阻气逆导致的痞证。五苓散主治水饮阻滞心下导致的痞证。十枣汤主治胸胁饮邪阻滞导致的痞证。

解析：旋覆代赭汤见原文161条："伤寒发汗，若吐、若下，解后，心下痞硬，噫气不除者，旋覆代赭汤主之。"为汗吐下后，表证虽解，中阳必伤，脾胃虚弱，运化失职，痰阻气郁。痰浊壅滞，则心下痞硬。五苓散主治太阳蓄水证，因三焦膀胱气化失调，水饮阻滞心下导致的痞。十枣汤为太阳中风与下利呕逆并见，多属水饮内停，复感外邪而诱发，胁下连及心下，水结于此，气滞不通，故有痞满引痛。